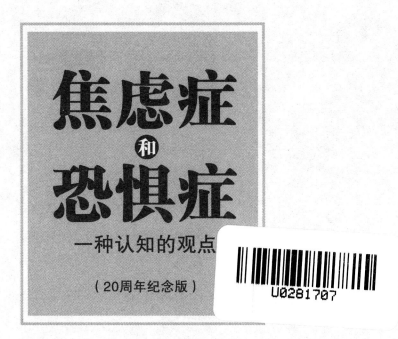

焦虑症 和 恐惧症

一种认知的观点

（20周年纪念版）

Anxiety Disorders and Phobias
A Cognitive Perspective

（美）艾伦·T.贝克 / Aaron T. Beck

（美）加里·埃默里 / Gary Emery

（美）鲁斯·L.格林伯格 / Ruth L. Greenberg◎著

张旭东 王爱娟◎等译

重庆大学出版社

2005 年版序言

　　自本书第一次出版以来，许多研究已经实证了焦虑症的认知理论及其疗法。尽管我们的方法大部分是基于临床观察，但这些原理在研究文献中已找到了广泛的可靠支持。不断的研究进一步完善了认知疗法。同时，认知疗法在焦虑症方面显示了广阔的有效性：广泛性焦虑症（Generalized Anxiety Disorder，GAD）、恐惧症（Panic Disorder，PD）、创伤后应激障碍（Post-traumatic Stress Disorder，PTSD）、社交恐惧症（Social Phobia，SP）、健康焦虑症（疑病症）。现在已经普遍认可，个体焦虑症存在对威胁的认知偏向，这些偏向使得他们对危险过度警惕，并导致他们对威胁状况作出模棱两可的阐释（选择性抽象），或夸大一些很小的威胁（放大）。研究已经证实，这些有关危险的认知偏差是基于机能失调的信念系统。

　　我和戴维·克拉克在一篇论文中，通过一组三阶段的信息处理顺序[1]，拓展了我们原来提出的模式。这一过程由激活认知图式驱动，从自动和无意识到有意识和策略。认知方法进一步的演变特征已经发展出了针对每一个特殊的焦虑症的复杂模式。英国研究者，如 D.

M.Clark，Anke Ehlers，Paul Salkovskis 和 Adrian Wells 已经进一步拓展了这些模式，而且扩展了细节。比如，Clark 使用"灾难性地曲解身体感觉"这一概念，完善了原来的恐惧症认知模式[2]。我们的研究已经证实，所有的集中在生理和心理经验的注意力妨碍了关于他们善良本性的现实性推理[3]。

对焦虑障碍和恐惧症的理解

20 多年理论和实验研究促进了我们关于焦虑症和恐惧症的认知观点。新的焦虑症认知模式也吸收了这些核心特征，诸如认知图式或信念，在习惯偏见、关于威胁的注意焦点和对模棱两可的刺激的灾难性曲解方面产生的个体信息预处理。这些具有独创性的模式提出了许多试验性假说，其生命力在于对焦虑症现象显著的解释力。

记忆偏向 在书中我们描述了数个设计的实验研究方法，以证实在信息处理方面的偏向。例如，Emery 和我描述的处于焦虑中的个体缩小了他们对威胁的注意力，忽视了安全线索的方式。斯特鲁普情感测试实验（Experiments Using Emotional Stroop）和探针检测任务已经发现，焦虑症患者总是有选择性地关注威胁性的语义和图像刺激[4]。并且，使用伪装成威胁和内容不确定的刺激研究，揭示了注意偏向的无意识发生[5]。这些研究强化了我们的观念，即这些偏向是自动的、不由意识控制的。同时，我们提出，焦虑症患者将不确定性环境错误地评价为危险。许多研究也证实了这一观点，当焦虑症患者面对模棱两可的情境而卷入潜在危害时，与非焦虑个体相比更可能对这些事件作出消极或灾难性解释[6]。

我们的理论还提出，行为适应不良的认知定势会使整个信息处理序列产生偏向，从感知到提取，再到长时记忆。一些研究者对威胁一般信息的有意回忆进行了检验，发现在广泛性焦虑症中存在着记忆偏向，尽管其他研究者使用不同的研究策略并未发现[7]。但同样的记忆偏向已经在恐惧症和创伤后应激障碍中发现[8]。另一些研究者测试了内隐记忆，如当他（或她）无意识地试图回忆以前呈现的刺激对其行为产生影响的情况。在被试者使用以前等级的词汇而非偶然想到的词汇来完成词干时，内隐记忆已得到证实。而且研究证实，当焦虑症患者在完成与威胁相关的词干时表现得尤其明显[9]。这些在内隐记忆中存在的偏向已经在所有焦虑症中发现[10]。

　　意象　最近的研究证实了我们的理论，即意象是保持焦虑症状的一种重要的认知机制。我们的报告，惊恐障碍患者经历着可怕的伴随着其消极自动思维的意象，例如在急性焦虑症期间[11]。Wells，Clark 和 Ahmed 的报告提出，社交恐惧症患者主要从一个观察者的视角来回忆社交情形，这种观察视角限制了他们注意其他人的各方面行为的程度，在这些记忆中潜在地否定了有关他们表现的消极信念[12]。Hirsch，Clark 和 Williams 证实，当社交恐惧症个体在社会互动过程中，其头脑里持有消极的、而非中性的意象时，他们的焦虑症状会加强，客观的表现会降低[13]。因此，来自身体检查的结果显示，与焦虑相关的意象提升了激活威胁想象的可能性，这种意象在不同的症状中扮演着本质不同的角色。

　　内隐联想　焦虑症的研究者使用内隐联想任务来测试具有特殊恐惧症个体与恐惧相关的认知结构或图式[14]。IAT 是一种反应时的电脑任务，以测量在记忆中概念之间的联想力，也即图式处理过程的另一种指示物。该任务背后的逻辑依据是，当目标与形容词相吻合（如蜘蛛和坏的），比起不相吻合的情形（如蜘蛛和好的），被试通过自动联想能更快地将刺激分类。Teachman,Gregg 和 Woody 发现，怕蜘蛛的被试能更快地在蜘蛛与消极叙词之间，而不是在蛇与消极叙词之间产生联想。同时，怕蛇的被试显示出相反的认知模式[15]。Teachman 和 Woody 在后续的研究中指出，这些内隐联想随着心理治疗的进行而减弱了，这就表明这些与焦虑相关的图式结构随着成功的社会心理的干预而改变了[16]。由此，内隐联想任务就有潜力提出数据来说清不利于适应，同焦虑障碍相关的图表的参数和结构。

自我集中注意　实验证明焦虑者将注意力偏向于他们周围环境中的威胁，以至于他们比非焦虑者能更快地觉察潜在危险，并集中他们所有的注意力于威胁而忽略了中性和安全的刺激因素。当社交焦虑者处在可能令其尴尬的情形时，他们将注意力转向他们自身而不是监测周围的环境[17]。这种注意力的转换在某种程度上妨碍了社交行为，增强了消极影响，激活了消极认知[18]。系列研究提升了这种有趣的见解，即不止一种类型的注意力偏向在社交恐惧症中发生作用，其中每一种都可能在应用认知疗法的治疗中负有责任[19]。

知行统一认为，不可接受的思想和信念对世界有实实在在的影响[20]。可能性的知行统一认为不可接受的思想信念增强了相反事件发生的可能性，而道德上的知行统一认为不可接受的思想信念几乎等同于实施行为。根据 Shafran 和 Rachman 的观点，知行统一反应了一种夸张的对危害负责的知觉。并且，这些思维的重要性被夸大了。尽管在这领域的临床经验上的研究实例较少，但已经开展的研究提出知行统一与许多焦虑症相关，包括强迫症、广泛性焦虑障碍以及抑郁症。

恐惧症

迄今，恐惧症的认知理论基础是在本书中所描述的通过生理和心理体验，或者由于如 D.M.Clark 所描述的对这些知觉的灾难性曲解而产生的可怕认知[21]。虽然这类对生理知觉的反应构成了恐惧症的一项重要的特征，但它仅仅代表了在恐惧症中发生作用的认知过程之一。适应不良的信念构成了另一认知层次，焦虑者以曲解模棱两可的感觉和带有偏见的信息处理方式进行预处理。最近，我们研究小组提供的证据指出，恐惧症患者在没有处于急性焦虑状态时也认可这些信念，同时持有这些信念的程度成为他们在整个过程中婉拒认知疗法（Cognitive Therapy，CT）的特征[22]。当一种信念，比如"心跳加快意味着我得了心脏病"被激活时，个体很可能经历焦虑或恐惧，其提供了第三种构成要素发生的可能性。这第三种构成要素的可能性组成了这些患者整个知觉注意力的固着和他们对此的阐释。Wenzel，Sharp，Sokol 和 Beck 使用一项客观自评测试——注意力固着问卷调查研究，为恐惧症提供了检验方法[23]。

在详细描述我们关于恐惧症的认知理论中，我提出恐惧症个体的特点是相对独特的认知问题——他们关注自己的主观体验（晕眩、心悸等）。这种固着导致他们无法使用矫正信息，无法思考和用一种理性的方法来评估他们的恐惧思想[24]。注意力固着是一种独立于特定思维去处理干扰，并确实瓦解重新评价超价认知的能力。我将这种现象称为"来自自动认知处理的高水平反射过程"。我注意到恐惧症患者缺乏仔细思考问题和在损害中缺乏避免恐惧的能力[25]。他们对恐惧的自我关注取代了使用技术进行现实评判的能力。

如此，恐惧症的完整模式包括：①与模棱两可的生理或心理体验有关的恐惧认知；②与健康威胁有关的潜在技能失调的看法；③对这些经验意义的全面的关注。

社交恐惧症和其他情况

社交恐惧症的认知模式建立在我们的"恶性循环"概念之上，这一概念提出具有社交焦虑的个体在评估形势过程中会将他们的注意力局限在自己的焦虑症状上[26]，这种对自我的关注导致他们看不到重要的社会线索，体验到一种社会行为的客观性衰退。Wells 通过区分两种类型的焦虑增加了我们对社交恐惧症的理解[27]。第一种类型的焦虑指的是担忧外部事件，而第二种类型的焦虑指的是关于他们的担忧的消极信念，例如，"如果我担心，坏事情就将会发生"。Riskind 进一步以实验支持他的"迫在眉睫"的概念——有关在焦虑症中对即将发生的威胁的观点[28]。研究者还提出了特定的认知模型来解释其他和焦虑症相关的情形。包括一个关于强迫性检查和创伤后应激障碍的构想[29]。

焦虑障碍的认知疗法

自从本书出版以来，已经实施了许多对焦虑障碍的认知疗法应用和行为技术研究。一些研究形成了他们的理论框架和来自本书相关章节的许多技术。其他研究，诸如由 Barlow 和 Borkovec 以及他们的研究小组采用的是行为疗法但是也使用了很多这里提到的认知策略。这些研究者用"认知行为疗法"一次来形容他们的疗法。对该文献的回顾归总了不同的方法，包括认知行为疗法（Cognitive Behavior Therapy，CBT）中的认知疗法。认知行为疗法这个术语在一定程度上会使人产生误解，因为有时它代表以认知模型为基础的治疗，有时又用来描述以行为模型为基础的一类认知和行为技术，或者根本没有特别的理论框架。

现在采用这些统一方法的研究已足以进行元分析。在元分析中，会把这些研究中的所有样本结合在一起形成一个足够大的样本，来确定认知行为疗法和控制组相比，其优越性是否在统计上显著。这些研究也都产生了"效应值"。例如效应值为 1.0，这意味着在认知行为疗法组中 87% 的被试得到了改善，多于控制组。Chambless and Gillis（1993），Chambless and Peterman（2004）以及 Gould et al.（1997）的元分析指出认知行为疗法和控制组相比，在广泛性焦虑症和恐惧症上占优势[30]。

为了评估在临床试验中焦虑症的认知疗法的临床效果，我们试图分离那些明确使用一种认知模式的研究。

广泛性焦虑障碍 经验研究已经证实认知疗法对广泛性焦虑障碍是一种有效的治疗方法。一个较早的对照研究（Butler, Cullington, Hibbert, Klimes and Gelder, 1987）在一个焦虑控制项目中将患者和候选控制组进行了比较。结果发现焦虑和抑郁存在很大的治疗效应值，并明显地得到了改善。随后，对候选组实施认知行为疗法也得到同样的结果。在平均进行了 8.7 个疗程以后，就会出现治疗效果，并且两个组在接下来的 6 个月内仍有效。在后续的研究中，检测了治疗中认知和行为因素各自的作用[31]。57 个被试被随机分配到我们的认知疗法组、行为疗法组或者控制组中。这些各自进行的治疗结果显示在焦虑、抑郁和认知方面，认知疗法比行为疗法有明显的优势。有趣的是，在行为疗法（BT，下同）组中有 16% 的被试遗失，而在认知疗法（CT，下同）组中却没有观察到被试的遗失。后续 6 个月的数据显示治疗效果得到了保持。

Durham 和 Turvey 在 1987 年已经得出了一个类似的研究。他们随机分配 41 名 GAD 患者到 CT 或者 BT，结果发现在治疗结束时，两组没有显著的差异。然而，在后续的 6 个月，CT 患者要么保持着治疗效果，要么治疗效果有提高。而 BT 患者却回复到他们治疗前的状态。随后的研究把这个认知疗法的价值和成本效益与心理动力学治疗进行了一个对比[32]，结果发现认知疗法优于精神分析法。他们在接下来一年的随访中发现，认知疗法组的患者和焦虑控制组的患者相比，在临床上有较高水平的显著改变[33]。接受认知疗法的患者又一次得到了更大的改善。此外，值得注意的是 CT 患者明显地减少了药物的使用，对治疗的态度也更为积极。一项对以 8~14 年的随访数据为基础的认知疗法进行的长期的重要研究显示，那些接受认知疗法的患者显著具有较低水平的症状严重性和负性情感[34]。

在一个早期发表的研究中（Power, Jerrom, Simpson, Mitchell and Swanson，1989），101 个广泛性焦虑患者随机接受了 5 种治疗的一种：①服用安定，②安慰剂，③认知行为疗法，④安定加认知行为疗法，⑤安慰剂加认知行为疗法[35]。治疗后和 6 个月的随访数据都显示了认知行为疗法的优越性。

这些结果在后来的（Power, Simpson, Swanson, Wallace, Feistner and Sharp，1990）研究中找到了支持，这个研究是指在 31 个广泛性焦虑患者中比较认知疗法、安定和安慰剂的相对效应[36]。研究中发现认知疗法有最大的效应值。在后续的 12 个月随访时，认知疗法患者报告了最低的药物和咨询干预需求。

惊恐障碍　惊恐障碍的认知疗法是根据我们以及 Clark 和 Salkoskis（1991）后来修改的治疗模型[37]而来的。认知疗法对惊恐障碍的有效性已经在很多研究中进行了验证[38]。在 Levitt, Hoffman, Grisham 和 Barlow 的研究中提到了认知疗法在惊恐频率、害怕恐惧和一般焦虑上总体的高效应值[39]。对于接受认知疗法的患者，在接下来的 12 个月的随访中保持了良好的治疗效果，有的甚至有更大的改善。

我们研究小组检查了认知疗法对惊恐障碍的短期和长期效应[40]。我们把 33 个惊恐障碍患者随机分入认知疗法或者简单支持心理治疗组。研究结果显示接受认知疗法的患者在惊恐症状和一般焦虑上有明显的更多的降低。8 周的治疗后，认知疗法组保持有 71% 的患者，而支持疗法组只有 25% 的患者。应该提到在 1 年后的随访中，87% 的认知疗法患者仍然没有惊恐发生。在接受了认知疗法后，之前接受支持疗法的患者中也报告了相似的结果（79% 的没有再出现惊恐现象）。

在后续的研究中，比较了认知疗法和其他心理和药理学疗法。Clark 等随机将 64 个惊恐障碍患者分入认知疗法、应用放松法、服用抗抑郁剂丙咪嗪组和等待控制组中[41]。3 个月后，认知疗法组优于其他两组被试。15 个月后，认知疗法组仍然保持着优势。认知疗法的简化版也被证实对惊恐障碍的治疗是有效的。Clark 等（1999）在等待控制组中对完整的认知疗法方案和简化的认知疗法方案的有效性进行了评估[42]。43 个患者的研究显示出了不论是完整还是简化版的认知疗法在所有测试上的优越性。两种疗法都显示出了非常大的和几乎相同的效应值（大约 3.0）。在 12 个月后的随访中两种认知疗法仍然保持着良好的治疗效果。

创伤后应激障碍　Ehlers and Clark（2000）基于认知疗法向创伤后应激障碍患者提供了一个理论导向的患者个人化的治疗。到现在为止，认知疗法对创伤后应激障碍的疗效已经在 4 个研究中得到了证实（Ehlers，Clark，Hackmann，McManus and Fennelld 的研究 1、研究 2 和在编研究；Ehlers，Clark，Hackmann，et al., 2003; Gillespie，Duffy，Hackmann and Clark，2002）[43]。报告的总体的治疗前至治疗后的效应值大小都显著和一致，从 2.5 到 2.82。随访的结果也表明治疗效果得到了很好的保持。

最近的关于认知疗法对创伤后应激障碍疗效的研究是由 Ehlers，Clark，Hackmann，Mcmanus 和 Fennell 进行的 [44]。这些研究者之前已经在一个 20 个创伤后应激障碍患者的连续个案研究中证明了创伤后应激障碍、抑郁和焦虑症状的显著改善。最近，他们报告了他们比较认知疗法和等待条件的随机控制研究结果。认知疗法在创伤后应激障碍症状、无能、抑郁和焦虑上带来的显著性改善在 6 个月后的随访中仍然保持着。治疗结果如认知模型预计的那样在患者异常的创伤后认知上有改变。

另外的关于认知模型干预的支持来源于另外一个关注最近的交通事故幸存者创伤后应激反应的研究 [45]。创伤后应激障碍患者被分入认知疗法组——一本自救的认知行为疗法手则，或者是重复的评定组。研究结果显示在减少创伤后应激障碍症状、无能、抑郁和焦虑上，认知疗法最有效。在 9 个月后的随访中，接受认知疗法患者的治疗效果良好，并且明显地更少被诊断为创伤后应激障碍。

由 Ehlers 和 Clark 提出的认知模型的有效性还在一个以 1998 年 8 月北爱尔兰汽车炸弹事件后的 91 个创伤后应激障碍患者为被试的系列研究中得到了证实 [46]。由 Omagh 的受训的社区创伤和康复中心提供的 8 个认知疗程结果显示出了与之前研究一致的结果，认知疗法对创伤性应激障碍的改善效果显著。

我们对于社交恐惧症的认知疗法的研究在过去的 10 年里得到了很大的关注。D. M. Clark 认为有相当多的患者没能从现有的治疗方法中获益 [47]。比如，Heinberg 等发现认知行为组中不足 60% 的患者治疗有效 [48]。为了治疗那些对联合的认知行为疗法无效的患者，以及得到整体的认知转变，我们应该去理清社交恐惧症下面的认知因素[49]。基于这个模型的认知疗法疗效已经在一个顽固的社交恐惧症患者的个案研究中得到了证实[50]。

D. M. Clark 在一个针对社交恐惧症的连续个案研究中测试了认知干预的效果[51]。治疗包括了 16 个疗程，治疗前后的效应值显著，意味着有稳定的总体改善。接下来，D. M. Clark 等在社交恐惧症的治疗中比较了安慰剂控制组、认知疗法组和镇静剂组的疗效[52]。虽然研究结果显示在 3 种条件下，都有明显的改善，但是认知疗法组在治疗中期以及治疗后的各项测试上都更为优越。这种优越性在过后 12 个月的随访中仍然存在。Scholing 和 Emmelkamp 随机将 73 名社交恐惧症患者分入 3 个被试组：①单纯暴露，②暴露后加上认知疗法，③认知疗法和暴露疗法的结合[53]。3 个月的随访结果显示，在暴露后进行认知疗法组的改善最大。有趣的是，两种方法结合组的效果最差。

健康焦虑症　我们关于焦虑的认知疗法（1985）是为了厘清和治疗疑病症，一种顽固的严重健康恐惧症[54]。健康恐惧症的认知干预目的在于通过讨论和共同设计和实施的行为实验来改变扭曲的思维方式（Barsky, Gerigner and Wool, 1988; Salkovsis, Warwick and Deale, 2003）[55]。Warwick, Clark, Cobb and Salkovkis（1996）随机把 32 个患者分入认知疗法或等待控制组。那些接受积极疗法的被试得到了明显改善，这种改进在 3 个月后仍然保持着。在另一个控制研究中（Clark et al., 1998），比较了认知行为疗法、压力管理疗法和等待控制组[56]。在关键的测试上，认知行为疗法有明显的优势，并且在接下来的 1 年仍然保持这种疗效。另外，Avia et al.（1996）报告了认知教育疗法在减轻与病相关的恐惧、身体症状和不良信念上效果明显。在 1 年后，仍保持了长期积极的效果[57]。基于一个随机将 102 个被试分入 6 个疗程的认知行为疗法和对 85 个患者进行通常的医学治疗研究，Barsky and Ahem（2004）报告了接受认知行为干预的被试有显著的临床治疗效果[58]。12 个月后的随访数据显示出显著更低的健康相关的焦虑和疑病的认知。

总的说来，本书中提到的理论框架已经在很多的研究文献中得到了证实。并且，基本认知模型的改进和延伸加强了我们对广泛性焦虑、惊恐障碍、创伤后应激障碍、社交恐惧症和疑病症的认知。研究理论和策略在这些障碍中的临床应用显示认知疗法是一种更有效的心理理论方法。

注 释

1.Beck, A. T.; and Clark, D. A. 1997. "An information processing model of anxiety: Automatic and strategic processes." *Behavior Research and Therapy*, 35: 49-58.

2.Clark, D. M. 1986. "A cognitive model of panic." *Behaviour Research and Therapy*, 24: 461-470.

3.Beck, A. T. 1988. "Cognitive approaches to panic disorder: Theory and therapy." In S. Rachman and J. D. Maser,. eds., *Panic: Psychological Perspectives* (pp.91-109). Hillsdale, NJ: Erlbaum. Wenzel, A.; Sharp, I. R.; Sokol, L.; and Beck, A. T. 2004. "An Investigation of Attentional Fixation in Panic Disorders." Manuscript submitted for publication.

4.MacLeod, C.; Mathews, A.; and Tata, P. 1986. "Attentional bias in emotional disorders." *Journal of Abnormal Psychology*, 95: 15-20. Mogg, K.; and Bradley, B. P. 2002. "Selective orienting of attention to masked threat faces in social anxiety." *Behaviour Research and Therapy*, 40: 1403-1414.

5.Mogg, K.; Bradley, B. P.; Williams, R.; and Mathews, A. 1993. "Subliminal processing of emotional information in anxiety and depression." *Journal of Abnormal Psychology*, 102: 304-311.

6.Amir, N.; Foa, E. B.; and Coles, M. E. 1998. "Automatic activation and strategic avoidance of threat-relevant information in social phobia." *Journal of Abnormal Psychology*, 107: 285-290.

7.Greenberg, M. S.; and Beck, A. T. 1989. "Depression versus anxiety: A test of the content-specificity hypothesis." *Journal of Abnormal Psychology*, 98: 9-13.

8.Coles, M. E.; and Heimberg, R. G. 2002. "Memory biases in the anxiety disorders: Current status." *Clinical Psychology Review*, 22: 587-627.

9.Mathews, A.; Mogg, K.; May, J.; and Eysenck, M. 1989. "Implicit and explicit memory bias in anxiety." *Journal of Abnormal Psychology*, 98: 236-240.

10.Coles, M. E.; and Heimberg, R. G. 2002. "Memory biases in the anxiety disorders: Current status." *Clinical Psychology Review*, 22: 587-627.

11.Ottaviani, R.; and Beck, A. T. 1987. "Cognitive aspects of panic disorder." *Journal of Anxiety Disorders*, 1:15-28.

12.Wells, A.; Clark, D. M.; and Ahmed, S. 1998. "How do I look with my mind' s eye: Perspective taking in social phobic imagery." *Behaviour Research and Therapy*, 36:631-634.

13.Hirsch, C. R.; Clark, D. M.; Mathews, A.; and Williams, R. 2003. "Self-images play a causal role in social phobia." *Behaviour Research and Therapy*, 41: 909-921.

14.Greenwald, A. G.; McGhee, D. E.; and Schwartz, J. L. K. 1998. "Measuring individual differences in implicit cognition: The Implicit Association Test." *Journal of Personality and Social Psychology*, 74: 1464-1480.

15.Teachman, B. A.; Gregg, A. P.; and Woody, S. R. 2001. "Implicit associations for fear-relevant stimuli among individuals with snake and spider fears." *Journal of Abnormal Psychology*, 110: 226-235.

16.Teachman, B. A.; and Woody, S. R. 2003. "Automatic processing in spider phobia: Implicit fear associations over the course of treatment." *Journal of Abnormal Psychology*, 112: 100-109.

17.Hope, D. A.; Gansler, D. A.; and Heimberg, R. G. 1989. "Attentional focus and causal attributions in social phobia: Implications from social psychology." *Clinical Psychology Review*, 9: 49-60.

18.Woody, S. R. 1996. "Effects of focus of attention on social phobic anxiety and social performance." *Journal of Abnormal Psychology*, 105: 61-69.

19.Woody, S. R.; Chambless, D. L.; and Glass, C. R. 1997. "Self-focused attention in the treatment of social phobia." *Behaviour Research and Therapy*, 35: 117-129.

20.Shafran, R.; and Rachman, S. 2004. "Thought-action fusion: A review." *Journal of Behavior Therapy and Experimental Psychiatry*, 35: 87-107.

21.Clark, D.M. 1986. "A cognitive model of panic." *Behavior Research and Therapy*, 24: 461-470.

22.Wenzel, A.; Sharp, I. R.; Brown, G. K.; Greenberg, R.; and Beck, A. T. 2004. *Dysfunctional Beliefs in Panic Disorder: The Panic Beliefs Inventory*. Manuscript submitted for publication.

23.Wenzel, A.; Sharp, I. R.; Sokol, L.; and Beck, A. T. 2004 *An Investigation of Attentional Fixation in Panic Disorder*. Manuscript submitted for publication.

24.Beck, A. T. 1988. "Cognitive approaches to panic disorder: Theory and therapy." In S. Rachman and J. D. Maser, eds., *Panic: Psychological Perspectives*（pp.91-109）. Hillsdale, NJ: Erlbaum.

25.Beck, A. T. 1988. "Cognitive approaches to panic disorder: Theory and therapy." In S. Rachman and J. D. Maser, eds., *Panic: Psychological Perspectives*（p. 101）. Hillsdale, NJ: Erlbaum.

26.Clark, D. M.; and Wells, A. 1995. "A cognitive model of social phobia." In R. G. Heimberg, M. Liebowitz, D. A. Hope, and F.Schneier, eds., *Social Phobia: Diagnosis, Assessment, and Treatment*. New York: Guilford.

27.Wells, A. 1995. "Meta-cognition and worry: A cognitive model of generalized anxiety disorder." *Behavioural and Cognitive Psychotherapy*, 23: 301-320.

28.Riskind, J. H.; Williams, N. L.; Gessner, T. L.; Chrosniak, L. D.; and Cortina, J. M. 2000. "The looming maladaptive style: Anxiety, danger, and schematic processing." *Journal of Personality and Social Psychology*, 79: 837-852.

29.Rachman, S. 2002. "A cognitive theory of compulsive checking." *Behaviour Research and Therapy*, 40: 624-639. Ehlers, A.; and Clark, D. M. 2000. "A cognitive model of posttraumatic stress disorder." *Behaviour Research and Therapy*, 38: 319-345.

30.Chambless, D. L.; and Gillis, M. M. 1993. "Cognitive therapy of anxiety disorders." *Journal of Consulting and Clinical Psychology*, 61: 248-260. Chambless, D. L., and Peterman, M. 2004. "Evidence on cognitive behavioral therapy for generalized anxiety disorder and panic disorder." In R. Leahey, ed., *Contemporary Cognitive Therapy*. New York: Guilford. Gould, R. A.; Otto, M. W.; Pollack, M. H.; and Yap, L. 1997. "Cognitive behavioral and pharmacological treatment of generalized anxiety disorder: A preliminary meta-analysis." *Behavior Therapy*, 28: 285-305.

31.Butler, G.; Fennell, M.; Robson, P.; and Gelder, M. 1991. "Comparison of behavior therapy and cognitive behavior therapy in the treatment of generalized anxiety disorder." *Journal of Consulting and Clinical Psychology*, 59: 167-175.

32.Durham, R. C.; Murphy, T.; Allan, T.; Richard, K.; Treliving, L. R.; and Fenton, G. W. 1994. "Cognitive therapy, analytic psychotherapy, and anxiety management training for generalized anxiety disorder." *British Journal of Psychiatry*, 165: 315-323.

33.Durham, R. C.; Fisher, P. L.; Treliving, L. R.; Hau, C. M.; Richard, K.; and Stewart, J. B. 1999. "One year follow-up of cognitive therapy, analytic psychotherapy and anxiety management training for generalized anxiety disorder: Symptom change, medication usage and attitudes to treatment." *Behavioural and Cognitive Psychotherapy*, 27: 29-35.

34.Durham, R. C.; Chambers, J. A.; MacDonald, R. R.; Power, K. G.; and Major, K. 2003. "Does cognitive-behavioural therapy influence the long-term outcome of generalized anxiety disorder? An 8-14 year follow-up of two clinical trials." *Psychological Medicine*, 33（3）: 499-509.

35.Power, K. G.; Jerrom, D. W. A.; Simpson, R. J.; Mitchell, M. J.; and Swanson, V. 1989. "A controlled comparison of cognitive-behaviour therapy, diazepam and placebo in the management of generalized anxiety." *Behavioural Psychotherapy*, 17:1-14.

36.Power, K. G.; Simpson, R. J.; Swanson, V.; Wallace, L. A.; Feistner, A. T. C.; and Sharp, D. 1990. "A controlled comparison of cognitive-behaviour therapy, diazepam, and placebo, alone and in combination, for the treatment of generalised anxiety disorder." *Journal of Anxiety Disorders*, 4: 267-292.

37.Salkovskis, P. M.; and Clark, D. M. 1991. "Cognitive therapy for panic attacks." *Journal of Cognitive Psychotherapy: Special Panic Disorders*, 5: 215-226.

38.Beck, A. T.; Sokol, L.; Clark, D. A.; Berchick, R.; and Wright, F. 1992. "A crossover study of focused cognitive therapy for panic disorder." *American Journal of Psychiatry*, 149（6）: 778-783. Clark, D. M.; Salkovskis, P M.; Hackmann, A.; Middleton, H.; Anastasiades, P.; and Gelder, M. G. 1994. "A comparison of cognitive therapy, applied relaxation and imipramine in the treatment of panic disorder." *British Journal of Psychiatry*, 164: 759-769. Clark, D. M.; Salkovskis, P. M.;

Hackmann, A.; Wells, A.; Ludgate, J.; and Gelder, M. 1999. "Brief cognitive therapy for panic disorder: A randomized controlled trial." *Journal of Consulting and Clinical Psychology*, 67（4）: 583-589. Margraf, J.; and Schneider, S. November 1991. "Outcome and Active Ingredients of Cognitive Behavioral Treatments for Panic Disorder." Paper presented at the meeting of the Association for Advancement of Behavior Therapy, New York. Newman, C.F.; Beck, J. S.; Beck, A. T.; and Tran, G. Q. November 1990. "Efficacy of Cognitive Therapy in Reducing Panic Attacks and Medication." Paper presented at the meeting of the Association for Advancement of Behavior Therapy, San Francisco. Sokol, L.; Beck, A. T.; Greenberg, R. L.; Wright, F. D.; and Berchick, R. J. 1989. "Cognitive therapy of panic disorder: A nonpharmacological alternative." *Journal of Nervous and Mental Disease*, 177: 711-716.

39.Levitt, J. T.; Hoffman, E. C.; Grisham, J. R.; and Barlow, D. H. 2001. "Empirically supported treatments for panic disorder." *Psychiatric Annals*, 31: 478-487.

40.Beck, A. T.; Sokol, L.; Clark, D. A.; Berchick, R.; and Wright, F. 1992. "A crossover study of focused cognitive therapy for panic disorder." *American Journal of Psychiatry*, 149（6）: 778-783.

41.Clark, D. M.; Salkovskis, P. M.; Hackmann, A.; Middleton, H.; Anastasiades, P.; and Gelder, M. G. 1994. "A comparison of cognitive therapy, applied relaxation and imipramine in the treatment of panic disorder." *British Journal of Psychiatry*, 164: 759-769.

42.Clark, D. M.; Salkovskis, P. M.; Hackmann, A.; Wells, A.; Ludgate, J.; and Gelder, M. 1999. "Brief cognitive therapy for panic disorder: A randomized controlled trial." *Journal of Consulting and Clinical Psychology*, 67 （4）: 583-589.

43.Ehlers, A.; Clark, D. M.; Hackmann, A.; McManus, F.; Fennell, M. J. V.; Herbert, C.; et al. 2003. "A randomized controlled trial of cognitive therapy, a self-help booklet, and repeated assessment as early interventions for PTSD." *Archives of General Psychiatry*, 60: 1024-1032. Gillespie, K.; Duffy, M.; Hackmann, A.; and Clark, D. M. 2002. "Community based cognitive therapy in the treatment of posttraumatic stress disorder following the Omagh bomb." *Behaviour Research and Therapy*, 40: 345-357.

44.Ehlers, A; Clark, D. M; Hackmann, A; McManus, F.; and Fennell, M. J. V. （in press）. "Cognitive therapy for posttraumatic stress disorder: Development and evaluation." *Behaviour Research and Therapy*.

45.Ehlers, A.; Clark, D. M.; Hackmann, A.; McManus, F.; Fennell, M. J. V.; Herbert, C.; et al. 2003. "A randomized controlled trial of cognitive therapy, a self-help booklet, and repeated assessment as early interventions for PTSD." *Archives of General Psychiatry*, 60: 1024-1032.

46.Ehlers, A., and Clark, D. M. 2000. "A cognitive model of posttraumatic stress disorder." *Behaviour Research and Therapy*, 38: 319-345. Gillespie, K.; Duffy, M.; Hackmann, A.; and Clark, D. M. 2002. "Community based cognitive therapy in the treatment of posttraumatic stress disorder following the Omagh bomb." *Behaviour Research and Therapy*, 40: 345-357.

47.Clark, D. M.; Ehlers, A.; McManus, F.; Hackmann, A.; Fennell, M.; Campbell, H.; Flower, T.; Davenport, C; and Louis, B. 2003.

"Cognitive therapy versus fluoxetine in generalized social phobia: A randomized placebo-controlled trial." *Journal of Consulting and Clinical Psychology*, 71（6）: 1058-1067.

48.Heimberg, R. G.; Liebowitz, M. R.; Hope, D. A.; Schneier, F. R.; Holt, C. S.; Welkowitz, L. A.; et al. 1998. "Cognitive behavioral group therapy vs. phenelzine therapy for social phobia: 12-week outcome." *Archives of General Psychiatry*, 55: 1133-1141.

49.Wells, A. 2000. "Modifying social anxiety: A cognitive approach." In R. W. Crozier, ed., *Shyness: Development, Consolidation and Change*. New York: Routledge.

50.Bates, A.; and Clark, D. M. 2002. "A new cognitive treatment for social phobia: A single-case study." In R. L. Leahy and D. E. Thomas, eds., *Clinical Advances in Cognitive Psychotherapy: Theory and Application*. New York: Springer Publishing. Bowers, W. A.; and Yates, W. R. 1992. "Cognitive therapy during discontinuation of alprazolam for social phobia." *Psychotherapy: Theory, Research, Practice, Training*, 29（2）: 285-287.

51.Clark, D. M. 1999. "Anxiety disorders: Why they persist and how to treat them." *Behaviour Research and Therapy*, 37: S5-S27.

52.Clark, D. M.; Ehlers, A.; McManus, F.; Hackmann, A.; Fennell, M.; Campbell, H.; Flower, T.; Davenport, C.; and Louis, B. 2003. "Cognitive therapy versus fluoxetine in generalized social phobia: A randomized placebo-controlled trial." *Journal of Consulting and Clinical Psychology*, 71（6）: 1058-1067.

53.Scholing, A.; and Emmelkamp, P. M. 1993 "Exposure with

and without cognitive therapy for generalized social phobia: Effects of individual and group treatment." *Behaviour Research and Therapy*, 31(7): 667-681.

54.Salkovskis, P. M.; Warwick, H. M. C.; and Deale, A. C. 2003, "Cognitive-behavioral treatment for severe and persistent health anxiety (hypochondriasis)." *Brief Treatment and Crisis Intervention*, 3（3）: 353-367.

55.Barsky, A. J.; Geringer, E.; and Wool, C. 1988. "A *cognitiveeducational treatment for hypochnodriasis.*" *General Hospital Psychiatry*, 10: 322-327.

56.Clark, D. M.; Salkovskis, P. M.; Hackmann, A.; Wells, A.; Fennell, M.; Ludgate, J.; et al. 1998. "Two psychological treatments for hypochondriasis: A randomized controlled trial." *British Journal of Psychiatry*, 173: 218-225.

57.Avia, M. D.; Ruiz, M.; Olivares, M. C.; Guisado, A. B.; Sanchez, A.; and Varela, A. 1996. "The meaning of psychological symptoms: Effectiveness of a group intervention with hypochondriacal patients." *Behaviour Research and Therapy*, 34:, 23-31.

58.Barsky, A. J.; and Ahem, D. K. 2004. "Cognitive behavior therapy for hypochondriasis: A randomized controlled trial." *Journal of the American Medical Association*, 292（12）: 1464-1470.

焦虑这一现象得到研究者的注意已经有好几个世纪了。最近几年中，大量的文献都涉及了这个主题，甚至为伦纳德·伯恩斯坦（Leonard Benstein）的交响乐提供了标题——"焦虑时代"。各种学习和心理分析理论都强调了焦虑对正常和异常行为的重要性。

本书试图从一个相对不同的视角来理解焦虑。主要的论题就是，适应的核心过程就是认知或信息处理。当这个认知的核心机制出现了异常，将会在感觉和行为上出现异常。并且，我们的认知观点认为纠正思维上的异常会减轻行为和感觉上的不适。

强调认知或者信息处理的重要性带来了很多的问题。一个机制在一方面是怎样使人类适应于环境的危险，另一方面又使他们经受着焦虑、抑郁和其他心理障碍的折磨呢？另外，假定的信息处理异常是怎么引起焦虑障碍的各种症状的呢？最后，个体又是怎样扭转这些障碍的呢？

本书的目的反映出了最近行为科学时代精神的一个变化。关注的中心已经从单独地强调情感、动机和行为转变到了获得、分类、解释和信息存储上。这个转变，即所谓的认知革命，已经对诸如人类学、社会心理学、政治科学、临床心理学和心理分析等学科产生了影响。

本书分为两个部分。第 1 部分，是由我完成的，详细阐述了焦虑障碍和恐惧症的临床描绘，并且针对这些现象的复杂性提出了一个解释模型。第 2 部分，由加里·埃默里（Gary Emery）完成，详细描述了基于焦虑障碍和恐惧症的认知模型发展出来的治疗原则、策略和技术。

第 1 部分的一个中心主题就是已经发展出来保护个体，但现在反而妨碍了个体的显然的系统异常。我试图说明焦虑症状是怎么展示出由认知过程引导的生存机制的。信息处理的适应价值可以从相对简单的生物诸如变形虫上观察到，这些简单生物就是根据周围环境的变化而作出快速决定的。在人类中，一个相似的程序会过滤掉相关的信息，作出决定并实施适应性行为。这个程序在引发焦虑上仍然起着作用。

第 1 部分认为天生的或者预定好的反应与人类和单核细胞有机体都相关。非人类动物的预定行为的集中性已经得到了广泛的共识。但要接受人类在某种程度上和其他动物以相似的方式行为的观点可能会更加困难。我们的心理过程很少是自知的，多数是非自愿的。这个非意志的过程在其他方面和在焦虑障碍中一样的不明显。在焦虑障碍中，个体会不明原因地突然变得沉默、脑子一片空白和僵持不动。在这个部分，我将试图揭开这些矛盾反应的面纱。

在第一部分中，对焦虑的原因我持开放式的观点。我们不认为认知因素是引起焦虑障碍的原因。虽然异常的认知过程会带来各种不适感觉和抑制，但这一机制的激发是和各种因素相关的。今后，将会描述到遗传、经验和激素因素在激发这些机制上的作用。

这本书的第 1 部分试图解释一个本是为了生存适应的机制是怎么带来如此多的痛苦。第 1 章主要是通过定义术语和概念进行基础性的工作，特别是区分了恐惧与焦虑、现实和非现实的恐惧，以及对现在的和未来的危险作出反应之间的差异。整章都强调了焦虑的适应功用。

第 2 章分析了某些生理系统过度活跃的症状。这些系统的运行被看作是以各种各样的形式展开，起着不同的功用。只有当个体对环境的知觉与环境真实的特点之间出现实质性的不匹配时才会出现心理不适。

不匹配的问题在第 3 章中有详细的论述，关注的是思维、情感和行为之间的关系。第 3 章描述了认知过程在评估危险和为了应对危险而发展出初级策略的重要作用。在第 4 章中发展出了一个"新的程序"（模式）——在焦虑障碍中被激活的。在许多环境输入信息加工中都有认知模式的痕迹。所以，在将相对无害的事件看作是危险时，才采用了某些"规则"。这些规则倾向于在中等威胁性情形中夸大伤害的可能性和程度。

焦虑障碍的核心心理问题，即对脆弱性的强烈感知，在第 5 章中进行了探索。首先讨论的脆弱性指的是个体贬低自己解决问题的能力以及夸大问题性情形的危险程度的倾向。功能失调性行为被看作是自我保护的基本功能或策略。这些自我保护模式在那些个体认为特别脆弱的领域最有可能出现。这些脆弱领域包括了公众和私人空间，由对个人的社会联系或个体感觉、自由和认同感的威胁构成。

在第 6 章中的前面部分主要关注的是了解广泛性焦虑障碍的理论背景。对个体的自动思维和意象的探索展示出了他的特殊恐惧以及对问题情形的独特建构。广泛性焦虑障碍和抑郁的区别在于焦虑症患者有更为积极的自我意象，对未来有更为积极的预期和对过去经历有更多美好的回忆。关注的焦点是焦虑症患者更倾向于对特定的不足和表现而批判自己（行为的自我责备），而抑郁症患者更可能将自己的问题看作是一个全面的、结构化的不足（特质的自我责备）。在讨论惊恐障碍和广泛性焦虑障碍的关系时，涉及的是惊恐障碍误将内部的心理感觉看作是对生命或者心理平衡的严重威胁这个核心特征。

在第 7 章中讨论了简单恐惧症，并回顾了较为频繁的恐惧症的各种意义。还讨论了双重信念体系的意义，即个体可能认为只有他远离恐惧情形时才是安全的，但是当他接近进入这个情形时可能改变这种观点。个体赋予情形的危险通常是通过他的视觉意象和自动思维显现出来的。

第 8 章回顾了广场恐惧症的难解之谜。这一症状被看做是诸多因素的组合，其中包括：个体对陌生环境的害怕，个体将不适或者无法说明的内部感受解释为严重病理信号的倾向，个体在出现焦虑体验时想逃往安全地点的冲动以及个体对照顾者帮助其解决问题的依赖。

在第 9 章中讨论了评价性焦虑（包括社交焦虑、演讲焦虑和考试焦虑）。这些问题领域的一个共同点就是在其中都会出现他人对个体能力的评价，并因此可能出现被看作是劣等或者不足胜任的危险。我们把关注的焦点放在说话或思维时的灾难性幻想上面，其中包括对不合格表现的可能结果以及担心被内部抑制影响。

第 2 部分描述了一个基于第 1 部分提出的关于焦虑障碍的理论模型的治疗方案。第 10 章是关于认知疗法的工作原则，并且介绍了后面几章会提到的治疗技术。第 11 章描述了焦虑障碍中认知重建的基本方法。第 12 章讲的是解决焦虑中的表象因素的方法，以及使用想象来减轻障碍的技术。第 13 和 14 章分别是关于焦虑的情感和行为方面的描述。关于患者的主要担心和潜在假设的二级认知重建在第 15 章中得到了阐述。

这本书的编撰从 1978 年就开始了，当时我们刚完成了《抑郁的认知治疗》（*Cognitive Therapy of Depression*）一书。Emery 博士和我编写了一本焦虑治疗手册，其形式和之前书中关于抑郁的手册相似。在完成了焦虑治疗手册的第一版后，我们赶紧在费城的认知疗法中心的患者中检测了各种治疗策略和技术。我们还从中心和大学的同行中得到了很多有用的反馈。在这个的基础上，我们在另外两个版本中修订了手册。治疗手册的最后定稿于 1979 年完成（Beck and Emery，1979），从那以后就得到了临床医师和研究者的广泛运用。

从 1979 年开始，Emery 博士和我经常通过协商不断地对手册进行修改和拓展。我们各自从不同的方面进行写作，最后这些不同又在本书中进行了融合。我的个人兴趣在于理论分析，而 Emery 博士由于其从事临床实践，研究的兴趣在于评价和修改治疗技术。虽然最终的版本体现出了我们的合作，但是第 1 部分主要是我的想法，而第 2 部分主要体现的是 Emery 博士的想法和经验。因此，我们各自对自己的部分署名。

在本书的准备和撰写中，鲁斯·L. 格林伯格（Ruth L. Greenberg）在给出技术建议、准备临床轶事、提供另外的文献资料和对内容进行批判性修改建议上，有不可磨灭的作用。

还有很多人为本书的准备和撰写给予了帮助。我们想特别鸣谢认知治疗中心的所有同行，在他们每次的例会中谈论了很多的观点和方法，并且这些观点和方法已写入了本书。除此之外，我还从其他同行那里得到了很多理论建构方面的反馈意见，其中包括 David M. Clark，Barbara Fleming，Michael Mahoney，Brian Shaw，Elise Sutter 和 John Rush。一些章节，例如，广场恐惧症部分就得到了 25 位临床医生和行为科学家的反馈。还有很多就不一一列举，但是我们仍要对他们的帮助表示感谢。我们还想特别鸣谢 Majorie Weishaar 博士在读完手稿后给予的建议。

我们还要感谢 Basic Books 的编辑，Jo Ann Miller 对本书从最开始的准备阶段到最后完成阶段的所有协助。还有 Pheobe Hoss 提供的编辑支持。

我们还要感谢很多朋友在文字输入阶段的帮助。其中 Pat Day 为 Emery 博士录入。我也得到 Barbara Marinelli，Joan Doroba 和 Jeanette Weiss 的许多帮助。我们还要感谢 Tina Infozato，Julie Jacobs 和 Susan Rosati 的帮助。

我们还要感谢《神经和精神疾病杂志》（*Journal of Nervous and Mental Disease*），感谢 Williams 和 Wilkins 公司允许在本书第 13 章发表 Aaron Beck 1970 年的文章《幻想在心理治疗和精神病理学中的作用》的部分内容。我们还要感谢《英国精神杂志》（*British Journal of Psychiatry*）允许在第 9 章修改后发表 Amies，Gelder 和 Shaw《社交恐惧症：一个比较临场研究》（*Social Phobia：A Comparative Clinical Study*）一文中的表格部分。最后要感谢美国精神病协会允许我们发表其《精神疾病的诊断与统计》（*Diagnostic and statistical Manual of Mental Disorders (1980)*）第三版的部分内容。

关于措辞：虽然我们在整书中提到治疗师或患者时，采用的是男性代词"他，他的"，但是我们并没有性别偏见。我们保留传统用法的原因是为了简便和灵活性。

Aaron T. Beck, M. D.

1985 年 2 月

目　录

第 1 部分　理论和临床观点

第 2 部分　认知疗法：技术和应用

第 1 部分

理论和临床观点

艾伦·T.贝克

1 焦虑症的另一面：回顾

有关焦虑症的悖论

一位娴熟的小提琴手发现当他在观众面前开始演奏时手指就发僵。

一位学生发现当她参加口语测试时头脑就一片空白，说不出话来。

一位医学院学生在他对人进行第一次手术时就晕倒。

所有这些不幸都可以共同称之为"焦虑"。急性焦虑（或恐惧反应）自相矛盾的特征之一是，一个人似乎不知不觉就害怕或厌恶起来了。事实上，害怕一件不愉快的事情加强了该事件实际发生的可能性。

为了解焦虑（或害怕）是如何产生上面那些令人最痛恨的事情的，请仔细阅读下面一位恐惧作公众演讲的大学教授在公众演讲中的报告：

站着演讲时，我希望自己的头脑和语言表达能发挥得恰到好处，不失镇定、表现如常。然而当时，我却心跳加剧、压力激增，仿佛我马上就要爆炸一样，人也突然变得笨嘴笨舌，神志迷糊，一片茫然。我简直记不起我刚说过的话，也记不得我还该讲些什么。接着，我开始发哽，几乎说不出话来。我的身体摇来晃去，双手颤抖，开始出冷汗，准备掀翻讲台。我惊恐至极，料定自己会颜面扫地。

从以上描述中，我认为当人处于焦虑事件时，几乎身体的每一个系统都会受到影响：①生理系统表现为出汗、心跳速率加快和头晕；②处于"我将自取其辱"的认知预期中；③动机方面，希望尽可能远离创伤情境；④情感方面，处于主观恐怖感之中；⑤行为方面，身体摇晃，讲话或思维拘谨。在上面的例子中，整个生理反应是令人不安、不由自主的，这些反应会控制个体直到它淡去。

大自然给我们提供了在正常环境下作出敏锐反应的神经系统。但为什么这一系统会在我们最想它有效工作的时候同我们作对呢？

其中一个解释是，从某个方面来说伴随焦虑出现的症状是具有适应性的，只是在某些特定的环境中才会带来麻烦。另外的一个解释是，这些焦虑症状对我们远古祖先是有适应性的，而对我们却不再具有适应性。最后，我们有夸大某些情形的重要性的倾向——相信它们是一个生死存亡的问题——过分调动我们的器官来应对威胁而因此妨碍了正常功能。有人说"进化有利于焦虑基因"，在不确定的情形下宁可"错误的确信"（错误的预警）也不要"错误的否定"（会看不到危险）。一个错误的否定——你就会从基因库中被淘汰，由此宗族得以延续的代价就是终生的焦虑不安。

为弄清焦虑或恐惧反应的奥秘，一个急性焦虑症的临床案例可以让我们明白除主观焦虑症外还可能有哪些因素：一位 40 岁的男人在丹佛附近滑雪旅行，在上一斜坡时感到呼吸短促、大汗淋漓、眩晕和虚弱，他还感觉到寒冷和失去平衡，很难集中注意力于任何目标，心头涌起严重的焦虑。所有这些症状都有一种不真实感。他处于一种崩溃状态，以致他不得不躺在担架里离开斜坡并被紧急送往医院。经检查未发现生理异常，而被告知是一种"急性焦虑发作"。

什么心理的干扰能够如此强大，以至于给这个男人带来彻底的生理和心理系统错乱呢？我们在他的思维和想象中发现了线索。在前面的滑雪情节中，他存在这样几种思想，"如果我在这儿心脏病发作，是不可能紧急医治的"，于是当他开始产生呼吸短促和其他症状时，他想到，"这一定是心脏病……就要死掉了"，然后他想象自己躺在病床上，手臂插着静脉输液管，一群穿着白大褂的治疗师围着他。每当他有了这种想象，他就会感到症状加剧了。因此，这个谜语缺少的部分就是他的认知——他把在寒冷、空气稀薄环境中锻炼的正常生理反应误认为威胁生命的指标。

对这个男人的不幸进行更加全面的理解需要在他的生活中去寻找。由于所有检查都没有发现器质性问题，所以这些强烈的反应是心理倾向诱发的。我们注意到重要的一点是，他在上高山前已经滑了几个小时，并已经出现前面所描述的症状：感到气促，并伴随胸痛、发冷和冒虚汗。

在这个特殊案例中，他还受到最近家庭丧亲的影响。比他大10岁的哥哥在几周前死于心脏病，因此他的思维可能是这样的，"如果在我的哥哥身上发生了，它也会发生在我身上……我的哥哥是在锻炼后心脏病发作，我也会"。由此，他把在冬天、在空气稀薄的环境中滑雪会出现的正常生理反应理解为最恐惧的——即冠状动脉心脏病。

当我在这件事一周后见到这个患者，他说在滑雪中的经历完全是不可思议的。为了准确地了解他的思想，我要求他仔细回忆事发前的情形。开始他不怎么记得当时的想法，后来他回忆起意识到胸口症状时的一个"闪念"："这一定是心脏病——就像我哥哥一样。"进而他想象起自己躺在特护病房，接受心脏按压。

所以，焦虑状态的关键因素是认知过程。这一过程以自动思维或想象的形式出现，好像是对最初刺激（例如呼吸急促）的快速反应，这些想法都貌似合理，并带来阵阵焦虑。明白了缺失的这一环节，就能理解焦虑产生的"奥秘"了。当然，我们并不是总能发现这些思想或想象。然而，在这样的情况下，我们可以推论某一带有危险意义的认知定势被激活了。

焦虑症概念的变化

直到最近几年，焦虑障碍一直被认为是一种失控情绪(焦虑)的表达。因为诸如焦虑、恐惧这类感觉是这一障碍最明显的特征，所以强调情感因素是合适的。实际上在这类障碍起因中占重要地位的其他要素则被主观感觉所遮掩。这种对感觉要素的强调引开了精神病学家和心理学家对可能是焦虑障碍的核心特征的注意——即对危险的全神贯注及反应。

当我们说"看到焦虑症的另一面"，指看到这一情结中被忽略部分的作用，从认知观点或思维角度来观察现象。患者抱怨的通常是环绕他外周区域的感觉——掌心出汗、手发抖、心慌；并且大多数的焦虑症研究也都集中系统地测量这些症状。尽管患者通常不愿意提供他们思维的资料，特别是当他们处于急性焦虑的痛苦中时，但当我们向患者提问时，会发现他的意识中充满了威胁性质的思维和想象。

　　这位滑雪者假的心脏病发作的轶事阐释了焦虑症发作的一个重要特征：即一旦恐惧反应发生，它就倾向于进一步巩固恐惧本身。临床观察认为以这种方式产生的自动唤起，被患者解释为严重的生理或心理错乱的信号，而这一解释会导致进一步的唤起。具有焦虑倾向的个体在日常生活中锻炼或者经历某一激动事件后心跳加速时，我们就能观察到这一机制。这位滑雪者就是典型的对生理症状的过度警觉。在滑雪过程中，适度的正常生理反应使他惊慌不安。这位患者将他的生理症状理解为需要医疗急救的信号，这种曲解导致他产生死亡的恐惧，并诱发了更严重的生理症状。由此，一种恶性循环便建立起来了（见图1.1）。

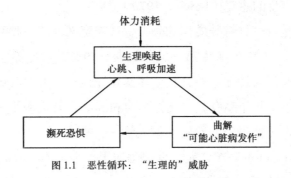

图1.1　恶性循环："生理的"威胁

焦虑症和恐惧、恐惧症和惊恐的区别

　　恐惧和焦虑的定义经常被混淆，这两个词常在表示同一笼统概念时可以互换使用，但明确定义两者的不同也有明显的益处。为了更好地理解这些术语的含义，应考虑到它们在词典中的定义和来历。比起现在某些行为学家作出的区别，传统的含义在阐明语义和概念性的混淆时更为有效。

恐惧一词来源于古英语单词 faer（牛津英语词典，1933），其意思是"突然的灾难或危险"。它现在被定义为"一种对真实或明确的危险的焦虑预感"（韦伯斯特第三国际词典，1981）和"惧怕或不想发生的事件发生的可能性"（标准大学词典，1963）这些定义强调了恐惧的几个引申义，它指出一个事件"个体不想发生"或可能发生，这事件还没有发生（即事件是在未来），但个体关注（焦虑预感）这一事件。恐惧，还指对在给定的情况下真实或潜在危险的评价。和情绪反应相比，它是一种认知过程。

另一方面，焦虑被定义为一种"紧张的情绪状态"（Funk and Wagnalls，1963）和"诸如紧张、颤抖、出汗、心悸和心跳加速等生理症状的通常标志"（韦伯斯特第三国际词典，1981）。焦虑术语来源于拉丁语 anxius，它的最早使用可以回溯到 1525 年。这个拉丁词被定义为一种不安和痛苦的状态。anxius 的词干 anx 来源于另一个拉丁词 angere，其意思是"噎住"或"窒息"。anxius 可能指的是焦虑者经常体验到的窒息的感觉（Lewis，1970）。

恐怖是指一种特殊类型的恐惧，其被定义为"一种夸大的和经常无助的恐惧"（韦伯斯特第三国际词典，1981）。恐怖还以避免害怕情形的强烈愿望为特征，并且在个体暴露在这一情形中时会引发焦虑。这个单词源于希腊作品有关"飞行"的 phobos，转而源于一个能够在敌人中激起恐惧（惊恐）的希腊神话人物——Phobos。罗马百科全书派学者塞尔苏斯（Celsus）在公元 1 世纪创造了一个术语"hydrophobia"来描述狂犬病的普遍症状。希波克拉底（Hippocrates）提供了最早的两个恐惧症患者的临床案例：一个人害怕黄昏，而另一人对猫恐惧。第一次对恐惧症的非医学描述出现在 13 世纪，当时的哲学家们描述了恐怖恶魔和恐怖之神。直到 19 世纪恐惧症这一术语才被引入精神病学文献。

自最早的描述以来，对恐惧症的临床描述就没有发生多大变化。托里（Tully）和德摩斯梯尼（Demosthenes）的怯场，奥古斯都·恺撒（Augustus Caesar）不敢坐在黑暗中。莎士比亚在《威尼斯商人》中描写了一个猫恐惧症。帕斯卡，一位数学家，据称患有今天被称为的广场恐惧症。卫斯特发尔（C.Westphal）在 1871—1872 年描述了三个广场恐惧症临床案例，从此广场恐惧症的临床综合征没有发生根本的改变。

惊恐被定义为一种"突然的难以抑制的惊吓……伴随着不断增长的或疯狂的试图获得安全的企图"（韦伯斯特第三国际词典，1981）。该词早在 1603 年就已被使用，源于希腊神话人物潘（Panikos）——森林之神和牧羊神——被认为引起了马拉松的波斯人恐慌，而被希腊人认为是导致任何突然、无根据的恐惧的原因。

焦虑和恐惧

焦虑不同于恐惧，前者是一个情感过程，而恐惧是一个认知过程。恐惧包括了对威胁刺激的智力评估；焦虑则是对这评估的情感反应。当一个人恐惧某事物时，他一般指的是不在当前但未来某时可能发生的一种环境状态。从这一点上来说，恐惧是"潜伏的"。当一个人焦虑时，他体验到一种例如紧张或神经质的不愉快主观感受和诸如心悸、颤抖、恶心和眩晕等的生理症状。当一个人不论是心理或者生理上面临着自认为危险的刺激环境时，就会感到恐惧。当他感到恐惧时，焦虑便产生了。那么，恐惧是对危险的评估；而焦虑则是恐惧引发后产生的不愉快的感觉状态。除了焦虑，同时还可能引发了一系列与自主神经和躯体神经系统相关的症状。

恐惧症和惊恐发作

恐惧症指的是对一个特殊对象的害怕。最初，一个人怕某一特殊类型的情形或事件（例如高处、封闭空间和深水）。当处于这样的情形时，他强烈地害怕其结果（摔下、窒息和溺水）。当恐怖或恐惧被激活，个体可能作出从轻微的焦虑到惊恐的反应。恐怖的对象可能从小动物到诸如雷雨等自然事件，或者是在大庭广众前讲话、参加舞会等社会领域事件。恐惧症的主要特性是它包括了一个对相对安全情形的高风险评估。

下面的案例将阐明这些术语之间错综复杂的关系。一个怕小动物的人认为这些动物是危险的。然而，只有当他发现自己面临一个小动物或想象自己处在这样的情形时，他才体验到焦虑。假定，在屏幕上出现一个老鼠激发了恐惧，进而这人可能会想到，"这老鼠也许会咬我，我可能会得狂犬病并死掉"，或者"这老鼠也许会咬我，我可能会晕倒，在众人面前难堪"。这人觉察到威胁后不可避免地会产生惊恐。这个危险的观念来自于接触动物后的可能后果。一个人接触到老鼠之前，恐惧处于潜伏状态。一旦老鼠出现，恐惧便被激活，并且所有的不快情感和伴随惊恐发作的生理症状都被唤起。

类似的，一个对诸如参加舞会或演讲的社会性情形感到恐怖的人，与其说是害怕情形本身，还不如说是害怕身处这一情形的可能后果。例如，社交恐惧症患者害怕处于社交情形中，怕出洋相、"失去控制"或让自己难堪。他可能感到紧张不安、颤抖、出大汗，体验到不舒服的情感和焦虑或惊恐的生理症状。

惊恐是一种强烈的、严重的，伴随着其他强烈的生理、运动神经和认知症状的焦虑状态。与惊恐相关联的生理表现诸如脉搏加快、头晕、发冷、出大汗和颤抖是焦虑症状的强化形式。除此之外，个体还会经历大祸临头、普遍的抑制和无法抵抗的逃避或寻求帮助的愿望。

"现实的"和"非现实的"恐惧

情感反应与认知过程的区别解决了像"现实的"和"神经质的焦虑"、"理性的"和"非理性的焦虑"之间的语义矛盾。用那些通常运用于思想和观念上的形容词（例如"理性"和"非理性"）来修饰一种情绪或感觉状态，这是不合逻辑的。人们能够把一种恐惧称为现实或非现实的、理性或非理性的。以理性的假设，逻辑推理和客观的观察为基础，恐惧则是现实的，如果是基于荒谬的假设、错误的推理和主观观察的恐惧则是非现实的。另一方面，焦虑不能归类为现实的和非现实的，因为焦虑指的是一种情感反应而不是一种现实评估过程。

弗洛伊德（Freud）对现实焦虑和神经质焦虑进行了区别。他将现实的焦虑视为"某种非常理性的和清楚的""对觉察到的外部危险的反应"——即预期的一种伤害。他认为焦虑"与逃跑反射相联系"，"是一种自我保护本能的表现形式"（1915—1917：393-394）。根据弗洛伊德的理论，神经质的焦虑源于觉察到的内部危险（1926）。他提出神经质焦虑是当无意识冲动即将成为意识时的一种情感反应，起因于害怕防卫机制失败，导致个体自我本能的冲动。

霍克悖论

尽管大部分学者同意弗洛伊德的观点，但像霍克（P.Hoch），一些学者已经对他的表述提出挑战。霍克提出质疑："如果焦虑是一个抑制的本能力量开始爆发的信号，为什么警报竟然会烧毁房子？"（1950：108）

霍克悖论特别适用于那些恐惧综合征阻碍个体有效应对危险，并增加了危险的情况。例如，有时在面临生理威胁时个体的定势反应。想象一个年轻人驾着车行驶在大都市拥挤的街道上，他打出信号准备左转，当他进入交叉路口时，他听见一辆小车鸣笛冲来，他非常焦急并自动地踩住了刹车，小车从右边撞了过来。在这个实例中，自动的防卫反应干扰了他实施有效处理的反应能力。假如他是加速而不是停下来，他就不会被撞。伴随着焦虑的这种定势反应很显然不适于这种情形。

上面这个例子不仅阐明了恐惧会阻碍有效处理反应的执行，而且证实了主观的焦虑对执行处理反应不是一个必要条件。事实上，如果这位小车司机熟练的技术没有被他本能抑制性反应和由焦虑带来的注意力分散所破坏的话，是能够实施合适的反应的。类似的，一个运动员在一项追逐赛中准备发动他的能量做最后冲刺或超过对手——没有体验到任何焦虑。这种竞赛情形足以迅速激发中枢神经系统，所以焦虑对激发有益的处理反应似乎既不是一项充分也不是必要的条件，它甚至阻碍了对威胁情形作出适应性反应。

未来危险和当前危险

我前面已经强调了恐惧的未来倾向性（Beck，1967）。一个特别有害的事件可能马上发生——但它还没有发生，或者，它可能正在发生，但最终可怕的结果没有发生。当一个人接近威胁情景时恐惧就被激活。仅仅是谈论或想到这危险的情景，他都会害怕。老想着恐惧反而使得威胁变得更加突出和急迫——即它把未来的危险变成了此刻的危险。

通常，面对真实危险的反应与对危险的预期之间，存在着显著的变化。当人进入"危险的"情形时，如逃跑、抑制或晕厥等紧急模式可能被激活。当最后考试的日期即将来临时，一个医学院学生变得越来越恐惧和焦虑。当她坐下来开始阅读考试题目时，心跳激烈，感到非常的担心。她想，"我不知道如何回答这些问题"，她的头脑变得"一片空白"，她不能集中注意在这些问题上。然后她的焦虑发展到她不能忍受的程度，迫使她逃离考场。直接面临威胁引发了自动逃避机制。

一个提心吊胆地等待牙科手术的年轻人的经历，阐明了从有害的生理创伤预期到实际体验的转变过程。当他终于坐在牙科椅上，牙医正钻他的牙齿，他产生了一种逼真的正钻透他的脑袋的幻想。他感到头晕眼花、大汗淋漓。另一名年轻人非常恐惧在公众面前讲话，当他最终进入礼堂面对听众时，他突然"说不出话来"，并发现要说出一个词都很困难。

在这些案例中，很显然，陷入危险情形激起了平常生活中不会唤起的某些自动行为。在那个参加考试的医学院学生的例子中，不仅存在明显增强的焦虑，而且出现了心理阻滞和逃避动机。牙科恐惧症存在副交感神经系统的剧烈反应（出汗和晕厥）。这些例子意味着诸如阻滞和晕厥这类使功能丧失和令人惊恐的症状，反映了人类生存机制。在史前时期，这一机制是有用的。例如它可以缓解被攻击后所产生的极端影响。不过，这一生存机制只是强化了问题，使得个体在未来更恐惧于这种情形——因为害怕这种反应再出现。

焦虑症的功能

适应性方面

当我们考虑如焦虑、抑制、脑子空白、晕厥这些反应时，根本不清楚它们到底起什么样的作用。然而，当我们考虑到这些症状在人类进化中的功能时，它们的存在就有意义了。诸如目的性和适应性这类术语是用来指在进化意义上已具有生存价值的行为。（Lorenz，1980）。同样的，"适应"这个词适用于促进机体的主要目的的行为——例如说生存、成长、繁育、抚养。

由于压力，个体要不断自我提高，所以机体的整个检查和平衡系统都依赖于过度宽泛或粗略模式的"恐惧反应"。例如，与探索和竞争相关的侵犯行为，如果不进行检查，会导致受伤或死亡。个体有这样一套自动调整装置，也阻止其过分发展。例如一个称为"视崖反射"的抑制机制（Marks，1969）。包括人类在内的许多哺乳类幼体，在身处边缘时都会有停止动作的反应。这种抑制起到了阻止其进一步向危险区域前进的作用。这种"调节器"在成年以后仍然存在，并表现为个体在接近悬崖边缘时的头昏眼花的感觉和生理抑制。

当我们考虑到儿童期通常的恐惧——跌倒、受伤、溺水、窒息、黑暗、深水等——我们看到这些至少起到了阻止儿童在具备必需的技能（如深入的洞察力、游泳能力）之前，冒险进入不熟悉或危险地方的作用。人际恐惧，如害怕陌生人、与照顾者分开，也许也应放在类似的条件中去理解。对于成长的儿童来说，自负导改自满。但是如果监护不到位，儿童或许会进入危险不明的未知领域。因此，在远离大人之前，他们就会产生被抛弃或迷路的深深恐惧。

这些目的性机制在怯场、人际焦虑、广场恐惧症中是如何表达的呢？消极评价的恐惧遏制了个体作出疏远他人的行为。最终，疏远他人可能遭到他人明显的非议。由此，怯场的个体一方面渴望在观众赞扬中获得满足，另一方面因为可能的非议而忧心忡忡。这种预期遭受非议的痛苦足以引发"脆弱性模式"，这种模式通过其抑制言行的机制来阻止"鲁莽的"行为（参见第4章）。患有广场恐惧症的人相反具有一系列复杂的、由对内部灾害的注意而引发的恐惧，例如心脏病发作、失控、或者心理错乱。因为他们深信没有关键人物的帮助，他们是不能处理这些危险的，所以当他们远离照顾者时会更加害怕。

在某种意义上，这些恐惧是作为一种警告在起作用，警告个人在社会认可上的弱点（怯场、社会焦虑）和身体上的危险（惊恐发作）。然而值得注意的是恐惧在两个方面都起作用：不仅阻碍危险的、不适当的攻击行为，还阻碍退行性和孩子气的行为。因此，那些逃避危险情形的个人害怕遭受同辈人的嘲笑。均衡系统的作用完全能从怯场中得以体现，当一个人因害怕"显得愚蠢"而抑制自我表现的同时，也害怕因他的恐惧而表现出拘谨和不成熟。

焦虑：应对威胁的一种策略

焦虑是一种戏剧性的体验，通常比威胁反应的其他要素更为重要。人类进化出体验强烈的不愉快的情感（焦虑）的目的在于应对现有的危险，并且根据经验采取措施来降低和阻止它的再次发生。而且，患者、临床治疗师和理论家倾向于突出焦虑这种不愉快的体验是诸如惊恐发作等病理学条件的重要因素。然而与痛苦和发热不是构成感染或损伤的病理过程一样，焦虑不是所谓的焦虑障碍的病理过程。我们不应该夸大焦虑的自然机制而让我们误以为这一主观体验在所谓的焦虑障碍中发挥着核心作用。

焦虑充当了注意吸引器，把对其他的忧虑或偏见转移到不愉快的主观体验上。通常情况下这种不愉快感是如此强烈以至于个体会设法减少这种不愉快感。为此个体会采取一种转移策略。焦虑通过警告个体他可能会受伤而劝导其不得不停止轻率的行为或激发他的防御行为。能够成功降低危险的措施通常能减少焦虑。如果这些措施不会减少危险，那么焦虑会持续下去。

焦虑的功能也许与痛苦有关。痛苦的体验激发一个人采取措施来停止或减少这种痛苦，例如停止产生伤害的活动，或者采取措施修复伤害等。然而痛苦并不是疾病（即痛苦并不是阑尾炎，但可能是疾病的征兆），同样，焦虑不是心理干扰的原因。在焦虑障碍中，不停地产生的焦虑表现出一种持续的、无效的机制，旨在迫使机体减少会引起焦虑反应的想象中的危险。然而当这个问题并不是真正的危险，而是一个错误的知觉或只是对危险的夸大时，焦虑体验对其作出补救行为就是不合适的。如果这个危险不存在或被夸大，个体就没法阻止危险。

因此，在焦虑障碍中主要的问题不是焦虑的产生，而是与危险有关的过于活跃的认知模式（图式），这些危险持续地构成外部或内部的危险信号体验（Beck，1971）。

生存机制

焦虑现象是处理威胁的既独立又相关的"策略"之一，因此应该将其放入机体危险反应的总体框架中来分析。从最广泛的意义上来说，这些反应不仅包括那些通常与焦虑相联系的模式，还包括与愤怒相联系的敌对行为。坎农（Cannon）（1929）提出了著名的"战斗或逃跑"反应，并以此来阐明威胁反应的心理模式特征。然而个体具有更大范围的特定保护机制，以应对特定的危险。自动反应包括对有害物入侵或驱逐有害物的防御行为，对外部打击的抵抗，抑制自身行为，晕厥和寻求别人的帮助。生存策略的更完整术语应该是"搏斗—逃跑—僵持—晕厥反应"。因为这些广泛的行为是原始的（在其他灵长类动物中也能发现）；也是无意识的，好像反射一样。这些行为是对危险的防范基线，我将它们标志为"原始反应"。

反射

一类由不连续的反射组成的自动反应，目的在于避开或排除潜在的有害物。这些反射包括眨眼、作呕、咳嗽、支气管痉挛、呕吐和腹泻。一组更为复杂的反射行为的目的在于防止整个身体遭受创伤。我们暴露在各种各样的威胁里，例如被非生物弄伤（掉落的碎片，投掷物等）和被生物袭击。面对移动物体攻击威胁时，自动反应包括了诸如闪避、躲藏、退缩、撤退和不动的行为。

防御模式

我们每天都能遇到的最常见的外部人身"攻击"通常发生在医疗或牙科情形中，而且经常引起适应不良的防御行为。因此，例如腹部触诊的操作通常会使腹部肌肉自动紧缩。同样的，整牙也会促使颌的紧缩或呕吐。许多人对注射会有不寻常的反应，特别是抽血：他们体验到明显的血压降低，大量出汗和晕厥。在恐血症患者中明显出现的这种反应也许可以理解为一种原始机制。当一个人遭受穿透、不可避免的攻击时，这一机制可以防止血液流失（可能会降低血液的流动性）。

其他的自动保护反应会阻止个体进入危险区域。正如前面所述，当一个人处在悬崖边缘时他也许会自动地退缩或僵硬。同样的，如果他感觉他可能会掉下去或溺水，就会自动地紧握固定的物体。最后，当他处于掉下去的危险、溺水或被攻击时，他会本能地呼救，或者抓住他人寻求帮助。

防御结构可能也要根据在一个特定的保护反应中体现出的意向性水平来分析。瞬态响应由涉及身体神经系统的离散反射组成：眨眼反射，咳嗽，退缩，颤抖。虽然这些反射行为可以通过"随意"肌得以实施，但它们是自动的和无意识的。它们的适应价值依靠它们的速度以及它们回避延迟动作意志结构的能力。

另一种类型的反应更加缓和，适合于不太紧急的危险，并且涉及自主神经系统。这会引起恶心，呕吐，腹泻。根据症状的发作和累积来看，这些反应比诸如咳嗽和作呕的反应更加缓和，咳嗽和作呕的反应旨在转移致命的威胁——即转移至气管。相反的，在没有立即发作之时，越缓和的胃肠反应越能提供充分的保护以防吸收有害物质的危险。

不愉快的主观感觉的产生能激发一个意向动作以减少危险，这是原始反应最常见的类型。焦虑引起的各种行为属于这类范畴。因此，当一个人觉察到他不能完全控制他驾驶的车辆时产生的焦虑也许会诱导他降低速度，直到他再次感觉到能控制车辆为止。同样的，站在高梯或在悬崖边引起的昏眩或头昏眼花的感觉也许可以促使一个人寻求一个更稳固的支撑或退到一个更安全的位置。

其他类型的与焦虑有关的"保护"反应，我们以惊恐发作来举例说明。惊恐发作的情形通常具有以下特点：恐惧即将发生的内部灾害（心脏病发作、中风、心理错乱），感觉失去对身体和心理功能的控制，还有急性重度焦虑。感觉不能思考或行动特别难以治疗。由于"危险"是内部的，个体会感到无助，因为没有可以利用的资源排除它。但是他能向照顾者寻求帮助。因此，一些惊恐发作的类型也许可以被看做是一种警告和刺激，警告人们避开无法抵挡的危险，刺激人们逃离那些惊恐发作时的情形去寻求帮助。另外，一些类型的惊恐发作也是由"无法抵挡的"外部威胁引起。我们能从一个恐惧症患者突然暴露在一个恐惧的情形中观察到这个临床状况。例如，当处在一个封闭的空间时，幽闭恐惧症患者可能会有灾害性反应（"遭受窒息"）。在这种情况下，解决办法很简单：逃离这个情形，在未来避免这种情形。因此，当一个人感觉被无法抵挡的内部灾害所威胁时，他并不迫切需要帮助，在广场恐惧综合征中也同样如此。

2 症状及其意义

症状系统

　　根据全部的机体功能而不是将其作为一个单独的如疱疹或麻疹的病因疾病，我们可以更好地理解焦虑障碍（以及抑郁症）。例如，与焦虑相联系的特殊症状群，对应于特定的原始系统和子系统（认知的、情感的、行为的、生理的）的功能。两个系统相整合为一主要系统，称为心理生物的或有机体的总体。这些要素系统彼此之间并不是分离的，它们通常是相互协调地运作且经由主要系统相综合。主要系统用来实现某种目的（例如自我保存，摄食或养育），而特定的系统共同运作来履行"主要计划"。这些目标物由于来源于进化法则而被贴上"适应的"标签，这些进化法则是和特定环境中的某个特定种系的生存相关的。

　　主要系统和要素系统的运作根据特定时期的需要而变化。因此，威胁生命情形的特定原始反应（例如搏斗，逃跑，颤抖或昏眩）间会彼此不同，这些反应也与摄食和养育引起的反应不同，尽管是利用同样的系统。紧急情况需要所有系统的全力行为运作，而在摄食时某些子系统被激活且其他系统则停止作用。例如逃跑时，肌肉运动器官和交感神经子系统被高度激活，副交感神经子系统在很大程度上停止作用；而摄食时，副交感神经系统选择性地被激活，肌肉运动器官选择性地停止作用。

　　一般情形下，随着机体在各个功能间的灵活转化，各类系统根据情境和主程序的要求而进行平稳的协调。系统和子系统的特定运作依照运作程序每一时刻都有所不同。

　　综合的反应根据情形需求起作用，并因此而受现实导向程序的控制。假使我们看见一头熊、一个小孩和一只蚊子。我们不会拥抱这头熊，不会猛烈拍打小孩或从蚊子那儿逃跑（Leventhal，1982）。我们机体的运作是在知觉-认知要素的控制下根据易理解的计划而进行，而不是无意识地或随机地进行的。认知系统整合输入信息，选择合适的计划，从而激活其余的机体。认知系统利用眼睛、耳朵和其他感觉器官来构建在知觉水平上有意义的模式。我们听和看的是事物之间的关系，而不是纯粹的声音和光波（事实上，我们并没有感受器来接收环境中的所有刺激，我们只能整合很小一部分）。与我们的"切身利益"有关的关系或模式（例如生存和性）是最明显的。因此，为了理解焦虑障碍，我们应该将其症状看做是基本（原始）心理功能的表达，而不是外来经验。

按照我们目前关注的焦点，我们可以说当威胁出现时，认知器官对环境的状况和可利用的应对资源进行选择性评价，并判断当前是否存在明显的危险，然后设置情感的、行为的和生理的子系统的行动顺序。在焦虑的情况下，情感因素通过增强紧迫感来加速反应。行为因素同时决定动作模式的激活和抑制。生理系统包含"服务"于发动身体的自主神经系统因素。

焦虑障碍和其他障碍存在的问题之一是动作间的灵活转换，例如从逃跑变到进食，是被削弱了的。例如，一个人在危险过去很久以后仍然保持防御状态。而且一个焦虑的人对新的遭遇会反应过度或产生不适当的反应。因此，当危险很小或根本不存在时，个体仍可能会知觉为高风险。换句话说，这个人没有完全脱离这个"危险模式"。

已有许多文章谈及各种应对焦虑的措施缺乏协调性。根据对威胁反应的本质过分简单化的概念，我们关于有一个单独处理危险的系统以及各种系统应该显示一个同等数量的激活的预期，是根据对威胁反应本质的过分简单化概括而作出的。为了准备有效地应对生命或四肢的危险，一个人似乎很有可能会利用到每个系统。运作的组成根据进行的顺序而转变，从发出一个警告声转变到定义这个危险，评估和选择合适的应对策略，发动合适的肌肉运动器官，最后提供合适的自主神经支配以支持身体发动。当反馈被综合时，主要系统和要素系统的运作根据情形的需要继续转变。

除了对危险的直接反应，某种体内平衡机制对提供温度控制、调节血管舒缩和心脏功能、调节能量输出等是必要的。因此，为了理解机体对威胁的反应，我们需要在一个指定的时间对指定的威胁，对个人的行为和认知、情感、生理、行为子系统的交互影响作一个综合的考察。我们也必须意识到每个系统的运作可能每一时刻都会有所不同。

当我们考虑不同的策略运作（模式）也许被同时激活时，复杂性增加了。因此，当一个人面临危险时也许必须在"我应该放弃这个危险？"和"尽管有危险，我也能成功地表现吗？"之间作决定。例如，在公开场合讲话，原始模式也许是"自我保护"，然而这个人的意图也许是与恰当的表现有关，这样发言者会在这两个行为间左右为难。

只要当一个人感到容易受到现有"危险"的伤害时，这个原始机制常常就会起作用，所以他可能会徒劳地努力忽略或停止它。因此，我们能看到这个矛盾的现象，公开场合的说话者在面临威胁（例如可能被听众轻视）时积极努力地巧妙表现，并且同时他的表现被原始系统的行为渐渐破坏。例如，在他试图说话的同时，他的原始系统被调整以适应自我怀疑（认知的），僵硬，失音症（行为抑制），焦虑产生（情感的），希望逃离（动机的），快速的心率和呼吸（生理的）。在这种情形下，基础机制不是对个人的特定愿望和目标作出反应，而是对来自消极的评价和不适当威胁作出反应。个人是如何相信和期望他自己给人印象深刻与原始自我保护模式的发动程度存在交互作用。然而原始防御模式的运作逐渐破坏感觉的效能，自我防御的增加倾向于修正感觉的脆弱性和防御系统。基于在特定情形下对危险程度的高估和对个人表现能力的低估，因此焦虑障碍的症状是不恰当、不合时宜的反应。

症状及其功能

焦虑障碍所表现出来的症状也许可以分为认知的、情感的、行为的、生理的，涉及共同产生适应反应以应对情形中的危险的四个功能系统。焦虑障碍表现出对威胁（长时期的焦虑）的防御反应的激活和终止系统的机能障碍。与更适应性的模式（例如说社会能力）相比，可以看做是由于原始机制的不恰当支配而引起的非适应性反应。对威胁（例如可能被听众拒绝）的原始反应被激活会逐渐破坏更成熟的机能（例如在公共场合说话），并且因此而增加真实的威胁。这个症状是一个人系统过度作用的表现，或是对一个特定系统的机能干扰的表现。

表 2.1 罗列了许多与焦虑障碍有关的"认知症状"。许多症状是正常功能的加强版——例如自我意识或警觉过度。其余的症状似乎是对正常功能抑制的结果（注意力缺失、阻滞）。通常情况下其他症状是由随意控制造成的伤害而引发的（缺少客观性和再评价）。

表 2.1　焦虑障碍中认知症状

1. 感觉 - 知觉

"精神"：朦胧的，烦恼的，模糊的，头昏眼花的

事物似乎模糊 / 遥远

环境似乎不同 / 不真实

不现实感

警觉过度

2. 思考困难

不能回忆起重要事情

困惑的

不能控制思想

集中注意力困难

注意力分散

阻滞

推理困难

缺少客观性和再评价

3. 概念的

认知歪曲

恐惧失控

恐惧不能处理

恐惧身体上的伤害 / 死亡

恐惧心理障碍

恐惧消极的评价

令人恐惧的视觉表象

重复可怕的观念作用

感觉 - 知觉症状似乎是一个与正常认知功能有关的衍生物，也可能是认知紧张的结果（Beck，1984a）。所以当认知图式与视觉印象整合出现错乱时，个体会体验到知觉异常，它能被轻易识别且具有"好像"的特点："事物**似乎**不同，但是我知道并不是这样的"。例如，许多广场恐惧症患者报告，当他们在超市里注视一个明亮的荧光灯之后，物体似乎被水平地分开并且分开的部分是分离的。这类症状之所以明显并不是因为它的严重性或它与一般功能有关，而是因为人们对它不熟悉且不是立刻就能控制的，所以这些症状提示易感者他也许"精神错乱"。事实上，那些知觉歪曲也许会不时地发生在通常忽视它们的非焦虑症者身上。然而易受伤害的个体把病理学意义归因于症状，例如视觉歪曲或分裂，由此产生的恐惧也许会引起惊恐发作。

当人们成为注意的中心且感到不安时，自我意识对大多人是熟悉的。然而在焦虑障碍中即使当患者不是注意的中心时，这个症状也许会被唤起。

思考困难可能是由许多因素产生。认知抑制也许会干扰回忆并且产生阻滞。除此之外，注意力集中在危险的想法上可能会自动产生"隧道视觉"，阻挡无关的（与危险无关）观念产生。一个人的认知能力也许被处理"危险"所耗尽，几乎没有多余的能力来满足认知加工的其他需求。紧张令认知能力也可能陷入推理困难，难以保持与焦虑有关的症状的客观性。

在焦虑障碍中，情感症状通常是最具戏剧性的，"焦虑障碍"综合征也因此而得名。所有理论都是围绕这些症状来构建（例如霍尔学习理论），由此可见这些症状是很重要的。事实上，两个主要的学派（精神分析和行为疗法）认为心理干扰的根源在很大程度上应归咎于焦虑。威胁综合征的其他症状是否仅仅只是焦虑的表现形式，这是个争论的问题。我们的论点是焦虑只是几种应对危险的固有机制中的一种（参见第1章）。对焦虑定性的体验可能会随着情形和时间的不同而发生变化。因此，一个人也许对考试仅仅感到急躁不安，但也许会对向老板要求升职的想法而感到恐惧（见表 2.2）。

表 2.2　典型的情感形容词

急躁	可怕
不耐烦	害怕
不安	受惊
神经紧张	惊恐
着急	恐惧
激动	神经过敏
焦虑	神经质

正如我们将要讨论的，行为症状通常要么表现出行为系统对活动的过度，要么表现出对活动的抑制。紧张性呆滞是定势反应的表现，而坐立不安的行为和颤抖表示身体的动作反应。摇晃和发抖也许代表在某一清晰的应对策略之前的求生准备（见表 2.3）。

表 2.3　行为症状

抑制
紧张性呆滞
逃跑
回避
语言不流利
协调性受损
坐立不安
姿势崩溃
换气过度

这些生理症状表明整个机体已经处于自我保护状态。自主神经系统的交感神经促使产生一种积极应对策略。因此，心跳速率加快和血压升高帮助个体积极地保护自己或帮助个体逃避。副交感神经症状相反使个体采取崩溃策略，最后出现个体无助，无力对威胁作出积极应对策略（见表 2.4）。一些生理症状来源于行为反应。例如，四肢麻木、昏眩和刺痛感可能是换气过度综合征引起的。

表 2.4　生理系统的症状

心血管	
心悸	昏眩（P）
心跳加速	真正晕厥（P）
血压升高	血压降低（P）
	脉搏率降低（P）

呼　吸	
快速呼吸	喉咙哽塞
吸气困难	窒息感
气短	支气管痉挛（P）
胸闷	气喘
浅呼吸	

神经肌肉	
反射动作增加	坐立不安
惊跳反应	踱来踱去
眼睑颤搐	紧张的面容
失眠	不稳
震颤	全身乏力
僵化	双腿颤动
	动作笨拙

胃　肠	
腹痛（P）	胃灼热（P）
食欲不振	腹部不适
厌食	呕吐（P）
恶心（P）	

泌尿道	
尿急（P）	
尿频（P）	

皮　肤	
脸红	全身出汗
面色苍白	时冷时热
局部出汗（掌心区域）	瘙痒

注：P 代表副交感神经系统症状。

主要反应：发动、抑制、再发动

我们可以根据三种主要的反应类型来探讨机体对威胁的反应。**发动**使个体准备积极防御。**抑制**（反应凝固的一种表现）旨在减少"危险的行为"并争取时间来决定一个合适的策略。**再发动**表示肌肉运动器官的活动性消失，且在一个无法抵挡的威胁面前表现出无助感。

1. 发动表现为系统在生理上被激活以实现活动的目的。这个模式可从以下提到的各种系统中观察到：

a. 认知的。个体对任何与危险有关的线索都过度警觉。对意外的或强烈刺激的阈限被降低了。脑子里是关于过去、现在和未来的危险事件，并以重复的自动思维形式呈现。个体会出现有关个人不幸的视觉表象，并且有可能会做噩梦。

b. 情感的。情绪症状可能会从急躁和紧张变到恐惧。

c. 行为的。即使坐着，肌肉活动也会增加。通常通过愁眉苦脸，手和身体的频繁动作（如不停地吸烟、唱歌、摇晃、颤抖、来回走动等）表现出来。

d. 生理的。身体系统表现出交感神经活动增加——例如，心跳速率增加、血压升高和大量出汗。

2. 抑制包括了对正常的认知和行为功能的积极干扰。

a. 认知的。各种功能存在选择性阻滞——尤其当一个功能正被评价或挑战时。对重要信息（演讲内容、测试的反应、人名、电话号码）的回忆也可能会被干扰。推理、注意力、客观性、观察都受到阻碍。就如开关的开合一样，阻滞和阻碍也许会随着时间的变化而变化。"意识混浊""思绪模糊"和"昏倒"的感觉也可归咎于对认知的抑制。意识的收缩可能不断加强，以致患者认为自己就要晕厥了。

b. 行为的。因为存在自发运动的抑制，尤其是面部肌肉，所以个体可能会面无表情。部分面部肌肉僵化明显。全身肌肉也僵化，因此运动不平稳且笨拙，需要技巧的活动也会受到阻碍，例如弹奏乐器。发音有问题，语言不流利，例如口吃、说话打哽，甚至半哑。

3. 再发动。崩溃的症状最明显地发生在对血和伤痕的过度反应上，但是在其他反应上也表现明显。主要的症状是乏力和昏眩。主要的副交感神经症状——在恐血-伤痕症中最突出——是血压和心跳速率降低，最终可能导致晕厥。

无具体对象的焦虑——事实还是人为？

一个地方医院急诊室的治疗师检查一个患者。患者的身体因出汗而湿透了，他的呼吸快而浅。他说他的心跳加速，无法喘气。他的脸因恐惧而扭曲。他抱怨腹痛，有点腹部痉挛。治疗师考虑作急性阑尾炎的诊断，但是发现没有确切的证据。由于他的家族有夹层主动脉瘤的遗传病，所以治疗师暂时诊断为了这种病。在肯定没有身体疾病引起不适后，作出了"惊恐发作"的诊断，并且治疗师注意到病历中他曾经历过以"无具体对象焦虑"为特点的急性焦虑发作。

通过观察这类对不存在的客观危险感到焦虑的患者，形成了"无具体对象焦虑"的概念。行为学家、精神分析学家和生物化学家已经肯定了这个假定的现象，并对此提出了诸多复杂的解释。行为学家（例如J.Wolpe，1969）假设如果某一中性刺激曾与厌恶刺激或危险刺激同时出现过，患者就会在面对这一刺激时出现急性焦虑。弗洛伊德（1915—1917）最初提出无具体对象焦虑来源于性紧张的累积。他后来的观点（1926）把焦虑看做是对闯入意识中的无意识冲动威胁的反应。许多生物学家和化学家也对"无具体对象"概念的正确性进行了解释。克雷丕林（Kraepelin，1970）提出焦虑是一种神经的障碍。继续克雷丕林研究的其他研究者也已经提出焦虑代表一种自主神经系统的失衡。皮迪斯（Pitts, Jr.，1969）把焦虑归因于乳酸过多或钙质缺乏。之后莱维特（Levitt，1972）曾对这个理论提出了质疑，但随后的研究又提供了一些支持（Klein，1981）。

虽然这些理论不同，但他们具有共同的主题：对焦虑障碍的解释没有考虑个体的思维过程。于是就很容易引起这样的疑问：无具体对象焦虑的现象是——被更广泛接受的焦虑障碍理论的核心——事实，还是观察和分析类型的假象？

治疗师或研究者可能相信焦虑完全与意识恐惧无关，而焦虑的这个人没必要同意，并且当被问到时他表达出强烈的危险迫近的感觉。前面提到的在急诊室里被精神病治疗师访谈的患者报告了两个主要的占据他的意识的想法：首先，他有一个严重的机体危机，例如阑尾炎；其次，他有可能会死亡，如果他不能得到急救的话。他也有清晰的视觉表象：正被实施手术，被放入棺材中。实际上他只是因为吃得过多而遭受了肠痉挛。他说他的腹部症状如同一个威胁生命的疾病信号，因此他的焦虑增加。他的一个亲戚最近曾死于夹层主动脉瘤。

因此，理解焦虑的关键是解释患者的理论以及通过引起他的思维和表象而产生的认知歪曲。这个焦虑的患者选择性地关注那些预示可能是危险的刺激，并不在意那些没有危险预示的刺激。他随意推理和过度推理。他沉浸于自己的焦虑症状，凝思死亡或其他灾难的想法。

这个焦虑的患者进入到一个主观世界，这个主观世界对外界的观察者来说是不容易理解的。对于这个患者来说，他的恐惧是完全合理的：当他痛苦地挣扎于焦虑时，这个危险是"现实的"，并且灾难的危险程度看似很大。正如约翰·鲍比（John Bowlby）记录的：

除非我们知道是什么或者我们知道是什么已经存在于我们患者的个人环境里，否则我们没有权力判断可识别的威胁不存在，或是按照合理的标准威胁等级与它所引起的表面情绪完全不相称。

临床经验确实显示我们对自然的恐惧和患者的个人环境了解得越多，他们遭受的恐惧就越少，焦虑的自由浮动性就越少。如果我们因此打算在威胁不存在或判断不充分的条件下禁止对焦虑这个词的使用，那么我们也许会发现这个词开始慢慢地不被使用。（1970：86）

急性焦虑发作的心理学本质是以对内部身体灾害（例如，心脏病发作、急性阑尾炎或癌症）的恐惧，或对心理障碍（"发疯"）的恐惧，或对社会性灾难（公开的耻辱）的恐惧为中心的。有时一个人不能准确描述这个预期灾害的确切本质，除非他期望一些很糟糕的事件发生或即将发生。

前述例子阐明一个焦虑的人会认为身体感觉很重要，会因为认为身体上的痛苦是身体内灾害的信号而变得焦虑，从而因身体症状加剧而导致焦虑增加。恶性循环就这样被建立起来，但如果患者能够认清不健全的思维对焦虑所起的作用，那么这个恶性循环就可以被打破。

把无具体对象焦虑的概念作为区别焦虑神经症和恐惧神经症两者的不同的理论，已有研究结果（Beck, Laude, Bohnert, 1974; Hibbert, 1984）对此提出了异议。焦虑发作时的特殊恐惧似乎能够解释焦虑以及在焦虑症和恐惧症中体验到的其他症状。焦虑可能与有意识的恐惧有关，这个事实并不令人惊讶。一个人如果将任何现实的情形判断为是危险的，那么焦虑也许正如我们所料的那样会被触发。适应的焦虑反应和焦虑患者的病理反应之间的不同是，后者重复地将无害情形曲解为会引起一个威胁，或夸大现实的危险。

一般焦虑与病理性焦虑

焦虑什么时候是"正常的"，什么时候能被诊断为一种症状或综合征？如果焦虑是由"现实"危险引起或者焦虑随着危险的消失而消失，这时焦虑一般被看做是正常的反应。如果焦虑的程度与风险和可能危险的严重性十分不相称，并且如果持续焦虑即便没有客观危险存在，那么可以考虑这个焦虑反应是不正常的。另外一个判断的方法是评估个体机能反应的效果。如果一个人似乎十分痛苦，如果存在一些由心理压力引起的疾病（例如，结肠炎或皮炎），如果智力机能或社会/职业适应受到损害，那么我们有理由认为这个人已经是临床上或不正常的焦虑，即使这个症状还完全符合综合征的症状。

然而要区分正常和不正常焦虑比较困难，并在一定程度上会受到社会规范的影响。如果个体根据对所在地文化的迷信，而对他人的诅咒反应出慢性焦虑，那他是否表现异常呢？我们是否把一个跳伞新手在他第一跳之前的恐慌称为病理焦虑呢？

区分现实恐惧和恐惧症通常比较困难。设想一下一个人对乘坐列车去上班感到焦虑，随后回避列车，他也会认为在具有事故高发率的高速公路上驾驶有更大的风险。用社会规范作指导，我们可以说他对列车具有恐惧症（而不是简单地恐惧）。焦虑越严重，与现实风险相比回避越多，我们就越能将其称为恐惧症。当恐惧的内容是牵强的，我们能很容易地作出诊断。如一位年轻人因害怕突然的雷电风暴而回避所有室外活动；一名女性回避地铁并因恐惧窒息而选择乘坐公共汽车；一名女性恐惧吃巧克力，另一个恐惧和回避吃蔬菜的人也在此类中（Rachman，1978）。

临床焦虑症的思维障碍

注意力、集中、警觉

我们不难发现，焦虑者无法在一段时间内将注意力集中到一个明确的目标或主题上。而且他集中精力的能力和从短时记忆里获取信息的能力降低，也许是由于无力集中注意于指定的任务（例如，参加测验或做演讲）。

然而患者的注意力并没表面上那么不稳定，患者将他的注意力不知不觉地集中到危险或威胁的想法上。被知觉为危险的刺激"束缚"了他的注意力。这个患者警觉过度，不停地扫视环境以发现紧急灾难或伤害个人的信号。那种警觉过度严重地限制了他集中注意力于特定任务或反省性思维的能力。由于这个患者扫视危险刺激"耗尽"了认知能力的绝大部分，所以其他的注意需求被大量地限制了。

"报警系统"和"自动思维"

焦虑障碍的概念可比喻成报警系统。焦虑患者对预示着紧急灾难或伤害的任何刺激如此敏感，以致他一直警告自己潜在危险的存在。因为几乎任何刺激都能被他感知为危险的，并且他能"跳开"这个报警，所以这个焦虑的患者体验到无数"错误的报警"，使他不断地处于情绪压力和混乱的状态。

危险的当务之急表现在自动思维（以语言或视觉为形式）的持续、非随意的侵入上，这些思维包括了可能的生理或心理伤害。这些思维往往重复快速地发生且在它们发生时似乎完全合理。很多时候思维很短暂，以致患者只意识到已产生的焦虑。然而他很容易经过训练作出"即时重放"反应并在受影响之前恢复自动思维。这种思维方式来源于激活反应的信息处理系统。

客观性缺失和自愿控制

除了具有引起错误报警的对危险的重复思维，与这些思维"辩论"的能力也受到损害。患者也许同意这些令人恐惧的思维是不合逻辑的，但他的客观（没有帮助地）评价能力受到限制。尽管这个人也许怀疑它们完全不现实，但他的行为举止仿佛相信他的曲解是合理的。视觉表象也许伴随或代替言语认知，而当一个人试图验证其真实性时同样缺乏客观性。

焦虑思维的另外一个特点是它的自愿性。即使一个人已经决定他是有病的，他愿意摆脱它们，自动思维仍会施加一个持续的压力。焦虑思维和其他机制（阻滞、"窒息"）的自愿特性可能导致患者认为他"不能自制"。

刺激泛化

在广泛性焦虑障碍中，能引起焦虑的刺激范围可能会扩大，扩大到几乎任何刺激都能被知觉为危险。例如，一个处于急性焦虑状态的女性有如下经历：消防车的警报声引起她思考"我的房子也许着火了"；头顶上飞过的飞机使她产生一个视觉表象：她自己在一架飞机中坠毁；在电视上看见一个事故场景后，她想象自己也在流血或正在经受痛苦。

唤起焦虑的刺激其范围的扩大比较明显，尤其是在那些重新体验特别的创伤事件的个体身上，例如创伤后应激障碍患者。例如，一个作战老兵也许会体验到不愉快的视觉表象，当他接触到任何使他想起战争经历的刺激时：飞机掠过头顶的声音，或一辆汽车回火的声音，或交谈中提到的任何战争，这些都能唤起他重复幻想他曾在战场上经历的令人恐惧的体验。

当个体通过视觉表象再次体验到创伤事件时，体验到的焦虑也许如同身在这个事件本身中一样强烈。例如，当一个人在停车库上面一层楼倒车时刹车失败，汽车冲破护栏，他在车里并在边缘上来回地摇摇欲坠一个小时后才获救。后来这个男人经常再次体验这个创伤事件，出现困车的逼真幻想。这种伴随的焦虑如同真实事件中的焦虑一样强烈。

小题大做

许多焦虑的人都具有的一种糟糕至极的思维类型就是"小题大做"（Ellis，1962）。只要有不愉快结果的可能性存在，焦虑症患者就倾向于细想情境中最糟糕的结果。焦虑的人过分强调灾难结果的可能性，通常夸大可能的结果。小题大做的例子如：①一个乘坐飞机旅行的妇女细想飞机失事的可能，细想她将死亡的可能。②一个参加考试的大学生脑里充满了他会失败的可能。他想象如果这次考试失败，他会退学，会因此成为流浪者。③一个新任的大学讲师第一次给一群大学生讲课。他害怕会忘记自己已经说过什么，害怕自己会出洋相，害怕昏倒，或者他开始以精神失常的方式尖叫。最终的结果将毁掉他的职业和他的生活。

选择性概括和观察力缺失

有心理障碍的人常常从他现在和过去的经历中选择与具有障碍特点的认知定势相一致的信息。因此，焦虑患者会对情境中的所有具有潜在威胁的各方面感觉过敏，但不会对的情境中有利或积极方面作出反应。这样的一个人很有可能会意识到他处理困境的艰难，但不会意识到他的有用资源。因此，他未能觉察更广泛的情形和整体环境，并且他对他所处危险的程度以及自己的脆弱性程度存在偏见。

二维思维

焦虑患者的思维的另一特点是当有任何危险时，倾向于对事件作出二分化解释。因此，除非情形是显然安全的，这个人都有可能对情形作出不安全的评价。他不能容忍任何不确定性或模棱两可。百叶窗帘的沙沙声表明有人闯入；汽车回火听上去像是开枪；呼吸急促意味着他可能完全停止呼吸。

这个焦虑的患者也常常用绝对的、极端的术语来形容可能的危险。考试失败的可能性成为极有可能；不能想起某人的姓名被视为婚姻破裂的可能。当接近危险情形时，绝对的、极端的思维倾向会增加。在去考试的途中，考得不好的可能性陡然增加。当飞机起飞时，恐惧症患者预料飞机失事。然而我们应该指出当个体远离这些"危险"的时候，他通常能现实地观察这些危险。

习惯性缺失

当反复暴露在中等强度的令人恐惧的刺激后，不焦虑的人常常会适应或习惯，而高焦虑的人会更加焦虑。实验数据和临床观察都得出了这个结论。莱德，戈尔登（Gelder）和马克斯（Marks）（1967）根据每个被试对某一声音序列的敏感程度或习惯程度而把他们分为高焦虑组和无焦虑组。研究者发现当两组被试最初都表现出排汗（或皮肤电传导）增加，无焦虑组的生理反应随着时间的流逝而减少，而焦虑组的生理反应竟然增加。这个发现提示我们，焦虑被试的焦虑水平也许增加了。

临床观察也支持莱德的结论。我们已注意到反复暴露于一个令人恐惧的刺激中，一般人会表现出更多的自信和较少的焦虑，而高焦虑的人可能会变得更加的焦虑。对于实验和临床的发现，可能的解释是不焦虑的人能清楚、迅速地判定给定刺激不一定是威胁的信号。另一方面，焦虑的人不能区分什么是安全的，什么是不安全的。

焦虑障碍的分类

《精神疾病诊断统计手册》第三版（美国精神病协会，1980）对各种焦虑障碍已作了很详尽的阐述。

惊恐障碍

基本特征是周期性的惊恐（焦虑）发作，有时不可预知地发生，尽管某些情形如开车可能与惊恐发作有联系。

惊恐发作以突然强烈的忧虑、害怕或恐惧表现出来，常伴有即将来临的毁灭感。发作时经历的最常见的症状是呼吸困难、心悸、胸痛或不舒服，透不过气来的感觉或窒息感，头晕眼花，或站不稳的感觉，不真实感（人格解体或现实感丧失），感觉异常，忽冷忽热，出汗，晕厥，身体发抖或摇晃，害怕即将死亡，害怕将要发疯或失去控制。发作通常持续几分钟，很少持续数个小时……

……发作程度通常在神经质和忧虑之间变动。（p.230）

广泛性焦虑障碍

基本特征是广泛的、持续至少一个月的焦虑，这种焦虑不在于患有恐惧症、惊恐性障碍或强迫性障碍的特定症状……如果障碍是其他生理或心理障碍，例如甲状腺机能亢进或重度抑郁，不能诊断为广泛性焦虑障碍。

虽然每个人焦虑的特定表现都有所不同，但大体上存在这些信号：紧张、自主神经系统活动过度、对未来担忧、警觉、扫视……

……共病中度抑郁症状。（p.232）

创伤后应激障碍

基本特征是特征症状伴随心理创伤事件而发展，这个心理创伤事件通常是一般人不会经历的。

特征症状引起重新体验创伤事件；对外部世界反应麻木，或回避外部世界；还有多种自主神经系统症状，烦躁不安的症状或认知症状……

……共病抑郁和焦虑的症状，并且在一些情况下若足够严重可被诊断为焦虑或抑郁障碍。（p.236-237）

非典型性焦虑障碍

当个体表现出焦虑障碍但又不符合上述类别中特定条件的标准时，就应该属于非典型性焦虑障碍。

恐惧症

基本特征是持续地、不合理地害怕一个特定的物体、活动或情形，强烈地渴望回避这个恐惧物体、活动或情形……个体认识到这个害怕与物体、活动或倾向的现实危险相比是过度的或不合理的。（p.225）

广场恐惧症

基本特征是明显地害怕独自一个人，或在公共场合觉得难以逃逸，或感到在发生意想不到的情形时会找不到帮助。正常行为逐渐地受到妨碍，因为害怕或回避行为占据了个体的整个生活。最常见的情形是回避人群，例如在车站或拥挤的商场，或正在排队、在桥上、在电梯或公共交通工具里。不论何时离开家，这些个体都坚持要求一个家庭成员或朋友陪伴他们。（p.226）

社交恐惧症

基本特征是持续地、不合理地害怕或强烈地回避暴露在被他人仔细端详的情形。害怕自己可能会作出丢脸或难堪的行为。如果个体必须进入到这个情形就会出现明显的预期焦虑，并且他或她因此而努力回避。干扰是痛苦的一个重要来源，并且个体认为是过度的或不合理的……社交恐惧症常见的情形有：害怕在公开场合发言或表演，害怕使用公共厕所，害怕在公共场所进餐，害怕在别人面前写字……

……需要注意的是无目的或广泛性的焦虑可能也会出现。（p.227）

简单恐惧症

基本特征是持续地、不合理地害怕或强烈地回避一个物体或情形，而不是害怕独处或处在远离家的公共场合（广场恐惧症），不是害怕在某些情形下丢脸或难堪（社交恐惧症）。所以简单恐惧症是恐惧症剩余的一类。这个障碍是痛苦的一个重要来源，且个体认识到他或她的害怕是过度的或不合理的……

……人群中最常见的简单恐惧症是对动物的恐惧，特别是对狗、蛇、昆虫和老鼠感到恐惧。其他简单恐惧症有幽闭恐惧症（害怕密闭空间）和恐高症（害怕高处）等。（p.228-229）

3　威胁反应的认知模式

作用范围

　　为了理解焦虑综合征产生的认知过程，让我们把个体放在突然处于身体危险状态的环境中对他们进行测试。虽然这样的例子缺少了一些通常的焦虑体验中的复杂性和多重微观交互作用，但它能很好地描述相关的机制和操作。为了澄清这些反应，我们应该牢记对危险的解释会根据背景正常地改变。

　　以下这个例子可以说明决定一个人认知反应的情形的准确本质的重要性。在野外一个猎人正打算越过有头狮子的小路，他可能会经历一个直接的害怕反应。若这头狮子在笼子里，这种情形就会有很大的不同。这头狮子可能在笼子里向前冲击，猛烈地吼叫，而旁观者不会因此感到焦虑。很显然对危险的评价注定两种情形有所不同：评价不仅结合了与食肉动物的距离这个因素，还考虑了诸如笼子的保护等因素。

初级评估

　　当我们考察个体对潜在的危险情形的建构时，背景环境的作用得到了进一步的描述。这种建构可以被分解成一系列的步骤：初级评估、次级评价、再评价（Lazarus，1966）。

　　可把个体对某一特定情形的构造比作为拍摄一系列的照片或电影。在这个过程中个体扫视相关的环境后决定聚焦哪一方面（若有的话）。认知处理就像一张照片缺少了许多情形中的维度（相片把三维减少到两维）。因此，这种处理牺牲了大量的信息，并在"图片"中进行了歪曲。特定的设置（镜头、聚焦、速度）对最终的照片有巨大的影响，依赖于镜头的类型（广角的或长焦的），例如为了得到宽度就只有牺牲细节，反之亦然。除此之外，以牺牲其他方面为代价，某一方面得到了加强，特定特征的相关数量和显著性被歪曲了，同时还存在某些视角的各种程度的缺失。此外，由于聚焦类型和曝光速度，重要的细节可能被弄得模糊不清或缺失；而且，滤光器的使用更加影响了特定特征的突出性和色彩。

类比可以表明接收器（相机或认知机体）的特性决定性地影响一个人的视野。此外，照相不是一个被动的过程。照相者在选择特定的"策略"——先后顺序、辅助照明、聚焦、取景等方面起到了关键的作用。同样的，一个人赋予特定事件的概念，其认知定势也影响着一个人看见的"图像"：心理图像或观念是否是宽的、歪斜的或窄的，清晰的或模糊的，正确的或歪曲的依赖于认知的设置。存在的认识定势——即预期、兴趣和关心的组合——决定情形的哪一方面将被放大，哪一方面将被掩盖，哪一方面将被排除。一个人接近一个情形的目的将影响他将寻找和看见的模式。

接下来的讨论将集中在导致焦虑的认知过程。那些事件的"第一拍摄"提供的信息要么加强，要么修改先已存在的认知定势。最初印象也许是以少量信息为基础而形成，并且十分重要，因为它能概括一个情形的本质，特别是它能直接影响一个人的切身利益（或领域）（关于一个人的领域的概念，其详尽描述可参见 Beck, 1976: 54-57）。应该注意的是第一印象尤其重要，因为在一个人使情形概念化和对情形的全部反应中它决定下一步骤的过程，除非这一印象被改变了或完全相反，否则它将决定个体对整个情形的构建和总体反应的后续步骤过程。当个体认为某一情形能深刻地影响他的切身利益时，就会表现出我所说的"临界反应"。很多情形都有可能引发这种反应，从未来的可能灾难到对生命的即刻威胁。

能最好地说明对威胁的心理和生理反应的临界反应是"应激反应"。当一个人感到（正确或不正确）他的领域明确存在一个危险时——例如对生存、个体、机能或人际依恋的即刻威胁，这个反应被激活。威胁涵括的范围很广，包括攻击、轻视、侵犯、阻挠、放弃、拒绝或剥夺。

应激反应的基本特征是利己的。通过一系列的认知过程，一个人用"它是如何影响我的？"的话使一个情形概念化。如果一个人直接的切身利益貌似受到影响，这时他选择和塑造信息以提供一个有意义的（也就是利己的）答案来回答这个问题。最初的概念往往是全面、绝对和随意的。因此，被激活的认知系统或子系统显著地不同于压力—危险情形或中性情形下被激活的系统。过于简单的概念化似乎不如从反省性思维获得的概念化成熟，虽然它比后者更能迅速地激活机体。（这一相对初级的组织和弗洛伊德描述的"初级过程"大概吻合。）与解释紧急事件的特定内容明显无关的信息在概念化中被减小或遗漏。另一方面，许多情形被错误地归为紧急威胁一类，因为它们也许涉及当下的切身利益。这种把可能威胁包括到确实伤害中的倾向性，正如我们已经提到的，会导致许多错误报警，这些报警大多会在后续的再评价中被关掉。而在焦虑障碍中，错误报警没有被矛盾的信息终止。再评价或许没有发生，或许未能将不一致的信息整合到认知定势或模式中（参见第4章）。

为了需要，我们假定对情形的第一印象表明它对领域构成威胁。我们把对情形的最初印象称作"初级评估"（Lazarus，1966之后）。如果初级评估认为情形是有害的，后续的再评价会对一系列问题提供初步的答案：

1. 有害情形对切身利益来说是不是一个当下的威胁？
2. 它会导致可能的身体伤害吗？
3. 它会导致可能的心理伤害——例如拒绝或贬低？
4. 这个威胁会导致违反保护切身利益的规则吗？

次级评估

个体在评价威胁本质的同时也在评估应对威胁的资源。这个过程（被Lazarus称为"次级评估"）的目的在于运用个体内部资源的可用性和有效性来减轻或转变来源于特定攻击的潜在伤害。对于他可以利用的外部资源（例如支持者）的知觉也被作为决定伤害可能性公式里的一个因素。

例如，一个年轻人面对一个比自己大很多的恶霸，这个年轻人也许会认为他将被这个恶霸打得很惨，他认为保护他自己的资源（工具性行为）

微乎其微。受到伤害的风险很大，至少直到这个年轻人已经与恶霸保持一个安全的距离为止。

值得注意的是初级评估和次级评估可能不是彼此独立的，而通常被整合到同一总体评价中。例如那个年轻人同时评定恶霸对他潜在的伤害和他自己的应对能力，并将两者匹配。潜在的伤害和资源的对比构成了初级评估和次级评估。假设下一刻他带来了他年长的哥哥与那个恶霸搏斗，哥哥比那个恶霸强壮一些。强大的外部资源的可用性是整个背景的关键部分。在新的背景下，搏斗本质上就没有威胁。稍后就能注意到在临床条件下，例如广场恐惧症，"照顾者"的出现一般会减少知觉到的威胁（Chambless and Goldstein，1982）。

对有害情形的最终构建基于对伤害数量和可能性以及个体相应的应对威胁能力的公式计算。潜在伤害和应对资源之间的平衡决定了个体应激反应的本质和强度。这些评定不是冷静的、有意识的、深思熟虑的计算，通常速度很快，在很大程度上是自动的。这种计算以高度的个人评价为基础，这种评价容易受到相关变化和错误的影响。例如，具有类似应对能力的两个人对同样的紧急情形的反应方式也许会有很大的不同。

如果一个人认为威胁与他的应对机制低相关，那么他可能会选择通过攻击源头（"搏斗"）来消除或转变这个威胁。如果他认为风险与他的应对资源高相关，他会被迫通过多种机制，例如逃跑（"逃离"）、自抑制（"不动"）或虚脱（"晕厥"）来减少威胁的程度。

应激反应中的认知过程可能呈现了对刺激情形单方面夸大的观点——因为个体在这一初级水平上（初级过程）的思维的排他性和绝对性本质。这些认知过程是有关保护和生存这样的基本功能的组成部分，就像反射动作一样往往自动被激活。

危险性估计

一个人是如何决定一个特定情形是危险的？他使用了什么标准来评价危险性？我们举一个身体威胁的例子来说明。然而同样的公式会应用到有关无法估计复杂情形的社会"危险"中，例如拒绝、孤立和羞辱的危险。

决定危险程度的视觉方法基本上需要对背景进行整体的评估。将威胁性物体的特性与自身的能力和力量作比较形成对情形的最初印象。例如，与自己相比，威胁性物体的大小是一个重要的因素。因此，如果你在森林里遇到一头幼熊崽，你的担心会比遇到完全长大的熊要少得多。可以在动物界的每一等级中都能观察到这种涉及决定"战斗"还是"逃跑"的比较。棘鱼如果遇到另一条比它小的鱼，它会攻击入侵者，如果比它大则会撤退。（规则："如果自己较大，攻击；如果自己较小，撤退。"）

除了比较大小和强度，个体还对自身的资源进行评估——外部帮助的可用性（一些武器的类型、其他支持者）、他的力量和能力（跑步操作武器的技巧）。随着情形的发展，他会对情形作一系列的重新评估，这通常使得对情形的描绘更加清楚：他很快对危险性及其应对能力有一个更好的看法。

发动（行为的唤起）和主观焦虑的程度是与个体对危险的主观评价成比例的——虽然随着暴露在同样威胁中个体的不同，其行为唤起的程度会有不同。在最后的分析中，被估计的危险程度（即伤害或死亡的风险）和随之发生的恐惧反应是与个体对潜在伤害的严重性和它发生的可能性的评价成比例的。

我们应该强调个体不会以一个有意的、熟虑的、合乎逻辑的方式来应用这个公式。一旦发动起来，一系列印象和"计算"就会迅速地自动发生。个体倾向性、学习经验和记忆之间的相互作用会影响印象和"计算"；相互作用所得到的结果也许比较准确，也许非常的不准确。

对身体伤害的恐惧很容易被转移到社会心理情形中。例如一个研究生参加口试的例子。她对由于准备不够充分以致表现不好的危险、"敌对的"主考官以及与她脆弱性感觉相联系的症状——焦虑、阻滞、噎住、晕厥感等作出反应。应对策略能与每个威胁抗衡：认真学习资料以便她能回答，尽管存在恐惧反应；努力"迷住"主考官；使用放松技巧减轻肌肉紧张；集中精力克制阻滞；还有运用特别举动来阻止昏眩。

敌对反应

什么情形很有可能引起"搏斗"（敌对的）反应，而不是"恐惧"反应？当暴露在一个威胁中，机体迅速比较威胁物和自身资源。如果个体认为有害物太强大而无法攻击，那么它会撤退或准备保护自己。如果机体认为它自己能击败或吓跑这个入侵者，它会发动敌对行为。盯得这个入侵者不敢再对视下去或对着它尖叫，也可能是对入侵者身体上的攻击。与人类敌对行为相联系的情感通常是愤怒；对一个有害刺激的有效克制旨在减少愤怒，正如减少危险免受焦虑。

在反击或敌对反应中一个关键因素是"自信"的存在。来自其他人象征性的或真实的援助也许鼓励了对直接应对威胁的能力的自信。一个男学生和哥哥一起回家碰见学校里的恶霸，可能会拥有令人鼓舞的自信。

当一个人被困，我们也能观察到"搏斗"反应。一个人由于无法移动而不能逃跑或保护自己，在这种背景下他可能采取搏斗作为最后的方法，以达到减慢或阻止对手得逞的目的。然而在这种情况下他的情感是焦虑，不是愤怒。

认知过程的性质

前面提到的公式与其他研究者的信息处理理论一致。正如约翰·鲍比（1981）和狄克逊（Dixon）（1981）指出的，最近人类的知觉研究显示在一个人意识到看见或听见一个刺激之前，通过他的眼睛或耳朵进入的感觉输入已经过了许多选择、解释和评估的状态——已经对最初的输入进行了大幅度的删减。鲍比解释"大量排除的原因是因为这最高级过程服务的通道"其能力有限，它们必须被保护以避免超过负荷。这确保了"最有关的信息能够通过，只有较少关系的信息被排除"（1981：13）。他指出虽然这个过程以极快的速度完成——几乎全都在意识之外——输入的大部分在被排除之前就被运载到了一个非常高级的状态。

在一个人日常的生活中，对有关信息的选择标准反映出一个"适应性原则"，——用存在价值论的术语表述——这一原则在任何时候都会考虑到自身的最大利益。因此，当一个人饿了，关于食物的刺激被给予优先，而其他也许平常是有用的信息就被排除了。鲍比强调优先在认知机体的特有顺序。这种优先顺序是在一个机体认为自己受到威胁，自我保护程序就会优先占有认知过程的时候得到体现。假设一个人正在吃东西：

> 如果受到危险的威胁，优先权应该快速地改变，这时关于危险和安全的问题的输入将取得优先，而关于食物的输入将被临时排除。这种决定什么输入被接受，什么输入被排除的标准变化受到人格核心的评价系统的影响。（Bowlby, 1981: 14）

应激反应也许在认知过程中被概念化了：对情形的构建是一个积极的过程，包括对有害情形、某人内部（应对）和外部资源、特定反应的风险、代价和收益的连续评估。当一个人认为他的切身利益处在危险中，这个认知过程大大地提供选择性信息处理和概念化。当一个人感到明显的危险，他的认知—运动组织就会立即被发动来处理这个危险。

行为激活与动机抑制的关系

动机这个词已经被广泛地用来解释行为的内部刺激。然而这个词有许多的用法，因此这个词已经失去了它定义的界线。它的范畴已经从"基本需要"或"动力"，例如饿、渴、性和睡眠需要，延伸到了抽象的概念，例如无意识的敌对。此外一些被称作动机的是能清楚地意识到的和有意图的，而其他的存在于意识之外，是不知不觉的。

例如一个人在公共场合演讲突然"僵持"，然后感到晕厥。虽然他的有意识愿望（动机）是流畅地演讲，但激活阻滞、消隐和僵化的内部过程的作用是如此强大以致忽略了这个愿望。将无意识动机这个术语用到非自主行为的无意识的鼓动上，这意味着在某种意义上这个人"想要"僵持、阻滞和晕厥。这种语义用法是误导性的，因为它暗示导致了阻滞的这个过程同样会导致有效的演讲——两者只是在意识水平上不同而已。有意识的意向、意志以及诸如此类，似乎是在激活自动原始防御模式过程中总体地处在不同的次序上；使用同样的概念或术语——动机，应用到两类过程之中都会令人误解。

在建立关于威胁反应的理论时，若将原始反应（参见第1章）看做是被一个威胁知觉激活的非意志行为模式恐怕太过狭隘。这个模式与减少威胁的有意识动机也许相一致或许不一致。在前面的例子中，防御反应（阻滞、消隐、晕厥）明显与有意识地希望流畅地演讲相反。演讲的那个人不能完成他的有意识愿望是由于普遍抑制。为了使语义更加明晰，动机这个词语似乎最好只用于有意识的希望、动力、驱力以及诸如此类。原始反应这个词被用于认知行为模式中自动的、无意识的、非意志的激活，而且也被用于认知或行为过程中的抑制。因此，定势反应和心理阻滞能说明在逃跑反应和抑制中行为激活的例子。

行为和情感的区别

公认的情感概念——在一定程度上也反映出精神分析理论——都围绕着诸如流水或蓄水池这样的比喻。当内部水压系统达到某一水平时，它为明显的表达逐步产生一个压力。根据同样的比喻，某一情感的流动，例如焦虑或愤怒流入各种器官系统能导致多种疾病，从头痛到溃烂性结肠炎，范围广泛。虽然已被证实自由开放地表达愤怒能减轻身心障碍，但似乎没有哪个学派认为自由地表达焦虑能起到类似的改善作用。

我们如何知道一个人是在"表达"他的情感呢？一个人可能面带"受惊的"表情站在一个观众面前，无法控制地摇晃，紧握拳头直到肌肉苍白，最后跌倒在地上——但他并没有体验焦虑。有经验的演员在并没有感到焦虑的情况下可以表演出刚才那一个情节。事实上，正如利文撒尔（Leventhal）所指出的，专业演员在没有经历一种情感的情况下也能表演出这个情感的特点，这应该归因于观察，这使威廉·詹姆斯（William James）得出结论认为情感不是核心现象（Leventhal，1982）。

为了分清概念，情感和行为应该要有所区别。通常当它们一起出现时，可能只显示出"焦虑"行为而没有焦虑，反之亦然。那么我们怎样来区分焦虑和通常与它联系在一起的行为呢？正如我们已经提出的，情感和行为的概念最好是两个独立但相关的系统。只激活其中一个系统而另一个不被激活是有可能的。一个人有意识地激发一种情感，可以有意地扮演出"焦虑的"行为。然而他不能有意地激活焦虑的感觉，除非他认为有一个危险情形存在——因为焦虑体验是一个非自主反应。不论是有意人为的外显行为，还是自发的外显行为都是一样的，并且伴随着情感。无论如何，我们绝不会在他人身上看见一个情绪。我们只能看见行为，从这个行为中我们可以推测情绪。图3.1阐述了从认知过程到行为发动再到焦虑唤起的顺序。当被认知评估激活时，焦虑的体验也反馈给认知系统，因此坚定了准备防御行为的决定。生理唤起不会独立地表现出来，因为它是行为发动的一个整体。我们应该指出发动的生理"信号"（心跳速率加快、血压升高、肌肉紧张）先于外显行为。直到适当的时候这个发动才会明显，事实上也许发动被抑制了，甚至任何时候都不会明显。

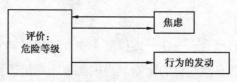

图 3.1　恐惧综合征中评价与因素的关系

恶性循环

当我们观察某一特定的症状是怎么带来威胁时，焦虑障碍中的螺旋或恶性循环是一个很好的例子。这种次级反应使个体感觉更加脆弱。随着危险感觉的增加，更多的原始反应被激活，这些原始反应也许轮流呈现出更多的阻碍和威胁。来自他人的不利反馈同样是一种负面影响。

举一个在公共场合演讲的例子。假设一个人知觉到在他的表演中有一个严重的缺点。他的这个"知觉"基于观众中的不良反应（例如睡眠、打呵欠、烦躁不安）或观察到自己语言不流利、缺少合适的音调变化、长而离题的演讲。接下来他会产生恐惧，例如"我也许不能吸引他们的注意力——

因为我的失误他们也许看不起我——我也许无法继续下去。"这些想法增加了脆弱性的感觉,激起了焦虑和其他防御机制。焦虑本身又导致进一步的机能障碍。首先,不愉快的情绪体验将这个人从即将开始的任务中转移出来,正如突然的剧痛。其次,他认为焦虑是他没有做好以及无法控制自己的一个信号,也就是他把焦虑的强度作为机能不良的指标,而不是将真实表现的正确评定作为指标。他受到了诸如"这是一个我不能处理的信号"的想法的控制。

当个体的注意力被转移到焦虑上,"神经质"的外在表现和表演的困难也许真的增加了。观众也许会注意到这个行为,同时这个人也会观察到消极反应("他们会说我紧张""他们相信我很虚弱""他们瞧不起我")。这种交互作用的结果就是个体对影响观众的自信心的猛然减少,并且会感到力量正从他身上流走。当他变得更加的"虚弱和无能力"时,他感觉他最大的危险和他的脆弱性是来自观众的不满。他开始相信他不能依靠他的能力战胜这个危机。

如果这个演讲者从观众那里接收到的是肯定的信号,那么他会相信自己会表现得很好,这样他也就不容易感到恐惧。例如,他会认为"至少我让这些观众稍微听懂了",且"他们似乎能够接纳,所以我猜想他们不会抨击我。"若他随意控制他的思维、演讲、姿势和主观感觉例如紧张,受到任何干扰都将逐渐破坏他自信的基础。然而,诸如摇摆、颤抖的声音、晕厥感、僵硬姿势的抑制对他来说都意味着"我无法控制我的身体"。控制逐渐减少的感觉通常意味着"任何事都会发生",从而导致灾难式思维("我完全无法控制")。随意控制的缺失是毁灭性的,尤其对于那些由于他们的自主性而十分重视拥有控制的人来说。对于社交恐惧症患者来说控制的减少是重要的,他们发现为了得到他人的认可以及避免来自他人的不认可或对立,自我控制的表象是必不可少的。

图3.2阐述了认知、情感和行为之间的关系。对自我表现和观众的反应的消极评估增加了焦虑,焦虑又进一步干扰了行为表现且强化了缺点。

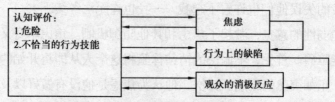

图 3.2　认知、情感和行为之间的关系

恶性循环，伴随着不愉快的情绪反馈（焦虑）、不愉快的行为反馈、不愉快的观众反馈。

面对威胁的原始反应

有机体（人类或非人类）知觉到处于危险中时，会怎么样呢？根据威胁的本性和背景，个体也许表现出各种相应的刻板反应。因这些模式似乎是"程序化"的且很大程度上是自动的，我已经使用"原始"这个词语来概括。它们比习得的或后天获得的反应更具先天性，习得的或后天获得的反应在随意控制下进行，需要更多的技能。一些普遍的行为模式是：

1. 搏斗：如果一个人被困，搏斗采取保护行为的形式有：避免被打，通过威胁性的表现形式或防御式搏斗试图阻止进一步的攻击。

2. 逃跑：当个体即将被攻击时，这个方法通常会被选用，如果切实可行的话。在很大程度上这种行为是被焦虑所鼓动。

3. 僵持：发生在真正攻击之前；在决定策略的类型之前提供时间评估情形；也为个体准备好接受攻击的时间。人类的这个反应往往在危险出现的时候自动发生，以随意动作诸如移动以及认知过程的普遍抑制表现出来。防止危险行为时它也会发生，例如离开陡峭的堤防。

4. 晕厥：是指当个体无助、不知所措或暴露在肢体残缺或血液中时而产生的自动的、肌肉张力缺乏的反应，与"虚脱反应"相联系。

5. 退缩：从一个危险情形（高处、攻击）中退却。

6. 闪避、躲藏、跳：躲避发射的或下落的物体。

7. 抓住、紧贴：抓紧保持平衡，防止坠落、淹溺等。

8. 反射动作：眨眼、作呕、咳嗽。

9. 呼救：自发的求救呼号。

无能系统和能量系统

两个主要的行为系统（能量的滋养系统和无能的无张力性系统）不是分别被激活，就是一起被激活来应对威胁。益尔霍恩（Gellhorn）（1968）将这些系统描述为"增进抵抗力"和"促营养"系统，它们各自激活自主神经系统的交感支和副交感支。

两种类型的反应都包括一个由认知、动力和生理系统组成的完整心理反应和生理反应系统，在人类中至少还有一个情感因素（焦虑）。紧张、增进抵抗力系统为个体激活应对危险（搏斗、逃跑）作准备（Fowles，1982）。当激活的应对不适当或起反作用（晕厥）时，就会触发无能、促营养系统。

我们来分析 A 先生的案例。A 先生即将要进行一个外科手术。在进入医院之时，他开始发觉脉搏很快、出汗，他整个身体都很紧张，还紧握着拳头。治疗师告诉他因为他太紧张以至于无法检查，他必须放松。在进行眼睛检查时，他一直眨眼；当进行喉咙检查时他作呕和哽塞。

A 先生为什么如此不适当地紧张和防御？原因似乎是他一直处在一种错乱的感知中。在树林里面对即将来临的攻击的人因为立刻的搏斗、防御或逃跑的发动而获救。防御反应是根据原始生存机制而不是根据现时的事实而被激活的。因此，它可以被称做"适应性的"，虽然在当前背景下并不"适应"。

这类防御反应本质上由反射（作呕、咳嗽、眨眼、恶心）组成，目的在于阻止进入导气管、胃肠道或眼睛的异物。这些反射在临床上十分明显，因为对作呕、哽塞、恶心等的预料能触发这些反射。而且在人际背景下一些人的反射会被触发以响应一些有害的相互作用。

认知内容改变和生理反应改变

现在我们举一个人经历毁灭性情形的例子。A 先生被推进手术室，被捆在小床上，还被外科治疗师、护士等围住。在这个时候威胁是巨大的，他大量地流汗、脉搏慢下来、血压下降，他开始感觉晕。他处在行为和生理虚脱的状态。

对比两类反应的认知内容能发现一个有趣的差异。当他第一次进入医院，认知内容围绕"做些什么，保护我自己，离开这里"的想法。当他被手术室中的"威胁"压倒时，认知内容围绕"你什么都不能做，你是无助的"的想法。

必须记住交感神经和副交感神经反应是更大的全身反应的组成部分。自主反应是激活焦虑主观感觉和肌肉紧张增加或降低的中枢突神经元的外围表现。自主表现临床上是重要的，因为它们能说明焦虑攻击（例如心率的改变、血压脉搏的改变、晕厥感）的一些令人痛苦的特征。交感支的激活似乎是为积极应对反应（除了晕厥和倒下的所有反应）提供适当的支持。

当积极反应是不适当或起反作用时（从适应意义上说），紧张、能量系统也许被停止。例如，在急性冠状动脉闭塞的例子中，就受害者而言更多的活动性也许真的增加了对生命的威胁。一个处于休克状态的人，当他还在流血或在剧烈地疼痛或在受伤害时，同样会增加对生命的威胁。休克的程度常常与实际的失血不相称。在这些例子里，张力缺乏 - 副交感神经反应是一种反射，目的在于将伤害的不利结果减到最少。因此，张力缺乏、无能反应代表一个消极的"应对反应"。

当一个人相信（不正确地）他可能在垂死的边缘，张力缺乏 - 副交感神经反应就能发生。例如，一个患有慢性胃炎的患者由于胃部的炎性反应经历着剧痛，但他却认为这是一个心脏病发作的信号。他可能会心脏病发作而死的想法显然触发了一个副交感神经反应。这个患者开始感觉"头昏眼花"、全身出汗，他发现它的脉搏减慢，变得"丝状"一样微弱。在这个特殊的例子中，血压明显下降和随之而来的晕厥感使这个患者相信他真的要死去了，最终加剧了恶性循环。一个相信攻击者指着他的头将要开枪的人同样也有类似的反应。当真实伤害或剧烈的内部障碍存在时，虽然这"血管迷走神经"（副交感神经）反应可以提供一个适应功能，但当在"想象的"身体障碍或不正确地归结于身体障碍的情况下发生时，它明显地不是适应的。

从身上抽走极少量血液，观察别人被抽血，或看到自己或别人肢体残缺就会感到急性剧烈疼痛，在这些案例中都已发现血管迷走神经反应。在严重失血的案例里，血压下降会帮助阻止或减少血液流失量，调整血压适应剩余的血量。当并没有真的流血时，这个反应显然是适应不良。一见血就虚弱在医科学生和护理学生中是一个常见的反应，在恐血症中有所论证（Marks，1981）。

因此，紧张的能量系统提供各种各样的积极应对反应（搏斗、颤抖、跳）来处理不同类型的威胁。认知内容是"做些什么"。当积极应对会增加（象征性的或真实的）危险时，张力缺乏、无能系统就会提供一个刻板不动反应（晕厥）。认知内容是"我是无助的，我什么都不能做"。特别是张力缺乏反应对于它被唤起的大多数情形似乎是不合时宜和起反作用的。

焦虑与其他防御反应的关系

多种机制被用来"保护"一个人免受威胁。由于对威胁的反应经常暂时地与焦虑联系在一起出现，所以作者倾向于把它们看做"焦虑的身体表现"。然而，它们是选择性反应或"策略"，不是焦虑体验。这些非焦虑反应指的是增加的肌肉紧张、晕厥感、语言不流利和聚焦困难。这些选择性机制不依靠意识来决定运作与否，没有任何有意识的决定就能运作。事实上，尽管强烈地希望它们不要发生，但它们通常还是会被触发。

既然焦虑是一种意识体验，它在有意识的（与自动的相反）策略的应用上发挥作用。它促进有意识的表达和反击伤害策略的执行。因此，它推动一个人决定减少危险的行动过程，但不鼓动自动反射行为——例如，演讲的抑制、紧张性呆滞（僵持）、咳嗽和作呕。同样地诸如闪避、退缩或跳离一个移动物体的反应不需要焦虑来唤起。没有焦虑反应能自动发生，或一个人可以无意地发动它们以减少焦虑。

既然识别出焦虑体验需要些时间，且焦虑体验给一个防御策略提供动力也都需要花些时间，因此焦虑体验不适用于提供即时保护，同样也不适用于反射行为。这些差异提出了应激反应中的许多系统的运行过程。

抑制系统用于即时反应。反射行为通常与诸如"卡住""僵持""阻滞"这样的描述词联系在一起。这些模式不必通过焦虑而触发，甚至当低焦虑时也可以发生。

焦虑 - 减少系统用于减慢反应，合并更完整的信息处理和选择策略。这个系统的运动活动本质上是随意的，也就是在意识的指导和控制下。虽然行为的发动不是依靠焦虑的产生而发生，但焦虑体验通常鼓动和加强行为的发动。

反射行为是防御危险的第一道防线。既然认知 - 行为模式必须快速地运作以回应可能的危险，而且在知觉可能的威胁时常常反应过度。错误肯定（"错误报警"）将会占相当大的比例。焦虑 - 减少系统发挥选择性策略的作用。它有益于为信息处理提供时间，比在自动反射行为中可用的时间更多，因为比起其他单纯的反射系统，焦虑 - 应激策略需要更多的时间产生。在知觉威胁和选择一个合适的策略之间的时间，可以允许更彻底地收集数据、评价以及作决定。焦虑的存在对于激发一个人调动他的资源来防御尤为重要。没有焦虑的刺激，他可能太过疲乏或满脑子其他事情而无法为迅速的行动活动起来。

反射系统和焦虑 - 应激系统都是在同一时刻被触发。因为焦虑系统需要更多的时间才能"行动起来"，它给反射动作选择合适的策略方式提供一个后续措施。因此，自动、反射系统只是使用了刻板行为非常有限的部分，然而焦虑 - 减少系统更广泛并且有意识地利用多种灵活的策略。

焦虑 - 应激策略的组成是：①产生情感；②继而被迫注意危险情形；③然后制定合适的策略以减少危险。当一个人暴露在危险中需要更高水平的认知活动和技能（而非简单地僵持、倒下或退缩）时，主观焦虑发挥关键作用。最初的反射反应争取时间直到制定一个更适合的策略，随后焦虑可以促使一个人作出适应的工具性反应（寻找一个武器、呼救、围绕危险动作）以减少危险。

4 认知结构和焦虑产生的规则

认知图式

在前面的章节中我们已经发现一个人对"威胁"情形的反应取决于他快速地分析情形中的有害要素和他反击伤害的资源。然而从一个情形到另一个情形，他没有必要每次都重新分析威胁的本质和应对技能的可用性。他只需要评估规律性，所以在进入一个新情形之前，过去的经验可以提醒他期待什么并提供关于怎样应对的信息。换句话说，一个人被要求准备集中精力于情形的重要方面，并将合适的"公式"应用到他们的分析中。这个预先准备需要"认知结构"（图式）的激活，这可以使个体适应一个情形并帮助他从环境中选择有关的细节和回忆有关的信息。有时一个人也许准备过度，所以他"看见"了他所希望看见的，而不是真实存在于情形中的。

先前已有作者阐述过认知机体在信息处理中的作用（Beck，1967；1976）。根据这个概念，机体结构要素的集合或群集组成即为认知图式。图式是认知机体的基本结构要素。这些图式进一步被组成认知群集，认知群集又组成子系统和模式。认知定势是控制认知群集的表述，提供特定情形的复合图像。当特定图式或一个图式的群集被激活时，它们的内容直接影响个体在特定时间里的知觉、解释、联想和记忆内容。认知图式用来标注、分类、解释、评价以及赋予事物意义。特定图式的范围可以相对狭窄，例如标注一个具体物体——鞋。另一方面，内容也可以是广泛和抽象的，例如"人权"和"自尊"就是合并的内容。图式包含各套规则和定义物体的公式：例如图式将鞋与拖鞋或短袜区别开来。一个更复杂的图式包含许多规则、信念和假设——例如认定一个物体是"危险的"图式。

图式被组成组群——认知群集——应对生活情形的不同方面。认知群集这个术语涉及被传统地标注为"认知定势"（Beck，1984a）的相对应结构。"认知群集"优于"定势"这个术语，因为前者包含相对持久的结构观念，而"定势"的概念含有一个暂时状态的意思。然而为了与传统的术语保持连贯，从惯例这个角度出发我将选择使用"定势"这个术语。另外"定势"这个术语它还表示一个已被激活的图式群集，这也是我之所以选用它的原因。

认知定势这个术语在心理学中是一个神圣的名称。H.B. 和A.C.English（1958）将其定义为个体的一种暂时但通常会重复发生的状态：①个体选择朝向某一环境的刺激或事件，选择性地去感知理解这些刺激或事件；②个体选择性地促进某一行为或反应。按照我们现在的表述，涉及特殊种类的情形时这个术语意味着图式或认知群集的操作被激活——例如参加考试、请求晋升、从悬崖跳下。例如当一个特定群集（定势）是太过普遍时，个体可能会体验隧道视觉，这会阻挡与群集内容不相关的信息。在精神病理学中，排他性可以延伸到一个极端。焦虑的或恐慌的人只能看见情形中的危险，看不见任何安全因素；抑郁的人，只有消极的而没有积极的品质。

当知觉到一个威胁时，有关的认知图式被激活；这些认知图式被用来评价这一事件并赋予其意义。被激活的特定图式与威胁性事件的特性和背景有关。一系列的调节会发生，以使适当的图式"符合"特定的威胁。一个人最后的解释是事件和图式交互作用的结果。

图式（或定势）的群集内容决定了情感反应和行为发动范围的广泛性。担心脆弱性和危险的内容会激活一个与搏斗、僵持或虚脱有关的行为模式和焦虑感。当有害情形的背景下定势的内容围绕"不易损害性"时，行为反应会指向攻击入侵者，并且相连的情感是愤怒。想得到的人际"支持"（例如喜爱之情的表达）的期望可以刺激得意洋洋的感觉和亲近别人的愿望。相反的，一个与知觉到不赞同的有关的认知定势会促发悲伤，并且通常希望回避不赞同他的人。

这种认知定势包含明确的概念、假设、执行程序和在特定的时候应用到特定情形的规则。模式构成了认知机体的大部分，并强加了一种可以影响个体从一个情形到另一个情形所选择的定势类型的一般偏见。

认知定势的功能

认知定势的本质是从特定的情形中获取有意义的信息。当环境中的刺激要么较少或相对同质，要么是大量混乱且每种刺激都在抢占注意力的时候，认知定势允许我们从中提取有关的信息，挑选出关系，形成模式。认知定势一旦被激活，它会快速处理新进的信息。认知定势的排除能力可以增加它的能力，它会阻止不一致或不相关的信息。因此，第二次世界大战时期英国的海岸岗哨能够排除其他无关信息瞬间侦察出敌机。但是，模糊刺激被看做是"明确的所见"，所以定势常常过度地包含和排除。

认知图式可以使一个人获得最大量的目前他所需要的信息，并在很短的时间内处理这些信息，从这个意义上说，认知图式是适应的。当一个人在敌人的领域，防御的或警觉的认知定势被唤起，特别是对不利的自然界的任何信息敏感。由于这个敏感性，他会有许多错误报警或错误的确信（过度地知觉危险），但该认知定势下的错误否定（将不安全刺激标注为安全）少于非威胁性的认知定势下的错误否定。在友好或中性环境中，这个"危险"或"防御"定势不断地被激活通常是精神病理学的表述。这种持续是认知机体更大范围内的要素运作的一种表述——模式。

有时，一个认知定势是在随意控制下的，能够随意被激活或转变。一个决定学习的学生能容易地开启合适的定势。然而，在考试中"应试定势"可以被无意地激活，而且由自动夸大考试难度和自动贬低这个学生自身的能力组成。这种定势——由诸如"我没有数学能力"或"考试被创作出来揭露我的无知"的假设组成——在诸如"我不知道怎样回答这个问题"的自动思维中反映出来。当考试结束，这个学生重新获得对他定势的控制，也许会有这种思维"我能应付这个难题"。恐惧定势的自动激活与焦虑障碍中的情形相似——在那些障碍当中对抗结束，这个人仍无法转向一个不同的定势（因为"危险模式"的活动过度）的情况除外。

连续循环

为了完成认知—情感—行为过程的确切表达，我们应该假定从行为和情感图式到认知图式的反馈回路。例如，本体感受和其他感觉信息被反馈给认知图式，并加强、改变或减少这个活动性（见图3.2）。

在这个过程表达中，认知结构的主要作用被延伸到不仅包括激活其他结构，还包括控制和调节它们。一个刺激是否将通过外显行为表现出来，取决于控制认知图式。从认知到行为的迁移由一个"指令"引起。例如，一个年轻人的前女友正朝他走来，这时他预料会感到尴尬和不安，因此开始朝另一个方向走去。然而，当仔细考虑了他试图"逃避"的结果后，他意识到这个年轻女性会把他的这种行为看做是软弱的信号。他作了一个有意识的决定，决定不逃避，抑制进一步的逃避动作，等待他的女朋友靠近他。

翻译成结构术语，这个认知定势（"这将使我尴尬"）的激活导致他决定逃避，因此发动肌肉运动器官。对逃跑结果的考虑导致策略的改变和一个新的指令——一个控制或抑制行为。如此的指令通常是默认的，它呈现出认知和行为之间的连接环节。这个认知-运动连续体的结果是个体为了逃跑而发动，但被内部控制阻止了逃跑的实施；抑制作用的指令阻止了这个发动但并没有完全使它不活动，这个发动一直持续着并可从紧绷的肌肉、快速的心搏和出汗中辨别出来。看到的抑制只是控制系统的一方面，控制系统的功能从动作的感觉调节延伸到普遍的抑制。

我们应该注意虽然焦虑被唤起，它的作用是刺激个体采取补救行为，但不是行为发动的一部分。对危险的认知评估促进焦虑，然后焦虑的不愉快性质推动减少危险策略的明确表达，这些策略理论上应该减少焦虑。然而，焦虑一直持续着直到一个人觉得他不再处于感到羞耻或被轻视的危险中。用更为专业的方式可以说，焦虑会一直持续到定势发生变化——

就如解除警报。这个改变不但可以由危险已经过去的评估产生，还可以由个体通过认知重建改变主导的概念化而产生。在这个案例中，认知焦点的从不赞同的预期变到 "我不在乎她怎么想"或 "她可能会很高兴见到我"的想法，这个改变足以阻断焦虑和逃跑的发动。

假设一位年轻男士在一个对抗的前景下焦虑不断增加，并决定走向其他方向。这个继发事件可以被描述为"去抑制"：控制逃跑被解除。

本质上，行为倾向取决于认知定势的特定内容，也许是朝向逃跑、僵持或晕厥。与每种行为倾向相连的情感都是一样的情感——焦虑。这些行为和情感模式能被认为构成结构，赋予激活和控制行为倾向和情感反应的控制认知群集（定势）首位。反馈环节传送关于内部状态（例如焦虑）和行为表现的信息。信息在认知水平上被处理，导致指令和控制认知定势的修改。

模 式

通常情况下，认知 - 行为 - 情感结构的激活促进了问题的解决。这个基本机制原理也是产生广范的正常情绪和行为的原因。然而在某一环境下，问题也许出现在当原始的、利己的认知系统被激活并仍活动过度的时候（Beck，1967：281-290）。这个持久的激活在一个人觉得他的切身利益（例如生存、健康、人际或地位）处在危险中时发生。

如果以此引发的行为和情感调动足够地强烈和持久，那么一系列和焦虑障碍相关的症状就会出现：痛苦、震颤、抑制、肌肉紧张，生物功能频繁紊乱，例如食欲和睡眠。这种情况也许由"危险"图式持久或强烈的激活引起，就如同创伤后应激障碍一样；由持续暴露在一个恐惧唤起的情形中引起，例如受到年长者的威胁；或来自于认为所有的身体感觉都可能是绝症征兆的信念。关于广泛性焦虑障碍，第 6 章将会更加详细地描述这种情况。

对图式持续激活的讨论直接带来了对认知机体的一个部分，即模式运行的思考。在通常情况下，认知定势会变化以适应刺激情形性质的改变。如果内容在不同的情形下持续不变，这个定势就反映出一种高级组织原则的偏见，我们将其标注为"模式"。这个模式是认知机体的子系统，用来完善某些与生存、繁衍、进食、自我提升等有关的适应原则。因此，我们有抑郁模式、自恋模式、敌对模式、恐惧（或危险）模式、性欲模式等。

在特定情形中运作的定势有赖于图式的某一定势与该情形之间的习惯性联系。然而，被激活的图式或定势的类型也许是由主导模式决定的，主导模式可以在那个时候被激活。在学生参加考试的例子中，当他进入教室，他会有与特定情形有关的典型认知定势——恐惧他的无能或暴露出的无知。然而如果主导模式是压抑式的，他处理这个考试的方式反映出这样一个观念"我无法理解努力的作用是什么——无论怎样我都将失败"。如果主导模式是敌对的，他的定势将反映出这样的观念"他们竟然还有脸让我们参加这个考试——这个考试不公平"。这个模式在许多情形中都起作用，虽然定势的情形特性有所改变。因此，"粘在"敌对模式上的人其定势从一个情形到另一个情形时会有些改变（从课堂到运动、社会交往、家庭成员相互作用），但它们都会有一个共同的思路或主题——感到正遭受不公平的侵犯、欺凌和对待。

综合征和模式

各种综合征也许是根据占控制优势的某一模式而被概念化的。在抑郁症中，自我收缩模式普遍存在；在焦虑症中，有脆弱性或危险模式；在妄想型案例中，有敌对模式；在躁狂症中，有自我提升模式。

在焦虑、抑郁和其他相关障碍这些典型思维障碍中可以发现模式的活动。由于对信息有偏见地选择和处理，一个人会犯概念上的错误，如曲解、过分概括和夸大。这样的选择性偏见可以在他从知觉到回忆的认知处理中发现。这个偏见产生于与模式内容有关的图式的激活和与它不一致的图式的活动性消失。因此，在焦虑障碍中，用以处理危险信息的图式是普遍的，而那些与安全信息有关的处理相对地不是很活跃。同样的，在抑郁症中处理不愉快信息的图式比用于处理愉快信息的图式更加活跃。一些初步的实验数据支持这个观点。吉尔森（Gilson）（1983）发现抑郁症患者显示出对呈现在双眼范围内的不愉快图像的知觉偏见，而没有抑郁症的被试选择性地知觉愉快的图片。

假设、规则和准则

在先前的一些工作中，我提出个体有一套自我的规则系统或编码，个体就是据此来解释、评价他的经验，并调节他自身以及别人的行为的（Beck，1976）。一个人意识不到这些规则的运作。他选择性地甄别、挑选、整合刺激，并在没有向自己阐明那些决定他解释的规则和概念的情形下形成结论。一批批的规则和概念围绕某一广泛的主题而组成，相当于我已经描述过的模式。特定的规则和准则体现在图式中。应用到特定情形中的规则为认知定势组织这个情形的特定内容提供框架。

这些规则或假设导致或者可能会被临床治疗师从个体行为中进行推断。认知图式，作为心理器官的一个结构，是被环境中的同构结构激活，然后引发适当的行为模式。在非人类哺乳动物的案例中，一些表象似乎可以先于个体支配的行为得到。其他脊椎动物和无脊椎动物似乎有一个类似的线路或"程序"来调节行为。

某一鸟类（例如白颊鸟）关注北方的星群以此指引它们向北迁徙，这一现象已被证实（Alcock，1979）。它们很有可能具有一些与恒星的特定模式相称的认知结构。甚至与这个结构很少部分相称的北方天空都足以指导它们的迁徙。而且，有一套规则为它们指示飞行方向，例如，"春天在北方，秋天在南方"。

类似被构造的结构可以指导人类行为的一些方面，人类能通过一个程序化的认知 - 行为反应对一个威胁生命的情形作出快速的反应。例如，一个人看见一个像头老虎的物影正逼近他，他可以完成"格式塔"并想象一个真实的、威胁性的动物，例如老虎。然后他开始准备应激行动，例如搏斗、逃跑、僵持。在成年人中，许多案例可能是在焦虑体验之前表象就存在。在我与劳德（Laude）、勃内特（Bohnert）（1974）进行的一项研究中，我们证明了当人们暴露在他们有意识恐惧的某一情形时，他们会产生一个其内容是危险的表象（Sewitch and Kirsch，1984）。

一些规则看上去有一个先天的基阵，但是以经验为基础而发展。这些规则没有必要以口头方式运作。例如，一个婴儿对陌生人的回避反应没有与此相关联的语言；这似乎是刺激的认知处理是以表象（视觉的、运动觉的、听觉的）为基础的。随后，由于社会互动，言语的入门为学习自我控制提供基础。因此，言语形式成为强有力的"说服者"，成为将社会团体的准则、禁令和禁律传达给孩子的媒介。

许多经过数千年的进化而形成的规则对成年人来说具有特殊的意义，但似乎太过强制和绝对而不易于调节。换句话说，一些规则也许在户外能发挥其作用，但是在我们目前高度构建的、比较"安全的"环境中功能会失常。许多这些坚定不移的规则似乎是原始程序的成分，旨在快速应对危险。这些规则似乎被组成认知机体的基阵，因此不容易被修改。

针对问题状况的规则

认知 - 行为系统的运作通常有缺陷，尤其在复杂、不明确的问题情形中。例如，由于患者使用了错误的规则，与他人重要的交往通常受损。他正处在被别人评价或利益冲突的情形下，一个人也许会利用一个不适当的编码，于是从别人的行为（别人对他潜在的态度，别人现在的意图，别人将来可能对他的行为）中推断出不正确的意思。例如一个女大学生不断地揣测着她的研究生男朋友的想法。她想知道："他是试着帮助我，还是这意味着我已经激怒了他？这意味着他相信我是愚蠢的吗？他有可能厌烦并想要结束关系吗？"

从一个特定交互作用中作广泛可能地推理，我们当中许多人甚至对一点点的批评都非常敏感，这令人惊讶吗？在这个案例中，这位女性应用了一系列消极导向的规则来解释她男朋友的意图。结果，她变得小心翼翼和担心，不知道他是否会拒绝她。

这个规则与博兰尼（Ploanyi）（1964）称之为的"假设"相似。一个人也许意识不到这些假设，与说话时同样意识不到语法规则一样。但这些假设很大程度上影响他如何对情形作出反应。假设的衍生物是"条件的状况"或"条件的准则"，它们根据特定情形（"特定案例"）的性质被唤起，然后将其应用于它。这个无声的假设也许不容易被人意识到，但规则、准则和方程式能逐渐被意识到，因为它们会从普遍和抽象变得明确和具体。此外，在精神障碍中，这些规则与在正常功能情况下相比更加明显和坚定不移。

接下来的例子来自于"社会问题"或广泛性焦虑障碍患者的规则。在讨论他们的恐惧时，我们发现他们往往表现出下列假设（将这些假设普遍应用到各种情形中）：

1. "任何陌生情形都该被看做是危险的。"
2. "一个情形或一个人直到被证实是安全的才算安全。"
3. "做最糟糕的假设总是最好不过的。"
4. "在任何时候对任何可能的危险来说，我的安全性和安全取决于预期和我自己的准备。"
5. "我不能将我的安全委托给别人。我不得不确保我自己的安全性。"
6. "在不熟悉的情形中，我必须保持警惕和沉默。"
7. "我的生存依靠我一直有能力和强壮。"
8. "陌生人会轻视弱点。"
9. "他们会攻击脆弱的地方。"
10. "如果我遭受了攻击，这将意味着我显得软弱和不善社交。"

按照这些假设，当一个这样的患者，走近一群陌生人问路的时候，下列反应正如所料：

首先，他将运作这个假设：陌生人有严格的规则且不喜欢他们的隐私被妨碍。

特殊的案例是：如果我走进那些人向他们问路，他们会生气并将报复。既然我不知道这个可能性或他们消极反应的强度，那么高估比低估安全些。

结论是：我最好不要打断他们的交谈。（而且，如果我们的被试决定驳回这个结论，他很有可能感到焦虑。）

自我指导：保持沉默。（指导导致抑制。）

这些自动假设、指示和规则的结果是当患者下决心要真正问问题时，他发现他被抑制了，而且摆脱它有困难。我们因此发现另一套规则：

11. "不要打扰别人。"

12. "当怀疑时，保持闭嘴。"

这些属于社会化规则的部分，将在第 6 章讨论。如果它们被破坏，一个人会感到脆弱易受攻击。

我们假设一个患者决定克服关于沉默的规则所呈现出来的阻力。由于这个抑制，他感到焦虑和踌躇。意识到他的踌躇和紧张对可怕的陌生人是显而易见的，他担心他可能会显得无能和软弱，他们会因此看不起他。因此一套新的假设和规则被揭开，如下所述：

13. "如果我在陌生人面前显得软弱，他们会向我发脾气。"

14. "踌躇和紧张是软弱的信号，软弱会使别人有批评的冲动。"

15. "如果他们报复，那说明我做了错事，我有毛病，因为我的行为与众不同。"

因此，任何不良反应会使这些回避规则产生作用。此外，这个人还会受到其他规则的约束。

16. "如果我不表现自己，我就是一个软弱的人。"

具有这套假设的人很有可能害怕接近陌生人。走进陌生人，他发现自己处在一个"毫无胜算"的情形中：如果他完全表达自己，他会承担对抗陌生人的风险；如果他保持安静，他为不能表现自己感到软弱和自责。

因此，我们发现这些假设和规则至少可以分为三类：

1. 一般警告："陌生人是危险的。"
2. 特别警告："如果我走近他们，他们会伤害我。"
3. 抑制性命令："远离他们。"

在一个正式的评价情形中，可以发现一个类似的认知结构相互影响。我们假设这个患者参加一个口试。下列是在这个案例中的条件规则：

1. "如果这个考试我失败了，我绝对不能面对我的朋友和家人。"
2. "由于1，通过这个考试我势在必行。"
3. "如果我显得太过知识渊博，他们会认为我骄傲并感到生气。"
4. "如果我显得不够知识渊博，他们肯定会让我不及格。"
5. "如果我踌躇，他们会认为我真的不能回答这个题目，会因此认为我不行。"
6. "如果我表现出遗忘，他们会认为这是知识不足。"
7. "如果我表现出紧张，他们会认为我太不成熟和无能而不应获得博士学位。"

试图实现特定目标的人，例如实证一门学科的专业知识，被这样一系列的阻隔所困扰，若他能完全正常活动就会令人惊讶！

针对焦虑障碍的规则

每种精神障碍都有它自身的一套规则。在焦虑障碍中，这个规则涉及危险和脆弱性的概念、患者对应对危险的能力和补偿他脆弱性的能力的评价。从规则的应用中获得的结论表现为预言的形式，例如"我有即将死亡的危险""我不能应对这个危险"或"我可能会失业"。触发这些结论的特定规则被应用到（或被误用）特定的事件中。例如，"我快速心跳意味着我心脏病要发作了，如果得不到帮助，我可能会死"或"如果我犯错，我的老板会解雇我"。

在焦虑障碍中，这些规则通常是有条件的，如"如果一个特定的事件发生，那它会有不利的结果。"因此，当这个事件发生时，它仍然可以有一个无害的结果。相反，这些规则在抑郁症中是绝对和无条件的，如"我现在的软弱意味着我将一直是一个失败者。"

在恐惧症中的规则具有条件性，并应用到患者能成功避免的情形中，如"如果我走进一个密闭的空间，我可能会窒息"或"如果我到一个不熟悉的地方，我可能会迷路"。在这些案例中，患者会运用以下这种规则，"我不能靠我自己应对这些情形"。虽然这些规则假设不幸的结果很有可能发生，但诸如"如果一个可信的人和我一起，他能救我"的假设通常可以使患者变得坚强。因此，许多恐惧症患者如果有一个"照顾者"在身边，他的恐惧就会相对减弱。

为了得出这个规则，一系列的问题通常是有必要提出的。

焦虑症患者：我想我快死了。

治疗师：是什么使你产生这样的想法？

焦虑症患者：我心跳困难。事物看上去很模糊。我不能喘气……我全身出汗。

治疗师：为什么这就意味着你快要死了？

焦虑症患者：因为这是似乎要死了的感觉。

治疗师：你怎么知道？

焦虑症患者：（沉思一会之后）我不知道，我猜的，但我认为这些就是死亡的征兆。（Beck，1976：99）

这个患者的规则是这个模式的症状，也正是焦虑的特征，可以等同于即将死亡。然而，事实上，这些征兆（心悸、聚焦困难、呼吸急促）是惊恐发作的典型征兆，如果它们和器质性损伤的典型征兆没有关联。这个患者的观念作用和症状形成了恶性循环。死亡的想法导致症状的恶化，然后被认为是即将死亡的征兆。

焦虑障碍的思维障碍特征也许是根据这个规则的运作来分析的。既然规则的内容常常是极端和十分广泛的，我们可以预料患者会下夸大、过分概括、坚定不变的结论。在正常状态下，应该是一套灵活的规则起作用。然而，当一个人的特殊恐惧被闯入的特定刺激激活时，更多的规则常常取代更多成熟的观念。而且，如果患者认为它们是正确的，规则将会继续扩大。

许多规则可以从一个人对各种各样的问题情形中获得。第 9 章焦虑症的评定会涉及一些规则，第 7 章会涉及简单恐惧症的规则。

5 脆弱性：焦虑障碍的核心

Peter Byarus 举例（正如我在别处曾说过的）：如果一个人在木板上行走；如果木板放在地上，他能安全地行走，但如果同样的木板在深水中，而不是一座桥上，他会剧烈摇动，并且完全出自他的想象，认为会跌倒的想法完全控制了他，他的所有身体功能都接受了这个认知。

——罗伯特·伯顿（Robert Burton）

《忧郁的解剖》（1621）

脆弱性的概念

我们如何解释这样的事实，即一个被理所当然接受的，并且自动、平稳地应用到通常环境下的特定技术——例如，步行、说话、游泳、驾驶、演奏乐器——在面对一个危险，尤其当这个技能最需要的时候可能被突然中断？当一个人感觉受到威胁——即脆弱性的感觉时，一个人的认知-情感状态可以提示我们如何理解这个反常反应。

在本章中，脆弱性可以被定义为当一个人遭遇内部或外部危险而他对其缺乏控制或控制不足以给他安全感时，个体对他自己的知觉。在临床综合征中，某一功能失调的认知过程夸大了脆弱性的感觉。一个病人低估他的个人资源（最小化）积极的方面。他倾向于关注他最初的软弱（选择性概括）。他看每个缺点是千疮百孔的（夸大）或每个错误都是一个灾难的预兆、每个差错是一个潜在的毁灭（灾难化）。由于对每个差错的过分概括的倾向，在一个特定的错误之后他感觉越来越脆弱。例如，公开场合演讲的一个人犯了一个错误，他开始满脑子都是听众对这个错误的评价，并想象这是他名誉上一个永久性的污点。更糟糕的是，他也许准备好了面对更多的错误，公开场合羞辱他的声音会逐渐增强。

甚至以前很大的成功都不能产生持久的影响，因为"脆弱的"人相信将来他总是会出差错，相信差错的结果远比任何成功的结果影响剧烈。对于以前的行为，他从中提取消极记忆的途径显然多于积极记忆。他的选择性回忆似乎是"脆弱性"模式的功能。在脆弱性状态中，暗示缺陷和危险的过去事件比与成功有关的因素影响他的可能性更大。例如，一个"脆弱的"运动员竞赛有困难，常常出现低于他正常水平发挥的表象——这个表象要么基于特定的过去"不适当的"行为，要么基于一个如果他失败了他将如何公开露面的幻想。

正式的思维过程也受损。一个人发现即使他努力，客观地对待他的消极自我评价也十分困难。此外，他对现下困难全貌的知觉能力被破坏。他以绝对来看待一个错误，并发现在包含成功的总体背景下观察这个错误很困难。仿佛只计算失败，成功并不会弥补失败。

认知的脆弱性表现与身体上的脆弱性表现通常是一致的。缺乏自信的人也许具有无助的认知定势，常常感觉被动、软弱和"伤感"。他能感到自己受到攻击，或者能体验紧张或肌肉痉挛。

更全面地考察认知过程，我们能发现一个人的自信减少了。我们将自信定义为一个人对他自己的资产以及掌控问题、应对威胁的资源的积极评价。积极评价会给人一种自我效能感（Bandura，1977）——对他所承担的任务作成功的预期。积极的主观感觉是：个体感觉强壮有力。这种感觉可以反映出他颌骨以及背部、腹部肌肉的紧张程度，这能产生积极的本体感觉反馈。他做好了解决这个问题的准备。

技巧缺乏的作用

如果一个人相信他缺乏应对特定威胁所必需的重要技巧，他会感到脆弱。如果他意识到他没有一定的技巧来解决会产生严重后果的问题，许多困难可能就变成了危险。例如，一个人不熟悉某门外语，当他游览这个国家时将会面临与其他人交流的难题。在那里他会面对许多可能的危险，他的无能使他感到脆弱。例如，他可能发现如果他迷路或生病了，要获得帮助是很困难的。

另一方面，增加一个人的技巧能抵消他在某一环境中面临的危险。一个人学习游泳、开车、骑自行车、爬树、跨越小溪等，他会在动作的若干方面减少他的脆弱性。而且，随着经验逐渐增多，他能依靠他的技巧来阻止危险事故——例如，坠落或溺水。同样的，人际交往技巧（例如，发起交谈、问路、维护权利）的获得为社会互动中的困难的协商提供了基础。他处理问题的基本技巧知识通过他的非个人和个人环境呈现出来，这些知识能平衡他的自我怀疑和软弱的感觉，从而产生真正的自信。

自我怀疑

一个人对自信或脆弱性感觉的反应取决于他对其应对危险情形能力的评估。当应对似乎不足时，下列事件随之发生：①他进入一个危险情形中。②他根据危险的程度和足够应对威胁的自身资源来评估这个情形。③危险的知觉和不足的应对技巧触发脆弱性模式。④一旦这个模式被激活，接踵而来的信息根据这个人的软弱性，而不是根据他的抵抗力被处理。他的焦点从个人技能转移到了软弱性。不确定的感觉可以遍及他的每一个动作。例如，这个"紧张的"网球手会想"如果我不能击中球怎么办？"受惊的演讲者会想"如果我不能记住下一句怎么办？"

在脆弱性模式下，人们常常低估自身的能力。既然紧接着的主题是软弱性不是抵抗力，是笨拙不是熟练，因此他将比处于自信模式中面对挑战时更加地迟疑不决。而且，他持续的自我疑问和不确定所产生的障碍需要更多的智力努力才能克服。这个人想"我能做到吗？"然后他作一个消极预言："我不能演讲得很好"或"我的焦虑会让我失去控制"。他努力集中注意力完成目标导向行为或评价心理状态的积极方面，必然违背了消极的思维流。

背景和经验的作用

自信是基于这样一个信念：一个人的能力将允许这个人实现目标，保护自己免于失败的不良后果和免于别人对自己的消极评价。只要一个人对他的能力有坚定的信念，他会免受不确定、自我疑问以及担心失败的破坏。在社会上，暴露在批评和羞辱中的可能性会动摇他对能力的信心。因此，一个人对自己私下表演（演讲、演奏乐器）的能力有绝对的信心，当面对一群人的时候，他也许会发现这个信心逐渐消失。我们从学术上可以说自信定势被脆弱性定势取代了。背景从私人到公众的变化是这个定势和对他自身能力信任改变的原因，而且通常也是他表现水平改变的原因。对于缺少社交技巧的不成熟的孩子来说，脆弱性模式对于保护他们免受嘲笑也许有一些价值。但是，若这个脆弱性模式在这个人已获得能力之后还仍然存在，那么它通常会起反作用。

我们考察老兵和新兵之间的区别可以进一步阐明自信和能力的概念。接触战斗的"无经验的"士兵也许很快就被脆弱性感觉击溃：他的认知焦点是战斗情形的危险方面以及他自身的不足。他发现集中注意力于任务的细节十分困难——例如，侦察任务。而且，当面对一个出乎意料的危险时，他可利用的生命保存机制仅限于原始反应——逃跑、僵持、虚脱。如果他想要完全活动，他必须克服这些原始反应。相反，有经验的战士具有一个确信的任务导向定势，关注生存、掌控挑战和利用技巧的最大可能性。当面对出乎意料的危险时，他已经将适当反应程序化，大概因为以前的经历和适当反应的练习已经预先阻止原始反应的激活。而且，他的信心阻止了使人倾向于原始反应的脆弱性模式的激活。

在日常生活中，当不涉及由他人评价的问题时，任务导向是可能的。因此一个人能与家庭成员交谈、写信、散步或开车去上班，这时他不会质疑自身的能力。然而，当背景改变到在一群人面前说话、参加考试，在一个高而窄的平台上行走或在汽车赛中驾驶时，自我疑问就出现了。这个人不再对自己清楚的表达、流利的写作、能保持平衡或能适当驾驶的能力有信心。这种自信缺失可以被理解为脆弱性定势激活的结果。

为什么有经验的专业人员或老手能对他专业领域内发生的紧急情况作出反应，且脆弱性定势和与之相联的原始、反射性行为没有被激活？在他人会认为威胁性的情形中，他的认知定势是指向问题解决，而不是指向保护自己或逃跑。他的"反射"正好如同原始反射行为一样迅速。他能以较高的水平自由地活动，因为他相信他的能力足够强大，可以阻止脆弱性模式的激活。而且，他把他的焦点限定在要做的工作上。因此，有经验的外科医生进行一项艰难的手术是如此全身心地投入在这个任务中，关于对他能力怀疑的程序不会出现；他不担心失败的结果，因为这不是他所要观察的一部分。在手术时，他快速地运用他的技巧对紧急情况作出反应。然而，如果他的信心减少了，他就有可能受可能压倒他熟练的手术行为的原始防御机制（例如抑制）的影响。

保持信心的问题与几个因素有关：①对自身能力的信任度会妨碍脆弱性的产生；②背景从不可评价到可评价的变化可以增加脆弱性的感觉；③关于对失败的结果或对可能的伤害或死亡疑问的介入会将定势从问题导向改变到危险导向。

采用信任态度需要在情形中专注积极事物，最小化危险，且通常需要假设你的控制力比真正具有的更大。这种定势经常最大化成功的可能性，压制脆弱性定势。然而，背景的改变——例如，从不可评价到可评价的改变——会激活脆弱性模式。但受过训练的专业人员、经验丰富的老手能进入到一个可评价或危险的情形中，而他的脆弱性模式不会被激活。

对有效行为表现的干扰

上述讨论应该已经阐述清楚一个人在应对特定威胁时的能力缺失知觉是如何使他迟疑不决或离开这个威胁的。关于损害不是简单地与缺乏技巧有关，而是由机能的积极干扰引起的这一点也许不太明显。因此，如果一个人暴露在危险中（例如，如果他担任危险任务或遭受意外攻击），又相信他缺少应对危险的能力，那么他会发现内部障碍抑制他的行动（言语中断、肌肉僵硬、大脑一片空白）。更重要的是虽然一个人在特定行为中很熟练，但对可能的无能和随后伤害的预期会阻挡他运用自己的那些技巧。

我们现在不得不考察应对资源不充分的知觉或错觉是如何导致削弱的抑制性。在一个大概有风险的行为中保持稳定的关键因素似乎是，你能否有信心在不带来无法接受的风险情形中继续下去。一个人要是严重怀疑他的能力，他会开始体验抑制和焦虑。危险信号被触发，出现的压力会阻碍行为，并向"危险地带"移动。焦虑在这种情况下是一个停止前进的不愉快的信号。如果这个人停下或撤退，他的焦虑就会减少。如果他前进，焦虑就会增加。如果他有意识地决定继续下去，他可能会越过这个原始抑制性反应。

反射抑制系统的作用也许可以被看做是一种古老的安全措施或预防机制（参见第1章），当面临一个清晰的身体危险或人际关系危险时它们就会发挥作用。抑制的作用是约束或减慢能危害安全的动作。只要一个人有信心能完成任务，这个机制仍不会起作用。一旦信心消失，这个机制就被激活。

因此，在前进、停止、慢行、撤退之间存在激烈的竞争。如果这个人熟练地继续进行（保持他的平衡，跨越障碍和沟壑，回避悬崖峭壁），他可以保持冷静。一旦他看见一个出乎意料的问题点并不确定他能否或如何处理它，他就很有可能经历身体和心理的约束。虽然这种自动抑制也许能制止住冒风险的冲动，但它使动作更加笨拙，并以这种方式危害他的安全。在任何事件中，自信的活动性和恐惧的不动性两者之间也许存在持续不断的交替。

值得注意的是真实的自动行为是如何与认知评估联系在一起。如果态度是"没有危险了"或"我能处理"，那么行为的过程并不会受到内部约束的阻碍。如果这个人认为潜在危险是值得怀疑的，他会自动被警戒机制阻止——约束和抑制。

同种类型的警戒机制被运用在人际社会的情形中。例如，一个演讲者可以自信十足地开始他的演讲。他注意到一些听众看上去态度轻蔑或无聊——这个观察提升了消极评价的可能性并导致他因害怕受到严厉批评而开始恐惧。然后，他关于消极评价的担心激活了抑制机制。基本原理似乎是"停止讲话——直到你确定你如何处理"。这个机制曾经对于野外生存有些价值，而对于社会情形中的现代生活来说却很难发现它的优点。

灾难性预测和恶性循环

一个人对特殊技巧足以阻止伤害发生的信心不一定稳定，这种信心是根据预测情形中危险的程度而波动的。例如，完美表现的无数次成功经验不一定能使信心坚定不动摇——因为失误的可能性总是存在的。例如，许多艺人和演员承认在登台之前会"怯场"，尽管曾有许多成功的表演（Zimbardo，1977）。

为了了解威胁性情形是如何减少自信从而破坏机能行为的，我们思考下列情形：我们中没有一个人走过地上一块狭窄的木板时会有困难。提升这块木板的高度，比如说，提升到一万英尺的高度，我们绝大多数人会犹豫，我们的肌肉变得紧张，我们会担心一失足就会跌落。我们会感到头晕目眩，失去平衡感，以摇晃的碎步行走。在这种机能高度失调的反应中关键因素似乎是强烈的认识——不适当行为表现的结果将是灾难性的。因此，通常可以自动且圆满完成的一个特定动作因担心安全而被中断，并会导致一个可能会危害个人安全的反应——一个恶性循环。

另一个主要的认知模式涉及"灾难性预测"。受到威胁的人常常以最糟的潜在方式解释软弱、错误、消极反馈等的任何征兆，因此使问题恶化。此外，甚至当他做得很好时，他也会预期自己可能会出差错，可能会失败。如此的灾难性预测会加剧反射的抑制性，并导致固定、僵硬和笨拙。当然，对熟练行为的干扰会增加脆弱性的感觉，并因此设立起另一个恶性循环。

行为失调的"功能"

身体危险

为什么对身体或心理伤害的恐惧会导致增加这种伤害危险的行为下降？行为失调不能简单地归因于技巧缺失，因为观察结果发现机能障碍是由行为机能的积极干扰组成。例如，我们经常发现一个人不在威胁性情形中时能相当熟练。答案似乎是生存需要和防御伤害引发了一个用来终止"冒险"行为的原始生存机制。如果一个原始人正在寻找食物或者探险，突然面临一个危险（比如说埋伏），他的所有系统转变到不同的模式：探险行为被关闭，防御行为被激活。他前进的行动被中断；如果他尝试不顾他的抑制行为并进入到危险地带，他体验到的焦虑将会增加。自我保护导向的抑制机制就像反射动作一样被触发，与他前进的意图相对立。由于他的抑制，焦虑的不愉快感和增加的努力可能强迫他放弃他继续进行的计划。这个模式旨在产生一个不安全的感觉，并干扰任何使这个人接近"危险的"行为。

一个人对他不适当的行为表现（例如他能否承受得住一个轻微的伤害，或被杀死）会导致的损害以及不适当行为表现的可能性多少的估计，决定自我保护机制触发与否。对伤害大小的评价与对拙劣的行为表现的预期这两者之间存在一个有趣的关系：拙劣的行为表现的结果越激烈，一个人对行为表现的预期就越拙劣。因此，一般人们不会怀疑他能容易地走过一块在一英尺高处的木板，但当木板在一百英尺的高处上时，他会严重地怀疑自己是否能走过。一个研究者和他的几个亲密朋友讨论他的科学观点不会有疑虑，但将他的科学观点呈现在一群能够猛烈地损毁他名誉的听众面前，他会失去信心。

这种"小心脚下"的现象——即潜在危险越大，要求谨慎越高——似乎是通过认知和身体系统起作用。认知系统通过唤起一系列的自我怀疑、消极评价和消极预测来确保谨慎。身体上的表现通常有摇晃感、晕厥、虚弱、失去平衡感等。

　　"信心会随着危险的增加而降低"的观点能通过实验测试出来。假设人们能走过不同高度的木板。我们预测，自信会以高度逐渐增加的速率而逐渐降低。此外，一个人在离地面更高的地方行走比在一个较低的高度上行走会显得更加的僵硬和笨拙。

　　僵硬是一种原始反应，旨在阻止会导致跌落的任何动作：就好像每走一步就会"刹车"一下。当然，一个人试图勇敢地面对他的恐惧，继续沿着这块木板走下去，为了保护他而产生的僵硬，事实上才是最危险的。

　　我们最好是根据全面的观念（例如自信）来理解一个人对危险的反应。这个概念提到一个态度群集，涉及一个人对应对问题能力的积极评价和他对有效发挥这种能力的信念。低自信意味着这个人低估了自己应对问题的能力和对成功的消极预期。

　　关于自信的论点提出几个问题：①是什么因素减少（或增加）自信？②减少的自信如何转化为受限的行为表现？是什么心理和身体机制导致拙劣的行为表现？③什么机能导致自信减少和行为表现的结果变坏？

　　我认为在生命或四肢受到威胁时影响自信的因素，是可能存在的身体伤害的严重性和可能性。因此，严重地跌倒的预期将比较小的伤害的预期更多地降低信心。另一方面，如果一失足就能抓住一个栏杆，那这个栏杆的存在将增加自信。万一一个人被绊倒或失去平衡，这个安全特征为他提供一个支持系统。同样的，阻止他跌倒的安全设施可以增加他保持平衡的信心。

　　换句话说，一些针对严重伤害的安全保障的存在使得一个人对自己的行为表现更有信心，因此也会减少由于他的笨拙而跌落的可能性。我们可以看见类似的特征，一个人通过提取来自他人的赞许反馈试图减少社会威胁。例如，如果在一个不熟悉的社会情形下他能从别人那里得到一个微笑，他会感觉更自信并能更灵活流利地表现。此外，一个人为这个情形准备得越多以及这种情形的以往经验越多，他的自信也将越大。

　　自我保护机制表现为受限的活动性、行为执行（写作、说话、走路）的抑制、呆板和谨慎。这些行为成分是原始防御系统的无意表现。因此，关于个体在威胁情形中不会（或可能不会）充分地表现的信念并不能够通过标准操作程序来阻挡危险，并会自动地激活"反常的"预防措施。

心理危险

一个人对犯无法挽救的或致命的错误的恐惧也许就像对在一大群听众前演讲和在高桥上行走一样强烈。同样的阻止一个人冒身体危险的方式（抑制、不稳定）也阻止将自己暴露在心理危险中（比如说，公开显示出无能力）。抑制、不稳定和阻滞的目的在于保护个体免受危险，然而具有讽刺意义的是在社会情形中的抑制、不稳定和阻滞通过阻止熟练的表现反而恰好增加了这个危险。

当然除了身体不动，社会性危险会引发抑制流畅和自发性的机制。在多种活动中，从参加算术考试到公开讲笑话，社会性危险的共同点似乎是别人可能发现弱点或不得体的举止。结果，对显示出弱点和被贬低的恐惧会明显地出现在"社交恐惧症"和"表现焦虑"中，并且也是广泛性焦虑障碍频繁发生的一个成分。

我们可以用"怯场"的例子举例说明一个人对心理威胁的反应。潜在的"灾难"（语无伦次、晕厥、大量的拒绝）程度越大，自信减少得越多。如果一个人认为他的切身利益受到威胁，怀疑他可能会表现得不好并可能受到尖锐的评判，他就会更容易丧失信心，感到脆弱和焦虑，并妨碍表现。如果他的出色表演与他有利害关系，那么比起一个没有投入表演的人来说，他会因差劲的表演而"损失"更多。因此，如果这个人的自尊与他的表演有密切关系，情形会带来威胁。有趣的是，当学生被告知测试不会计分的时候，在相当大的程度上他们较少地经受自我监控、自我批评、消极预测、阻滞、紧张等，至少表现得与当测试要计分时一样好（Sarason，1972）。

自我保护模式的基调似乎是"我不能处理这个危险，所以我必须谨慎并提防任何失误"。认知群集（定势）由可以提高危险的知觉（增加对弱点的内部征兆和威胁的外部征兆的警觉）的规则和准则组成。结果，这个人逐渐增加对他思维和行为的意识。这使得他在演讲时更加强烈地把注意焦点集中在自己身上，并伴随着一个被夸大的意识：听众在仔细观察他——这是一种自我意识现象（Buss，1980）。他监控他的行为表现，对任何失误都非常敏感。由于不适当表现的危险，完美表现的要求增加了。任何失误都被看做是潜在"致命的"。某一背景性因素会加强这个威胁的感觉，如一大群会夸大可能的耻辱的听众，限制"合意"行为范围的形式化布景，会加重一个人被隔离和受到否定的感觉的听众，没有支持性的反馈。

因此，自我保护的目的在于阻止个人进入到不安全的区域。自我保护的作用会使自信减少和行为表现受损（面临身体或心理危险时）。这种机制会自动地和不适当地产生机能障碍的抑制。

脆弱性的范围

领域的象限

我们可以考察一个人生活的各个范围，以此来理解脆弱性观念是如何蔓延到他的重要目标、附件和关系中的。主要范围根据领域的象限被概念化。一个人的主要目标也许是根据人格的两个主要维度被概念化——社会性和个体性（Beck，1984b；Beck，Epstein，Harrison and Emery，1983）。

社会性包含努力和目标，这些努力和目标必须依靠与他人的密切关系才能满足。这个构想包括个人认为对生存或满足感是至关重要的各种人际关系。因此，依赖也包含在这个构想中，表现为渴望帮助或支持①发挥对生存必要的作用，②减轻不适或痛苦，③完成目标，解决问题，达到熟练掌握。社会性的其他方面还包括，通过与他人可能的交互作用，明确地获得满足感的行为。这个交互作用包括亲密、分享、理解、赞同、喜爱之情等。

个体性是有关提高一个人认同感、独立性的价值、目标和态度的一种表述。这些作用包括一个人的①自我认同和领域边界的保护，②巩固他的地位、权利和特权，③身体机能的掌握和技能发展，④能力的获得和控制环境的人际方面和非个人方面。这个构想包括一个人在发展他自身能力和利益方面的投入。其他人不是主要焦点，虽然他们在实现个人目标上起着实际工具或标准的作用。这个构想的标志是自我肯定、自我控制、自我提升和自我依靠。这个构想与诸如"成熟的动机""分歧"和"分离"的观念联系在一起（Rank，1932）。

对领域的威胁

任何对个人领域的威胁——无论是象征性的、假设的或是真实的——都被看做是对他"切身利益"的伤害，这个切身利益可以大到在社会阶层中他的地位，小到对情感的控制能力。任何侵犯领域的事件根据威胁的得失被赋予特别的意义。因此，这种事件能引起不愉快或痛苦、愤怒或焦虑。

根据投入的类型，领域可被分为两大类。主要导向他人的目标或努力被归为社会性，主要导向个人自身的投入被归为个体性。每类又根据这些努力和目标所表现的区域进行细分。简单地说，它们代表的是公众关系或者是私人关系。因此，我们有四个子类：社会性、公众的和私人的、个体性、公众的和私人的（见表-5.1）。

表 5.1 领域中对切身利益的威胁

范 围	社会性	个体性
公众区域	不赞同	失败
	排斥	轻视
	分离	失误
	孤立	阻挠
私人区域	剥夺	伤残
	不赞同	机能障碍
	拒绝	疾病
	遗弃	死亡

1.社会性范围、公众区域涉及一个人关于他的社会群体的努力。这些努力包括群体归属感、支持、赞同和身体上的亲密。一个人倾向于超越他自身的个人主义努力，将自己融入群体过程（团队精神）。他自身的利益从属于这个群体利益。

2.在私人区域，社会性表现为渴望与他人令人满足的相互作用：亲密、无条件接纳、关怀备至、帮助、喜爱之情、移情和理解。

3.个体性同样表现在两个部分。私人区域似乎最容易描述，它表现为对自治的努力、自给自足、精神和身体的最佳机能、保持健康以及最终的生存。这个人在自己身上的私人投入是一个我们叫做"心理生物完整性"的概念，包括自由、有效性、掌握控制权和健康的目标。因此，在这个范围中的关键词是独立、能力和自我控制。

4.在公众区域，个人的努力表现为将他人作为一个实现个人愿望的工具来利用，并将他人作为衡量自己履行社会角色的成就的一个标准。因此，个人用与别人的对比和竞争来帮助自己衡量自身的效能或成就。学校和家里是人们表达个人目标的具体地方。因此，个人对掌握、控制和成就的努力将通过他的社会角色——学生、工人或家庭成员表现出来。例如，在个人意义上的努力的背景下，作为父母角色从与他孩子的交互作用中获得的满足感，对他来说不如成就和个人成熟这样的自我目标来得重要。在社会机制中，个人力图确立他的认同感，保持和保护他在社会阶层中的地位，维护他的权利，为更多的赞誉而竞争，抵抗与这个群体融合，或者不会使自己放弃自己的利益而去服从群体利益。

对社会性的威胁

我们现在能根据各子类与脆弱性概念的相关，来考察它们。在公众区域的社会性威胁是有关社会性满足，诸如群体认同感、群体接纳和欢乐的可能缺失。最终的威胁是排斥和孤立。孤立意味着完全从群体中分离。在私人区域，一个人易受到各种类型的缺失或与重要人物的消极交互作用的伤害，包括剥夺、不赞同、拒绝和遗弃。

对个体性的威胁

在公众区域，一个人易受到对认同、竞争成功、权利和成就的赞誉以及社会地位维持的威胁的伤害。威胁的形式一般与低评价有关：轻视、失败、支配。来自失败、地位的丧失或阻挠的威胁特别容易伤害一个人的自尊。对自尊的伤害是通常用"羞耻"这个词来形容（参见第9章）。

在个体区域（"心理生理完整性"），个人目标受到可能引起伤残、机能障碍、疾病、或死亡等事件的威胁。伤残的想法对个体非常重视的活动性、机能整合和成就导向造成了特定的威胁。机能障碍（例如，情感失去控制）代表着对他理想化的自我控制概念的威胁。害怕失去控制通常基于一个二分的概念：即一些对思维过程或者是行为的控制下降也许意味着（对个体而言）全面崩溃的开始，并会因此引发如同在惊恐障碍中的巨大焦虑。同样的，对疾病或死亡的预期将威胁所有的认同感和个人意义感。

特定恐惧

如果我们试图将人们抱怨的那些特定恐惧"分配"到特定范围和区域，我们应该能很好地理解这些特定恐惧。例如，对群体不赞同或排斥的恐惧通常代表在公众接纳中的社会取向的投入；而在私人区域对被抛弃（有意的或无意的）的恐惧或被重要的他人拒绝代表一种脆弱性感觉。真正紧张的人际关系能唤起对关系完全破裂的恐惧。在公共竞技场上担心被他人阻挠代表个人意义上的恐惧：一个人害怕他人作出任何可能想象到的妨碍他宏伟目标或导致他地位丧失或失败的动作。对这个人的认同感、机能或健康可能遭受侵犯的恐惧是个人意义上的忧虑。因此，一个人也许会对使他易患疾病、易受到失去控制的影响或减小他的心理机能的经验过度反应。

6 广泛性焦虑障碍和惊恐障碍

发病率

有关焦虑障碍的发病率和患病率的统计数据大相径庭。据报道，在所有精神病患者中，焦虑障碍患者现已占据了相当大的比例（占6%~27%）（Marks and Lader，1973）。马克斯和莱德从1943年到1946年在美国、英国和瑞典进行的五次人口调研中找到了很多共同点。他们不仅指出发病率由2%上升到了4.7%，还发现女性的患病几率更大，特别是16~40岁的女性。据Agras，Sylvester和Oliveau（1969）报告，每年社区的恐惧症患病率在7%~8%。科斯特洛（Costello）（1982）指出在女性中各类型恐惧症每年的发病比率甚至高达19.4%。在1975年纽黑文的一次调查中，魏斯曼（Weissman），麦尔斯（Myers）和哈丁（Harding）（1978）报告，在焦虑障碍人群中各类型焦虑症患者的比率有4.3%大幅重叠。超过80%的广泛性焦虑障碍患者都曾在他们的生活中的某个时候有过惊恐障碍或恐惧症。30%的恐惧症患者都称有过惊恐障碍。

有关焦虑障碍病原学的一般观点

探究焦虑障碍的"源头"很可能只是徒劳无获，因为可能的诱病因素种类繁多。这些因素包括：①遗传潜因；②导致影响神经系统的化学物质持久性异常（甲状腺机能亢进）的身体疾病，或引起对灾难逼近（二尖瓣脱垂）的持续性恐惧的身体疾病；③导致特定脆弱性的成长创伤；④没有足够的个人经验或认同来提供适当的应对机制；⑤从重要他人那儿学到的起反作用的认知模式、不切实际的目标、不合理的价值观、假设或强迫观念。

同样的，也存在着各种各样可能的诱病因素。例如：①身体疾病和/或有毒物质；②严重的外部压力（例如暴露在一系列的身体或心理危险中）；③长期潜伏的外部压力（例如来自重要他人无休止的微妙的非议）；④冲击特定情绪脆弱性的特定外部压力（例如强迫一个独立的个体接受严格的军事纪律）。

一例具体的焦虑障碍可能是任何上述因素的结合。例如，一个案例中环境压力很小，可能就说明有极大的遗传潜因；另一案例，不是因为遗传因素，而是因为异常危险的环境。这些心理障碍的原因可能不在于某个特定的因素，而最好被看做是遗传、发育、环境和心理等许多交互作用因素的合成物。

生物学的研究

有关焦虑障碍家族遗传性的一些初步证据出现在很多文献之中。克劳（R.R. Crowe）等人（1983）发现在各种障碍中，惊恐障碍患者的家属其焦虑障碍的发病率很高。由 S.Torgersen（1983）主持的另一项研究，以患有焦虑障碍的同卵和双卵双胞胎为研究对象。他得到这样的结论：对于广泛性焦虑障碍而言，遗传因素并不明显。然而，遗传因素确实对其他类型的焦虑性障碍的发展有影响，特别是惊恐障碍和伴有惊恐发作的广场恐惧症。由此可知，惊恐障碍似乎和基因机制有关，但至于广泛性焦虑障碍的遗传作用仍有待证实。

一组调查人员通过一系列的研究证实了：惊恐障碍可以由生化注入物引起，也可以通过药物治疗来缓解。Pitts，Jr. 和 McClure，Jr.（1967）曾提到，人在注入乳酸钠后，会促成焦虑。而格罗希（Grosz）和法默（Farmer）（1972）在以下几个方面质疑了他们的结论：①除非经过练习，否则焦虑神经症通常不会提高血乳酸水平，即使是强烈地焦虑也不会。虽然通过过度换气可以提高血乳酸水平，但这些一个正常人也可以做到。②乳酸酸血症患者通常不会有焦虑神经症——这就是说，有非常明显而持久的血乳酸升高。③乳酸钠和碳酸氢钠的注入都不是与血乳酸明显升高联系在一起的症状的开端。

　　自那以后，新的研究报告都在某种程度上支持了 Pitts 和 McClure 的研究结果。惊恐发作可通过注入乳酸钠促成（Appleby, Klein, Sachar and Levitt，1981）。同样，克莱因（Klein）和他的助手们发现服用米丙咪嗪（一种抗抑郁剂）及其他"抗抑郁药"能改善这一症状（Gorman, Levy, Liebowitz, McGrath, Appleby, Dillon, Davies and Klein，1983）。这些研究结果将受到其他研究中心的进一步求证，也可能解释这种障碍的生化机制。然而，鉴于对这一障碍的认知和其他心理因素的有力证据，以及用以减轻焦虑的行为疗法，若作出唯一的机体病因学解释似乎言之过早。

诱发性心理因素

　　1. 增多的要求　似乎各种各样的因素都涉及广泛性焦虑障碍。而这些似乎是一个对重要价值观越来越大的威胁和对应对资源的消耗。一个人通常都会有更高的期望、更多的责任及更全面增长的能量输出。因此，他会更在乎成功与失败。假如一个人坚信他的内在价值基于其行为表现水平，那么失败对他的威胁就会更大。再如，子女出生后伴随的便是强加于父母的新的责任和要求。同样的，需承担更多责任、背负更高期望和为职位迁升而承受更大工作负荷也会促发这种障碍。

　　2. 生活情形中增多的威胁　一个人所处的环境可能在某种程度上会对他构成严重的威胁。例如，一个雄心勃勃的年轻医生调到一个充满敌意的上司眼皮底下工作，受其监督，战战兢兢的。他确信，任何时候的一个灾难性错误都可能使他丢饭碗。就跟一个新妈妈面临着一个易受各种疾病感染的新生婴儿是同样的情形。妈妈总会不断地担心照顾宝宝不周（例如，如果妈妈听不到宝宝哭，她会认为宝宝也许窒息了）。

　　3. 打击自信的压力事件　一个人的生命中难免都会有一些大大小小

的逆转，使他认识到自己可能无法实现一些重要目标。例如，一个年轻的律师没有通过一次专业资格考核，也就直接面临着不被公司接受的问题。与此同时，女朋友告诉他，她不爱他。所有的事件使他产生恐惧，他可能永远不会在他的工作中找到乐趣，更可怕的是，他也会担心自己永远不可能有一个爱他的妻子和幸福的家庭。这些想法导致了一种长期的焦虑状态。他的两个主要满足的源头都受到了威胁。

伴随以往问题的诱发因素的交互作用

我们知道在广泛性焦虑障碍中，患者谈及的问题早已延伸到个体的发展阶段，而非诱发事件。这些诱发性应激源仅仅由于冲击了个体特定的脆弱性才发生作用。那些孩子出生后不久就长期焦虑的妈妈们，经历了长久的无能感。然而，现在面临的问题是：她的这种无能感不但是拿孩子的生命在冒险，而且也成了危险的祸根。一个事业无成的人，首先会想，"也许我注定无法在事业中取得成功，因此我绝不可能快乐。"这位年轻的律师以前一直认为自己缺乏人格魅力。而现在他却面临着可能再也找不到能接受自己的合适伴侣的问题。

认知导致了焦虑障碍吗？

许多关于认知导致抑郁症或焦虑障碍的观点都被收录到文献或是其他地方。事实上这种观念完全是一种误导。我们认为抑郁症或焦虑障碍的主要病理或机能障碍应该在于认知器官。然而，这与认为是认知引发这些综合症的观点大相径庭。认知引发这些综合征的观点就如同幻觉导致精神分裂症的言论一样不符合逻辑。

那认知和焦虑障碍之间到底有什么关系呢？我们认为，认知系统的调节功能的紊乱导致人们不加区别地把环境事件当做一种危险。通常在有关危险、威胁、提升和损失等模式（参见第 4 章）中存在一个适度的平衡。所以，只要它们中有一个长期过度，那么相反的模式就会被激活了。因此，一个人会在欢欣鼓舞的时候对消极反馈变得很敏感。而自我贬低模式也可能由一次失意的经历而激活。同样地，焦虑通常可以抵消敌意。这些对情形的认知评估影响情绪和行为。虽然评价通常不会彻底地偏离现实，但是有时确实存在某一模式太过主导——也就是自我提升模式——以至于对纠正性反馈的整合受阻。因此，有时候经验会专门地以一种自我膨胀的方式被不合理地阐释。这种不平衡通常最终都会被纠正过来，个体将不会再处于欢欣鼓舞和不活动的状态中。然而，在精神病理学中，这种对主导模式的关闭可能受到干扰，而使得模式发展并持续处于一种过度活跃的水平。结果是对积极信息（狂躁症）和危险的（焦虑障碍）片面的解释，以及随之而来的躯体和自主神经系统的过度活动。这种过度活动本身就能产生诸如胃肠功能失调的继发症状。

是什么因素导致过度活跃的认知系统不能被关闭呢？很有可能疲劳妨碍了合理的认知系统找出更为现实的解释来施以纠正性影响。然而，为什么对立的模式仍然相对地不活跃，并因此不能对现实提出一个更为均衡的观点，在这个时候仍是不清楚的。可能的推测是，某些影响神经系统的化学物质的紊乱要么促使危险图式的过度活动并防止它们适应危险，要么干扰"安全"模式的激活。

本质上，认知过程远非焦虑症的原因，认知过程构成了使机体自我调节以适应环境的主要原理。一旦各种各样的因素干扰到机体的正常运行，它就形成一种机制，通过这种机制焦虑障碍或其他障碍就应运而生了。

广泛性焦虑障碍

症状

焦虑障碍的症状反映了认知、情感和行为系统过度活动。情感和身体症状见表 6.1，认知—行为综合症状见表 6.2。最普遍的症状就是不能放松。据悉，在 100 个病例中高达 96.6% 的患者表现出各种系统的过度活动、不适当的焦虑情感和思绪万千。其他的情感 - 身体症状反映了焦虑带来的影响（恐惧、害怕），肌肉活动（紧张、跳动）、交感神经系统的激活（手心冒汗、心跳加速）以及副交感神经系统的激活（全身冒汗、呼吸困难、尿急、恶心、腹泻及晕眩感）。也有一些征兆显示运动系统的"崩溃"（感觉颤动、全身虚弱发力）。

表 6.1　广泛性焦虑障碍中情感和身体症状发生的频率

症　状	频　率 /%
不能放松	96.6
紧张	86.2
恐惧	79.3
神经质	72.4
不安	62.1
浑身乏力	58.6
手心冒汗	51.7
害怕	51.7
心跳加速	48.3
脸色潮红	48.3
颤抖	44.8
全身出汗	37.9
呼吸困难	34.5
尿急	34.5
恶心	31.0
腹泻	31.0
晕厥或晕眩感	27.6
脸色惨白	24.1
窒息感	13.8
真正晕厥	3.4

表 6.2　广泛性焦虑障碍中认知和行为症状发生的频率

症　状	频　率 /%
注意力难以集中	86.2
害怕失去控制	75.9
害怕被拒绝	72.4
不能控制思维	72.4
意识模糊	69.0
思维模糊	65.5
想不起一些重要事情	55.2
言语不清	44.8
说话断断续续	44.8
恐惧遭受攻击	34.5
恐惧死亡	34.5
手抖	31.0
身体东摇西摆	31.0
身体摇晃	27.0
口吃	24.1

　　认知障碍最普遍的症状就是注意力难以集中（86.2%）。十分频繁的意识模糊、思维模糊、无法控制思维，这些表明"认知缺陷"是广泛性焦虑障碍的一个重要方面。关于危险的最常见的症状就是害怕失去控制，这种症状发生在 75.9% 的患者身上，因此这也是广泛性焦虑障碍出乎意料的一个重要特征。害怕遭到拒绝（占 72.4%）几乎也是一个普遍的症状。

　　交流的困难（例如说话断断续续）在大部分的患者中都存在，所以也被认为是一个主要的特征。同样的，某些不能控制行为活动的症状（颤抖、摇摆）也占了很大的比例。总的来说，症状学采取一个整体的观点认为这些症状是各个系统活动性的合成物。

广泛性焦虑障碍的类型

广泛性焦虑障碍的认知内容大体有两种类型。第一种，出现了创伤性事件，引起了真实的伤害或伤害的威胁或人际关系的威胁。这种障碍最明显的表现是"战场神经官能症"，其特点表现为有关战斗中灾难事件持续的观念作用。类似的创伤反应却在老百姓的生活中较少出现，而它也可能由外科手术或是目睹杀人等这些令人毛骨悚然的事情促成。人们发现这些创伤性反应在急性焦虑状态下最为常见。广泛性焦虑障碍的第二种形式似乎是一个人在早期发展过程中经历过的那种恐惧的延伸和加剧，并将持续一个更漫长的过程。

急性焦虑状态 急性焦虑综合征发生在那些被认为对个体的身体或心理生存构成巨大威胁的情形下。这一综合征通常发生在身处危险境地，或者身处有危险的表象中。这种表象是如此逼真地让人相信，至少是稍微有些相信：他的生命受到威胁。急性焦虑综合征由全身的活动而形成直接的动作。包括了反射行为（逃跑、僵持）、焦虑的主观体验和自主神经系统（心悸、呼吸急促、排汗多）的激活。由于强烈的躯体感觉和情感，这种状态可能升级为惊恐发作。

危险若没被知觉为即刻的，就可能出现局部的肌肉和自主神经活动。在这一点上，活动主要是由交感神经支配。当个体陷入危险情形，可能会出现从准备采取行动到普遍抑制（干扰了思维和言语自发的活动性和流利性）的转变。再者，有些易感人群（恐惧血液或伤口的患者）将经历一个从交感神经系统活动到张力缺乏（虚弱、颤抖）、副交感神经（晕眩或昏厥）反应的转变。

我们将根据促成焦虑的创伤性事件的类型来讨论急性综合征，即严重威胁到生命或身体（肢体残缺）的事件以及对重要的人际关系造成严重威胁的事件。

涉及身体危险的创伤事件 广泛性焦虑障碍的第一大类型可以称之为"创伤性焦虑障碍"。这种情况已被列入《精神疾病诊断与统计手册》（*The Diagnostic and Statistical Manual of Mental Disorders*, 简称 DSM,

下同）"创伤后应激障碍"类型中。在这种障碍中，最大的问题通常是涉及一个能感知到的对个人健康或生命的威胁。据我们以往的经验能得知，一件可怕的事情，例如外科手术或是一次事故，将对人产生刻骨铭心的不可磨灭的影响。这种影响会存留在他心灵深处，任何相关的刺激都可能使它一触即发。这类经验的特性——例如，它威胁性命的本质以及病人的无助感——动摇了他应对这一情形的信念，因此难免会胡思乱想。许多急性焦虑症患者在直接或间接地令人恐惧的经历之后有过急性发作，一直持续数天甚至数个星期患者才寻求帮助。

自发意象 例如，一个司机在他开车的过程中可能不断地幻想发生交通事故的情形。每一次这样的幻想就产生了焦虑，这种焦虑越来越强，致使他不得不休假。这一障碍发生在他目睹了一场惨痛的巴士意外之后。即使他辞去工作，他的这种焦虑仍然存在。另一位病人，其急性焦虑出现在一次车祸后，不断地在他的脑海中"回放"事故的经过。第三位病人，当得知她最好的朋友得了癌症之后，开始不断幻想自己也会死于癌症，因而忧心忡忡。在这些情况下，似乎是想象导致了不愉快的焦虑。

在这些情况下，自发或"难以自控的"意象被激活，如果患者不能终止这样的意象，它往往会持续下去（Beck，1970）。我们发现，在这些急性综合征下的幻想有以下特征：首先，它们不受主观意志的控制。尽管一个人努力试图让自己摆脱它们，却只是徒劳。它们可能会时不时地被一些相关刺激唤醒。例如，听到某人出意外了或是又得了绝症的时候。然而，在没受任何特定的外部刺激的情况下它们通常也会发生。一旦这种意象开始出现，就很难将其"关闭"。这些意象本身会持续或不断重复自己，直到他的注意力被分散或是进入睡眠状态。其次，对那些有着意象经历的人而言，那些悲伤的事历历在目仿佛就发生在当下，也就是说，他已辨不清意象和当下的现实。就好像又回到了过去。最后，可想而知，恐惧与焦虑的盛衰都是基于幻想中事情发展的先后顺序。

可以说创伤性神经症的核心问题在于：正常人能迅速地分清这一刺激是否是真实危险的信号。当他能把这一刺激看成是无关紧要的声响或场景而不再认为是一个危险信号时，他的焦虑也会消失得无影无踪。反之，若焦虑症患者不辨安危，并继续把这种声响当做是一个危险的信号的话，他就会满脑子想着危险。一旦一种刺激已被列为危险信号，这个刺激就与"危险"概念联系起来了。

创伤性社会心理事件 这种障碍通常在开始时有能识别的诱发性"原因"，如创伤性事件（例如，岌岌可危的破裂关系），需求和期望的突然增加（例如一个小孩的出生、一份要求更高的工作），或者在一种情形下威胁性因素的增加。这件事情的结果将危害到某种受到重视的功能，正如无论在家里还是在单位，都要维护好人际关系和充分履行好责任。

一个人在面对这些威胁时的自动反应就是采取自我保护措施，这就导致了对目标取向的行为的突⋯⋯手忙脚乱只会使一个人在履行重要职能时显得更笨⋯⋯他或是轻视他的人（例如他的情人或老板）在场⋯⋯巴巴。即使不是处在威胁性情形，这个人也会⋯⋯他会想象自己被抛弃、解雇或是犯大错。在对其⋯⋯"后，他不仅会心急如焚，也会担心自己可能疏⋯⋯上犯了严重错误。正是这些导致了他的心理障碍。

急性焦虑反应的另一后果便是出现一系列的身体症状，如头痛、肠胃紊乱、胸闷、心悸等。这些身体症状继而引发对严重的身体疾病的恐惧，使人陷入不断恐惧的纠结中。这导致了更多的症状，从而加强了脆弱感，逐渐削弱了效能感。这种恶性循环有助于解释为什么焦虑状态只增不减。

慢性焦虑障碍 预期性焦虑是慢性焦虑障碍中最重要的，例子如下：①一位大学生会一整个学年都焦虑不安，因为他认为自己会表现不佳(根据他自己的标准)。他在学习时、进教室前或考试前、考试中、考试后——总之，任何时候都会感到焦虑。②有一位年轻的精神科医师，只要听到电话铃响，他就总感觉是他的病人旧病复发或自杀。其他时间，他担心自己没医治他的病人，担心上司可能对他的行为不满，或者担心患者病情加重。③一个报社记者在她的工作情形中长期焦虑：她总担心被采访的人会觉得自己是个无用的记者，担心编辑会拒绝写好的报道，还担心读者不喜欢她发表的文章。在报社时，她总会担心别的工作人员正注视着她的一举一动。

在所有这些情况下，焦虑似乎是患者在绝大部分人生中经历的所有问题的延伸。看来，这些慢性焦虑患者的一个最常见的特点便是：将在发育期产生的恐惧延续至成年期。

与发展性恐惧相关的领域可以被归纳为：围绕与其他个体的关系问题（社会性）以及有关的认同、控制、自主性、健康状况（个性）的问题。一个人的生存、欲望的满足和目标的达成，在一定程度上依赖于其他人的支持。某种程度上，也取决于自身让别人乐意支持你的这样一种能力、在各种危险中的自我保护能力以及实现其目标的能力。因此，社会心理的恐惧其内容包括：失去照顾者并因此容易受到伤害或死亡的威胁，或者是在家外的不当行为遭嘲笑或遭拒绝的威胁。此外，一个人越担心自己没能力，反而会影响他对问题情形的掌控，使其不能达到目标。在发展时期，许多恐惧的潜在来源相对而言平静得多，因为小孩有其亲属团的保护和支持。随着年龄的增长，不得不独自去面对这样那样的危险，并不得不靠自己积累的技能来应对这些危险。

当新技能的发展尚未跟上新的要求时，个人可能就会有对失败的恐惧，在公众面前表现不佳，遭冷嘲热讽。再加上担心自己达不到成熟处事的期望，他就可能继续容易受到对关键人物亲密性和依恋的威胁——因此容易产生对遗弃和排斥的恐惧。除了害怕确立自主性和掌控问题外，还担心因外部的控制和约束剥夺了自己的个性和自由感。

奇怪的是，这种对无能行为的恐惧在一个人能力得到了全面提高之后仍可能持续很长时间。技能的发展未必就能消除这种无能感和对于失败的恐惧感。一个已经有能力发起一场谈话、提出请求并能当众说出自己的想法的青年，可能仍很担心自己显得愚昧或是笨拙。因此，一个人在发展阶段存在着三方面相关的问题：恐惧自己是无能的、恐惧表现得无能、恐惧失去关键人物的支持。这些恐惧是许多焦虑障碍与社交恐惧症发展的关键。

除了对处理问题能力的恐惧之外，还有对天灾人祸的恐惧，如意外事故或是疾病灾害。这些灾难事件不仅无法控制，而且还不同程度地需要通过外界援助来缓解其影响。无论在家或是学校，大家自愿帮别人止血、诊断或是叫医生。然而，自主性增加的代价却是减少了这一类的帮助。因此，那些担心有不可抗拒的身体、心理和行为障碍的人会坚持需要照顾者，并在接近照顾者受到限制的情形中时他会感到受到威胁。在广场恐惧症中，对灾难的恐惧和对于远离照顾者的恐惧，这两者的联系表现得十分明显，但在很多其他焦虑状态中却较少出现。

由此看来，人是受两种对立模式的影响：自信心，基于已被证实的应对挑战时成功的程度；脆弱性，根源于早期实际能力的缺乏。当一个人的自信心或"自我效能感评估"（Bandura，1982）被牢固地建立后，那么他的自我怀疑和不确定性可能会得到暂时的平息。然而，一旦激活了其脆弱性或是不安全性模式，则可能极大动摇其自信的基础。不安全感会严重妨碍其面对威胁、挑战和需求的努力。这些限制是通过会带来严重后果的抑制、痛苦的焦虑和广泛性的回避等方式表现出来，所有的这些都影响其运作，也使其更担心自己无能的表现和随之而来的失败和轻视。

广泛性焦虑障碍可能源于有关个体处理问题的能力和他人对其接纳度的成长性焦虑的再次激活或延伸。因此，我们常常看到，当一个人的生活朝更大需求和更高期望发展，当来自亲人的支持减少，抑或是当他体验到自信心和接纳度降低时，障碍就出现了。

从这个意义上讲，广泛性焦虑障碍可能有别于社交恐惧症。前者通常是自信心在之前的水平上不断减少。在社交恐惧症中，则是指个体还没掌握社交所需的技能。例如，他可能觉得在接触陌生人或与异性成员交往、权威人物谈判时感觉不知所措，无能为力。然而在熟悉的环境中却能应对自如，随着心理的逐渐成熟，社交能力和自信心也会逐步改善。

有广泛性焦虑障碍的人社交表现的一个重要特征就是：他不单单是因相关技能的缺乏或是自信心不足而受影响，而是受到已掌握技能的主动抑制，因此才会变得在前面我们已经说到的恶性循环中更容易被侮辱、嘲笑或是被利用（p.73-74）。

特殊恐惧

人们广泛地认为广泛性焦虑障碍的产生原因尚不清楚，这便产生了同义复述。患者并不关注焦虑产生的原因，临床研究者或治疗师不能从患者那进行深层次的探索。患者自发的解释通常被认为是合理的，因此不能作为恰当的研究资料（Marks，1981）。尽管广泛性焦虑障碍通常被认为是广泛而不是特定的，但是研究者或治疗师能指出形成并加剧焦虑的情况。并且，通过分析进入一个问题情形之前的焦虑（预期性焦虑）和离开之后的焦虑（回顾性焦虑），研究者至少能够对焦虑的片段作出部分解释。

通过认知分析，治疗师可以更加确定焦虑并非广泛性的，而是和特定的恐惧联系在一起的。一些恐惧看起来是离散的，这在于它们和特定的情形相关联。广泛性焦虑状态不同于恐惧症，因为广泛性焦虑中的恐惧穿插在不同的情形中。甚至当一个人没有处在受威胁的情形中，这种恐惧都可能会很活跃。我们可以通过恐惧最终产生的结果来理解，例如将要面临死亡，被拒绝或者是被袭击。一些跨情形的恐惧通常和社会心理创伤联系在一起。其他的恐惧则更普遍，并且通常和失控、不能应对困难、失败或者有潜在的致命疾病（例如心脏病）联系在一起。在一些案例中，尤其是遭遇过疾病以及特定的创伤的病人中，总有和创伤相关的思想压力。因此人们总有被伤害的想法（死亡、跌落、致残、窒息、溺水）。这些创伤和所谓的创伤后应激障碍相类似，但是由于他们不来源于"通常的人类体验范畴"，所以一般不能被诊断出来。

贝克（Beck）和勃内特（1974），福克斯（Fox）、贝克（1983）和希伯特（Hibbert）（1984）的系统研究认为，社交焦虑或者人际焦虑通常是广泛性焦虑障碍的基础。当人们处在被控制、被贬低、被拒绝或者被抛弃的危险中，他们通常会比较害怕。因此无论是在工作、娱乐或是在家时，他们不断地经历恐惧，再不断地感到焦虑。例如，在找工作面试之前，广泛性焦虑障碍患者会担心他在面试中怎样表现；在面试中，他对他的表现以及之后的结果感到忧虑；之后他会对他因表现不好而产生的消极结果感到焦虑。

贝克·劳德（Beck Laude）和勃内特（1974）发现他的患者的思维（意象和自动思维）围绕着至少以下一种广泛性恐惧，这些恐惧包括：身体受伤、生病或死亡；精神疾病；心理损伤或是失控；失败、不能应对困难；被拒绝、被轻视、受到控制。大多数患者（70%）对这些领域中的至少三种感到恐惧。没有过惊恐发作的患者主要是心理上的恐惧，而不是身体上的恐惧。基本上所有有过惊恐发作的病人都害怕身体和心理上的伤害。希伯特（1984）发现所有没有过惊恐发作的广泛性焦虑障碍患者，其主要的恐惧是不能应对其他人，而有过惊恐发作的患者则恐惧身体疾病。

广泛性焦虑障碍中恐惧的本质或许可以通过与恐惧症中的恐惧进行对比来理解。在广泛性焦虑障碍中，产生焦虑的情形通常是无法回避的。广泛性焦虑障碍患者（尤其是在惊恐障碍中）一个很大的问题是围绕持续的和不断增加的令人痛苦的内部感觉，和由此导致的对失控的恐惧或者一些严重的病理过程。有一些危险是应该处理而不是回避的，如果一个人相信他自己有心脏病，他或许会感到很无助然后寻求帮助。

另一种危险来自于人际关系领域，如果一个人在威胁性情形中不确定他的人际关系技巧，这或许有利于他把体验焦虑作为发展和提升这些技能的激励方法。一个缺乏社会技能、与社会隔绝的不成熟的人，因为他的无能而对社会活动保持冷漠，将会最终与社会隔绝并可能变得消沉。他的焦虑最后将引起他对社会的报复行为并可能阻止他发展更多适应性的行为。

本质上，焦虑（伴随的其他几种诸如羞耻感这样的消极因素）对于社会交际和成熟是一种强有力的激励。它能帮助人们远离危险的情形和阻止人们的鲁莽行为，使人们避免去接触大火、摇摆的树枝、隧道以及深水。一个人的焦虑在很大程度上可以通过发展和应用社会技能来减轻。这或许可用来解释为什么社交技能培训通常对广泛性焦虑有帮助。除了自我发展成长之外，不成熟的人或许可以通过选择向一个更具社交技能的亲属或者同伴学习来提升其对社交情形的兴趣，并最终获得自我独立。

广泛性焦虑障碍患者的恐惧或许可以用过度社会化的影响来解释。这些患者恐惧的主要因素是被轻视、被嘲笑或者是被拒绝。通常这些诱因是他们对不适当行为的感知。因此一个表现不成熟的人通常受这样的话语支配，"你还是个孩子，快长大吧"。对这种行为约束的恐惧导致了焦虑，并促使他控制自己的行为。例如，他想哭时，他不会表现出来。焦虑更进一步阻止了他的行为，久而久之，更多的焦虑便产生了。

其他主要的恐惧是失控，尤其是在惊恐发作中。这种恐惧也告诉了我们其个人标准僵化：他认为保持控制是必要的，而失控则是一种灾难。在认知治疗中心对广泛性焦虑障碍患者的恐惧的研究中，75%的人认为失控是一种主要的恐惧。

对失败的恐惧，以及对不能应对周围人对其的需求和期望的恐惧作为一个主题，贯穿在很多广泛性焦虑障碍患者的意识中。加剧这一恐惧的因素是在激烈对抗中表现出的无能，也就是对自发行动的抑制，对说话、思维和回忆的干扰。一个人感到恐惧很可能是由于他的有效沟通能力下降导致他感到脆弱和无助。不管他在接受一个重要的工作时，还是设法解决一个难题时，那种缺少技能、不能胜任工作的想法总会萦绕着他。

最初的恐惧和最终恐惧　很大程度上，人类本能的恐惧存在潜在伤害的地方和事件。某一恐惧可能来源于三个不同的级别或方面：恐惧特定的场所、情形、物体；恐惧不愉快的感觉（焦虑、恐慌、羞耻、身体疼痛、窒息等）；恐惧处在特定的地方或者由不愉快的感觉所带来的结果。前面两个是最初恐惧，他们是一个人接近令人恐惧的地方和物体所表现出来的症状（焦虑）。因此，病人有对情形的恐惧，对预期焦虑和其他症状的恐惧。

这三种类型的恐惧显然都是同一过程的组成部分，并有着逻辑联系。例如，一个年轻的女职员被告知老板想要见她。一想到要进老板办公室，她就感觉非常焦虑（情形），她对这种不愉快的经历感到害怕（情感）并希望早点结束。然后她越来越焦虑并感觉非常不好，最后当她处在那个情形中时，她害怕结果的到来，害怕自己被炒鱿鱼（结果）。在这个例子中，对情形的恐惧和预期的焦虑可以被认为是最初恐惧，而对被炒鱿鱼的恐惧则可认为是最终恐惧。

这三个方面可以根据它们在生存机制中的功能来分析。避免危险最有用的方法就是把和危险相关的、具体的、可识别的物体和地方贴上"危险"的标签。例如，小孩经常害怕黑暗和陌生的地方。尽管如此，真正的危险或许不是那个地方自身，而是在这个地方会发生的事情（例如被鬼或陌生人袭击）。这类可怕的地方是有形并且容易被识别的。一个人通常会辨别出这类地方是危险的，当他靠近这类地方时他就会感到焦虑，但他或许不知道为什么危险。对"危险"这个词字面意思的理解足够使人产生焦虑和回避行为。

下一级别的恐惧与焦虑的预期有关，就像一个人由于害怕身体疼痛而有意识地避开那些有可能使自己受伤的危险地方。所以有人由于害怕焦虑而避免暴露自己的心理创伤。具有广场恐惧症的人会说"我知道公共场所是很安全的，但是我也知道如果我去那的话，我会害怕，会感到不舒服"（从这个层面上说，恐惧具有现实性，如果那个人去那，他会感到非常不舒服）。

最后的级别与一个人如果处在危险中对有害结果的预期有关。所以如果一个人觉得自己处在危险环境中的可能性很大的话，他就会避免使自己参与那个危险的行为。他不需要焦虑来阻止他，关于危险的知识就足够了。对于焦虑症患者，直到他真正处于一个情形中时，他最终的恐惧的性质才会显现出来。因此当一个人进入教室时他会感觉紧张；当他被要求表演时，他就容易意识到他所有的害怕都集中在别人将认为他看起来很笨的这种想法上。

最初恐惧的性质或许可以用生物的自我保护功能来解释。最初恐惧可能相对比较原始，因为生物对危险地方的划分和物理、地形紧密相关。生物体有识别和判断恐惧的能力，对于危险地方的定义比较简单，在实践应用中不可能混淆。另一方面，分类的广度和宽度使它包罗万象。久而久之，人们可能经历很多错误报警，如果有害的事情真的发生的话，警报系统就显得非常有效。真正去接触被标志为危险物品的人便会在一开始就对危险的东西产生很高的警惕。焦虑迫使他们阻止真正危险的发生。即使他处在这个情形中，自我保护意识能使他直接回避并寻求帮助。

我们提到的认知疗法就是去检验某一标记为危险的情形是否是真的危险。因此，通过质疑危险的程度，评价负荷危险的自动思维和实验性暴露，患者能够分辨或者去除那些之前被错误地和某一特定情形联系在一起的恐惧。

自动思维和意象的系统研究 一份关于 32 位广泛性焦虑障碍患者的详细分析指出，每位患者预期会在身体或心理上，甚至两者上同时受到伤害（Beck,Laude and Bohnert，1974）。在急性严重的情形下，患者主要是对疾病的恐惧或者是对社会人际关系的恐惧，或者同时恐惧这两者。在慢性不怎么严重的情形中，这种恐惧的事件或创伤显得没有那么严重——表现对被批评或被拒绝或失败的预期。

在焦虑产生和加剧之前的共同主题是即将发生的危险，它们以不同的思维方式表现出来，例如"我会突发心脏病"或"我将看起来很笨"。在更严重的案例中，患者认为恐惧事件发生的可能性很高。在相对不那么严重的案例中，危险的自动思维对患者来说似乎是真的，并且受到伤害的可能性似乎很高。即使不断地证明了预期的错误性，当暴露在典型的"危险"情形时对危险的预期会再次发生。

在 32 位患者中，有 30 位患者报告他们经历过一个不愉快或灾难性经验的有意识的意象。这些视觉体验都有与言语认知相同的内容。当要求在治疗过程中体验这些幻象时，患者都能够看到不愉快的事情，并能随着视觉情形的发展感受到焦虑。某一患者报告的思维和意象的特点通常都明显地与他的概念结构独特的方面以及过去的经验有关。这些个体差异通常能很好地诠释个体整合经验的模式和焦虑唤起之间的关系。

例如，在这 32 位患者中，有 8 位患者经常产生关于死亡的焦虑观念。尽管如此，恐惧事件、与死亡的预期相联系的情形以及预期灾难的结果等，它们的本质都是完全不相同的。例如，一位女性患者害怕心脏病或窒息引起的突然死亡。这种恐惧在经历过两次与胸部疼痛和呼吸困难相关的晕厥后变得更加强烈。她误以为这是心脏病发作，对医生诊断的担心更加剧了这种不正确的观念。尽管到最后，没有证据显示她患了任何病。

另外一位女性特别害怕死于慢性的恶性疾病，与慢性疼痛、消瘦和残废有关。她的一个好朋友也经受着慢性神经性疾病的折磨。我们的广泛性焦虑障碍患者经历了无法解释的疼痛和感觉异常，这些疼痛在这个研究中的检查前已经消失了好几年。她认为她身上每一处不同平常的反应都是疾病的信号。这些想法在经历严重的焦虑发作时达到顶点。

第三位女性晚上独自一人的时候被一个士兵强奸了，她认为这些可怕的情绪随时在提醒她并足够她痛苦一辈子。当独自在家或者是单独走在城里时，她总会有被袭击的幻想。我们应该意识到她真正害怕的不是再次被强奸，而是她所设想的，她感到恐惧而引起的灾难性结果。她相信她至少会立即瘫痪，并有可能最后死于恐惧。

第四位病人主要是担心突然意外地死亡。受正统的天主教背景影响，如果她没有准备好死亡的话，她害怕死后会受到惩罚。在孩童时期她被警告过几次，如果她以后在生活中懒惰或者有罪的话，她可能会在睡梦中，在没有准备和没有警告的情况下死亡，在地狱中醒来。渐渐地，她就会相信自己会因不可预知的事情而导致死亡。

其他所有害怕死亡的患者可以追溯到他们实际生活中经历过的恐惧。一个害怕心脏病发作的女性亲眼目击她妈妈受咽痛的折磨并最终导致了死亡。另外一个患者由于在手术中接受麻醉而有严重的窒息情况，所以他总是担心自己会窒息死亡。另外还有患者对青霉素过敏，总害怕随时会突然死亡。

在 10 例患者中，害怕被拒绝是焦虑的前奏。然而，不同的患者所预期拒绝的特征和结果并不相同。一个患者害怕自己的行为会被他的同事朋友们认为很古怪、离奇或是令人讨厌，并因此不可避免地被他的朋友们排斥。他预计这样的拒绝会延伸到完全遭排斥，他也会过着无法忍受的孤独的生活。

但是，另一位患者预期完全排斥的拒绝会带来灾难性的结果，他害怕被认为在智力上有缺陷而不能融入同龄人中。很重要的是，这两位患者也有些担心遭到其他人的身体攻击。

另外一名患者对拒绝的恐惧和他认为会被社会群体共同排斥的表象有关，但是预期的拒绝限制在某个特定情形之下——即，大型团体和与人交流的情形——并未延伸到所有的社交环境。在 6 名病患中，由于在特定场合的不当表现，与焦虑相关的思维和表象的主题内容经常出现羞辱和歧视。患者预期的拒绝源于在特定情况下与其他人进行不利的比较，通常与工作、学校或社会情形有关。但是他们不会预期完全被所有人排斥或者被所有的社会交往都排除在外。

福克斯和贝克 （1983）在一份关于广泛性焦虑障碍患者的研究中指出了一个人面对危险表现出的自动思维和体验到的焦虑两者之间的相似关系。在所有的例子中都表现出了身体的或心理的脆弱性。心理的危险集中在缺乏应对问题的能力；害怕被注意，害怕被轻视，被孤立；最终害怕失败。

希伯特在 1984 年关于广泛性焦虑障碍患者的一份研究中报告了这些相似的主题。在这些广泛性焦虑障碍患者中患有惊恐障碍的人主要是害怕身体上的伤害，而那些没有患有惊恐障碍的患者则是害怕不能应对心理问题。

这些研究清晰地表明了认知成分在焦虑神经症中的存在，不管是以口头形式还是视觉表象发生的特定认知都集中于个人的危险这一主题。与焦虑综合征中的情感和生理因素一样，有研究不断地报告这些特定的认知。

在广泛观察了这些接受心理治疗的患者的自我报告后发现，一个最常见的结果就是对危险的预期通常先于焦虑的发作或恶化。随着治疗师给出的说明或信息，对现实检验的不断关注以及对现实与幻想之间区别的不断增强，患者认为伤害的可能性减少了，个人的主观痛苦也慢慢消散了。

广泛性焦虑障碍的自我概念

文献中关于自我概念的一般定义各有不同，有的认为是在特定情形中关于某一高特殊性技能的一组信念；有的认为是对诸如懦弱或性格缺陷——不能应对日常生活中的需求、期望和问题——或者是超人或天才，这样的自我的总体全面的观点。

对严重的焦虑症患者而言，绝大部分的生活情况都存在威胁，因为"不适当"的表现让他不断受到负面的评价，遭拒绝。脆弱性的观点可能发展为绝望无效的观念。而这会导致放弃的想法，放弃正常的目标，却期望得到正常的回报。此时，自我概念已经从焦虑转向了抑郁。

在广泛性焦虑障碍中，自我概念的观点可通过分析直接的人际冲突的情形反应来阐述。例如：①与权威人物的冲突（例如，老师、老板）；②与群体的冲突（例如，在公共场合说话）；③服从能力的直接评价（例如，参加考试、竞技运动）；④服从社会评价（例如，约会）；⑤和陌生人的冲突（例如销售员）。

先前的冲突都涉及一个人生活的重要方面——即，所知觉到的处理问题的能力，获得尊重、个性被接纳、权利得到认可的能力。一个人是通过评价来判断的（至少他认为是这样）。即使他不被他人判断，他也可以认为自己可能损失惨重而严格地评判自己的行为。自信心的下降导致了焦虑感或实际的焦虑持续偏低。由于这种焦虑背景，一些由于诸如疲劳等因素而带来的进一步的效能降低就可能损害对思维和行为的自我控制感。此外，一次激烈的对抗可能产生言语和行为抑制，从而进一步限制效能感和降低自信心。

广泛性焦虑障碍患者不同于抑郁症患者，他们能看到自身人格的积极方面，并且也能区分自我持续概念带来的不恰当行为的后果。他认为自己存在行为缺陷，而没有人格缺陷。因此，他便会认为"我出洋相了"——这一陈述表明在行为之前，他并不认为自己是个傻瓜，也不会认为出洋相是因为他的人格或者是持久的性格引起的。然而，抑郁症患者则会认为这是一个不适当人格的无能表现。

焦虑者的自我意象围绕着对情形中知觉到的风险程度的不同而不同。因此，在不危险的情况下，他很可能认为自己有能力胜任，能有所作为。但一旦面临危险，例如和权威人物发生冲突时，他就开始认为自己孩子气，又小又笨。

这一可被称为"收缩现象"的观察表明，这样的人至少有两个自我意象：一方面，有能力、成熟、有信心；另一方面，不称职、不成熟、缺乏信心。可想而知，这些相互矛盾的自我概念有激励的特性，导致了相应的行为产生。此外，它很可能有着一定程度的适应功能，这些消极观念发挥着检查不安全活动中过度的、长期的风险的作用。不管怎样，当一个人试图阻止这种危险时，就会出现一些消极意象，如体弱无力、舌头打结、不能活动等。

焦虑和抑郁中的自我批评

消极概念的另一方面是自我批判。很显然，即使在特定的威胁情形下，诸如考试或是准备报告，焦虑的人们很可能会责怪自己没有准备得更好，没有更专注，或是没有做得和其他同学或同事好。就像我们说过的，人的焦虑不同于抑郁，焦虑者更多的情况下是自责，而抑郁者则是批评具体的准备工作和能力方面的不足。事实上，批评会产生焦虑——看似他仅仅是想提醒自己，他的不足会造成严重后果。

根据批评的对象可以把这两类人的差别概括为：焦虑的人往往因为某个具体的缺点而责备自己（"行为的自责"），例如，怪自己没有做好充分准备，没好好利用时间，或对某个问题存在误解等；抑郁的人却因全部的不足而自责（"性格的自责"），例如，怪自己愚蠢、懒惰，这不好那也不好（Beck，1976；Peterson and Seligman，1984）。

焦虑和抑郁之间的区别

焦虑和抑郁之间有一个明显的重叠，这就是广泛性焦虑症患者通常表现得很沮丧，而抑郁症患者通常却表现得很焦虑。而且，即使是"单纯的"焦虑症或抑郁症也在贬低的自我概念（如前所述）、消极的预期和评估当前经验的消极偏见等几个方面表现出了大致相同的特征。然而，这两类人之间的差异解释并阐明了这两种障碍的具体本质。

1. 在抑郁症中，消极评估是无处不在的、全局性的、排他性的。而在焦虑症中却是有选择性的、具体的，并没有涵盖功能的所有方面，并且不排除有积极因素的考虑。

2. 焦虑患者对未来仍有所憧憬，并不会主动放弃。抑郁患者则以为前途暗淡无光，认为自己已经失去了"基本的"关系，成败已定，他自愿放弃。

3. 焦虑症患者并不会把自己的不足或错误看做是不可改变的，不会认为代表着自我人格核心的败坏，也不是证明自我厌恶。抑郁症患者则把自己的错误等同于自己是个"彻头彻尾"的有缺陷的人，以致万劫不复。

4. 焦虑症患者的消极评价是暂时的，不确定的。而抑郁症患者则是绝对的。通过检测这两种综合征的特定维度，两者间的差异将会更为突出。

5. 焦虑症患者预期他的人际交往，理想和目标，处理问题的能力，恰当的表现，他的健康或生存可能存在伤害。抑郁症患者却遗憾，他失去了满足感的源泉，在他的目标上他已经失败了，他已经生病了，他已经无力做任何事情来改变这种不幸或是表现得更好。

6. 抑郁的人有这样一个总体观点，认为没有任何事情对他而言是好的；他为此感到遗憾和悲伤。然而，当面对特定的人，例如，有老板或是观众在场的话，他就可能会出现广泛性焦虑障碍患者的症状——焦虑。而焦虑症患者只会预感某一件具体事情可能会变得更糟——例如，冲突。

广泛性焦虑障碍和情感障碍在认知—动机—行为上的不同可以从具体的心理机能或维度上来讨论。

回避　抑郁者不愿做日常生活琐事——例如，打电话、接信、核对支票存款户头、起床、做家务、外出散步、做饭等。

焦虑患者，像我们说过的，只逃避那些具体事情，例如，危及其切身利益的事，当前可能出现的冲突、失败或无法应对的事情（公开露面、邀请某人社交应酬、要求晋升）。如果在这种情形下危险的可能性减少了，患者会重拾解决问题的信心，几乎不会回避这种情形了；的确，他也就有去做的信心。在这种情况下，焦虑患者对消极对抗中的波动更为敏感，并据此调节自己的接近—回避的行为。

动机和能力　抑郁患者"缺乏"完成任务的能量。他们体验到一种动机发动组织的投注不足，意志力的缺乏和精神运动发育迟缓就是最好的见证。

焦虑患者通常有能力去从事一些项目（例如，准备考试、参加比赛），但可能受到抑制（反—发泄）。对一些自动地反对或提供违其愿望，以及可能同样在行为或有效心理活动的主动抑制中表现出来的内在力量，他有一个主观的体验。一些患者称之为僵硬运动麻痹（浑身肌肉紧绷）和精神麻痹。如果这种主观抑制解除了，那么人就有足够的精力来完成他的任务。例如，一个年轻男子，当他准备亲自打电话约一个女孩时感到无比压抑（难于启齿，脑袋一片空白）。当被告知，她非常高兴地接受他的邀请，乐意和他一起出去时，这种压抑感便消失得无影无踪了。于是，也便能和她侃侃而谈。如果他是抑郁的，那就不可能做到这点。

抑郁患者放弃了所有目标和理想。因此，看不见他的任何尝试。焦虑患者则渴望追求梦想，但脆弱感、害怕受伤害和自动的反射性抑制却让他们无能为力。

对失败的预期　抑郁患者预期会失败。他还什么都没去做，他也会觉得遗憾——好像已经失败了一样。当他设想了当日的活动，他就想"我不能做到这一点——我不知道说什么——我今天任何事情都完不成"，他会感到悲伤和沮丧。更严重一点的情况，患者已经断定工作负担太重，他甚至不会作出任何努力，因此，即使是在充满希望的早上，他就已经宣告了这一天的失败。

焦虑患者极其害怕失败和失败带来的结果。但他仍把事情看做是还未发生的。例如，一个学生可能认为"如果我不写完论文，就会被责令退学"，他甚至相信很有可能将被退学，但他没把这种预期的失败当成是既成事实。虽然如此，由于他考虑到退学将会是日后痛苦的根源，所以他体验到焦虑（不是悲伤，因为失败还没有发生）。

我们应该注意到，焦虑与失败无关，除非是有关切身利益问题。例如，一个焦虑的普通医科学生，决定参加法学院的入学考试，仅仅为了给别人看他有多么优秀或是打一个赌。虽然过去他从不担心医学考试，也不会有对法学考试感到担忧，因为就他自己的需要和期望而言都还没到生死攸关的地步。他的动机很好，但是太强了，因为只有高分才能让他满足。反之，一个抑郁的大学生，对法学很感兴趣，不想参加考试，他认为自己遭受的失败没有任何意义，因为他坚信他完全没有能力完成这项工作。

自我概念 关于自我概念的不同已经在这一话题的章节中作过讨论。简言之，焦虑患者集中在特定领域其技能、处理或解决问题的策略等方面的不足上。他的不确定是因为，他认为这些方面的不确定都可能在压力或冲突的情形下暴露出弱点。抑郁患者通常都是不现实地、消极地过分概括自己的弱点。

还应注意的是，当可能的失败，诸如一些担心的事或可能的恐惧成为事实时，焦虑患者才会接受他失败的这一结果（令自己羞耻）。另一方面，抑郁患者，当事件还没开始就知道了结果，因为他已经向失败妥协，宣告了自己的失败。他是否参加考试对他而言已无关紧要，不管怎样，他都是个失败者。

自动思维 伴随焦虑的自动思维不同于那些由于悲伤引起的思维，并且反映了抑郁症和焦虑障碍在概念内容上的不同。在一项系统的研究中，门诊病人被要求检测在特定情形中的典型想法，以此来表明这种相关的感觉。以下的自动思维在进入一个社会情形中时会经常发生，并与焦虑有关，但没有悲伤。如"我会出丑。""我不知道该说什么。""人们会笑话我。"伴随悲伤的自动思维包括："我是社交失败者。""我永远不会像别人那么好。"

当患者在进行一个项目时，产生焦虑的想法有："要是我失败了呢？""其他事情可能会妨碍我。""我没有足够的时间把一件工作做好。""我落后了。"

与悲伤相连的典型想法有："我永远都不会有我预想的那么能

干。""我的能力大不如从前。"

在人类身体健康的种类中，我们发现，焦虑与特定的伤害或疾病的可能性（"如果我生病了，成了病人怎么办？"），以及与过分概括的悲伤（我是一个有缺陷的人）联系在一起。

惊恐障碍

描述

查尔斯·达尔文为动物遇到恐惧时身体和行为方面的特点作了如下描述：

> 所有动物，或者说大多数动物，即使是一只小鸟，也会在恐惧来袭时浑身颤抖，皮肤发白，冷汗淋漓，毛发倒竖。由于括约肌的放松，消化道液和肾上腺素开始不自觉地分泌。这种情况和人差不多，也和我所见过的牛、狗、猫以及猴子等动物相似。动物的呼吸变得急促，心率加快，心脏狂跳。但是这种心跳加速是否促进了血液在体内的循环呢？值得怀疑，因为体表在此时显得没有血色，肌肉的力量也迅速消退。遇到恐惧时，动物会在智力方面受到极大影响，紧接着会精神崩溃，甚至晕厥。有人在广告牌下见过一只受惊的金丝雀，当时它不仅浑身颤抖，扭动，而且晕了过去。我也曾目睹过，一只被我抓住的知更鸟，在我手中好一会儿不省人事，害得我还以为它死了。（Darwin, 1872: 77）

达尔文继续阐明他的观点：恐惧来源于动物在进化过程中受到的无数伤害；也许动物正是为了防卫有可能发生的伤害，自动地使自己的身体进入如上状态。

一个曾陷入恐慌的女人写下了这么一段详细的文字。将这段文字与达尔文的描述对比一下就可以发现，恐惧的症状大同小异——呼吸急促、心率加速、汗流不止、头晕目眩、思维迟钝。

　　我的呼吸开始变得短促。我觉得我都快断气了。空气好像变得稀薄，连气味都嗅不到了。我就这样短促、快速地吸气。我看到我自己在大口喘气，就像医院里的病人一样。我感到头昏脑涨，找不着方向。我坐立不安，到处乱窜，然后颤抖、流汗，我感到我已经神志不清了，说不定马上就会精神错乱，干出自残或伤人之类的事情。我的心跳开始加快，胸口发疼，胸部紧绷。我惊慌得厉害，生怕这种感觉会一直持续下去。然后我又感到十分的不安，怕没人来帮助我。我怕自己会死掉。我想逃到某个安全的地方，但是不知道该往哪儿跑。

　　这位患者对她惊恐障碍的描述揭示了这一精神障碍的秘密。希恩（Sheehan，1982）报告，总人口的2%~5%患有惊恐障碍，在一项心脏病学实践中心脏病患者的10%~14%具有惊恐障碍。最严重的时候，这种症状还会伴随着各种各样的紧张、抑郁、陌生体验：

　　1.这样的反应和体验在性质上一般是不一样的。一些患者把这种陌生感比作是由药物引起的不良反应或者一场噩梦。一些熟悉的外部物体变得怪异、扭曲和虚幻。患者体内的感觉也会变得陌生和不同寻常，四肢或者内脏会丧失正常的知觉。患者有可能遇到一些异常感，或者会感到手脚麻痹（感觉异常）。患者也可能会感到身体十分沉重或失重。

　　2.也许惊恐发作最可怕的方面是个人总是理所当然地认为控制减少了，因而他不得不挣扎着保持或恢复对聚焦、集中、注意力和行动的自我控制。有时，集中注意力困难会扩展到失去意识的感觉上，但实际失去意识的情况很少见。他构思有困难，或是贯彻一致的思维或推理逻辑线索有困难。他对周围事物的感知改变了，他会觉得知觉和这事无关，感觉遥远而陌生。然而，自相矛盾地，他又会对某些刺激非常敏感，特别是令人恐惧的那些人的声音似乎突然急速提高了或产生了回声（Beck，1976：78）。

　　3.他经常感到晕头转向。尽管他能够正确判断自己是谁，自己在哪里，他对"这是真实的我"感到不确定。这个障碍的极端形式称之为"灾害性反应"。他开始明确地描述那些不可思议的经历，例如，"我不觉得我真在这儿——我觉得不一样——事情看起来完全是两码事"。通过这样的描述："我觉得我马上要晕倒""我觉得我情不自禁""我要疯了""我要崩溃了""我要死了""我会患脑溢血"，我们可以捕捉到怪异体验的特性。尽管患者经常把"奇怪的感觉"视为精神不正常，但事实上这只是急性神经症的反应，而不是精神病。

4. 当然，惊恐发作的显著特征就是感觉自己被不可控制的焦虑吞噬了。这种感觉被描述成"难以忍受的痛苦"和"我能想象的最糟糕的经历"。惊恐发作的其他基本特征是推理能力的自动抑制。个人能意识到惊恐发作可能是"错误的报警"，他甚至能够回忆起以前的惊恐发作原来是无害的。然而，他却不能把这些道理用来抵抗症状和可怕观念的冲击。他对这一强烈的想法仍无法释怀，"这次是真的，我真的会死（失控、窒息、快要疯了）"。

5. 此外，患者有一系列与副交感神经系统或胆碱能的激活和动力崩溃相联系的症状：眩晕、浑身乏力。这些症状通常比我们更熟悉的心悸和与急性焦虑引起的全身流汗更恐怖。此外，大量症状，如四肢的极端异常感、失去意识的感觉，可能是快速换气和吸气的结果（换气过度综合征）。

尽管惊恐发作被形容为"自发的"，我们发现那些受过监控焦虑训练的人，能识别那些伴随以令人恐惧的自动思维作为发作前奏的"令人费解"的生理感觉（如昏厥或是"心悸"）。在发作时，患者会有具体的恐惧。以他们的角度来看，危险是真实的、合情合理的。如果我们问一个患者："发作时，你们怕什么？"我们能得知什么？起初，他的注意力过于集中在他的焦虑、异常感的状态和失控上，以至于他发现自己很难把注意力集中在问题上。他很少内省，但他可能作出反应。通常，但并不总是，他被他会死的念头弄得不知所措。他对出乎意料的身体感觉没有善意的解释，这种身体感觉激活了他对死亡的恐惧。他把身体上的苦恼视为毁灭性的身体疾病，并变得更焦虑，症状更明显，于是形成了连锁反应。

惊恐发作的含义

惊恐发作似乎意味着在面临严重危险时的无助。这种无助感似乎是内部机制的原因。这种内部机制使人相信他深陷危险境地或是无法忍受内部错乱。对自身脆弱性的恐惧与心理反应、情感反应相互作用，产生了一种恶性循环。随着症状的发作，个体作出了一系列的反应。

例如，一位患者因饮食不慎引起腹部疼痛。他全身的各个系统就开始以下面的顺序被激活。

1. 认知："可怕的事情可能会发生。"

2. 生理：自主神经系统的激活——心跳加速、晕眩、更多的腹部感觉（欲呕的感觉），出汗。

情感：焦虑。

"精神"：阻滞、分心、意识模糊。

3. 认知："一些可怕的事情将要发生。我无法控制自己的思想、感觉、行为。这可能是我要死了的一个迹象（发疯，失控，等等）。"

4. 认知的详细阐述逐步升级："如果我不停止这种感觉的话，一定会糟糕透了。这意味着它会一直持续（意指死亡、精神错乱、杀人）。如果得不到帮助，我就完了。"

认知-情感-生理机制似乎全都旨在产生：①他面临不可控制的内部障碍危险的信念。②对精神错乱会演变成终极灾难的恐惧。③他应该向看护人员求助的想法。

由这种机制引发的具体恐惧因人而异。但似乎和一些特殊感觉有关：

腹部症状或胸部疼痛＋晕厥＝心脏病发作。

有四肢僵持、震颤，肌肉乏力的异常感觉＝中风。

心理功能的变化（难以集中精力、含糊不清、人格解体等）＝早期精神错乱或脑意外。

晕厥＝在公共场合昏倒和丢脸，或失去知觉导致昏迷和死亡。

呼吸困难＝"我会停止呼吸，会死。"

内在感知失控的总体感觉＝失控或怪异行为，精神错乱，行凶或其他反社会行为，自杀，强暴、强奸。

关键的致命症状是一个人对心理、身体和情感症状控制的无能。当一个人的焦虑强烈到让他认为自己已经无法控制，并且焦虑感也不会自动消退时，他开始使问题严重化："这不可能是单纯的情绪不安。我要心脏病发作了（中风、肠子断裂）"；"我要疯了（陷入昏迷）"；或者"我将被迫出现怪异行为（自杀、破坏性行为、性发泄行为）"。

就"简单恐惧症"（恐惧动物、恐高、恐惧封闭空间）而言，通过逃离恐惧情形，痛苦得以减轻。但是，如果逃避是不可能的话，那么个人就会惊恐发作，类似于刚刚描述的那种情况。在广场恐惧症中，个人被困，因此"需要"帮助以便营救。为了避免恐慌，在他旁边要么必须有一个看护人，要么确保他能很容易找到看护人。

以下几个观察结果支持了失控的重要性：首先，据报道，与表现焦虑有关的惊恐发作，可以通过阻断交感神经系统的药物（"测试版肾上腺阻滞剂"）来控制。这些药物能减缓心悸亢进和颤抖（但不是恐慌的其他症状）。因此，这个人认为正在被控制（通过药物）的症状的恶化会有一个限度，他不再担心不能接受的那些灾难性后果。"测试版阻滞剂"对广泛性焦虑障碍没有任何作用（Sheehan，1982）。当病人的问题主要是（预期性）焦虑时，不会要求通过药物来防止症状恶化，因为恶化并不是这一阶段的核心问题。安定片对广泛性焦虑障碍有效，而对惊恐发作不起任何作用，因为它主要针对焦虑的主观感受，而不是行为或生理的反应，它不是把"塞子"塞到应激反应（心悸亢进、头晕、呆滞）的急性症状中。

惊恐发作的功能分析

急性原始机制在这些情况下起作用。然而，这些机制不受意志控制，事实上，是有违心意的。根据具体情况，一个人最初的生理反应可能是僵持（来应对不明确的危险），精神振奋的或者无力地站着不动（防止跌倒），呕吐或咳嗽（以防止气道阻塞），闪避或跳起来（以躲开移动物体）。这些条件反射是用来防止死亡或受伤的，但事实上却可能因为它们是自动的、刻板的，是由心理或物理上的危险触发的而增加其脆弱性，并且实际上破坏了应对过程。这些条件反射不是焦虑的表现。的确，通过干扰熟练的技能，他们可能会增加焦虑。这些原始机制在孩子们身上可能还有一些存留——在他们发展出更完善的应对技能之前。进入成人状态后，可能表现为行为上的幼态持续现象（或者年轻化）。

从质量和数量方面上看，惊恐发作的焦虑感都不同于广泛性焦虑障碍的焦虑感。不仅是情感和认知症状更为强烈，而且个体会体验到其他的症状，例如，对自我和外部世界认知的改变（人格解体、现实感丧失），以及与推理、回忆、观点采择有关的认知功能的抑制。推理能力的丧失通常是最为突出的症状，强度超过了主观焦虑和生理症状。副交感神经系统的反应包括晕厥、真正昏厥、大小便失禁。这些反应比起更熟悉的焦虑体验更为强烈。这些质的不同表明，惊恐障碍的应激反应和通常的焦虑反应有着不同的激活程序。这种程序可能旨在应对一般的防御策略不足以应付的紧急情形。尽管"惊恐程序"可能不同于其他程序，它应被视为更为广泛的系统的一个组成成分。不过，惊慌（惊恐）反应，应该根据它独有的认知行为和神经生理学的相关物来进行调查研究。惊恐发作似乎是通过诸如丙咪嗪等"抗抑郁"药物而不是通过"抗焦虑"药物得以改善（Klein,Rabkin and Gorman），这一事实支持了独立的机制这一观念。

惊恐发作的促成

虽然这些发作常被描述为"自发的",但是我们发现似乎一些经历能激活一个人的"警报系统",包括认知—情感和生理要素。先前的经历往往包括一个人的生理状况的改变。例如,如果很快从椅子上站起来,他可能会觉得头晕;从空调房里走到一条闷热的街道上,他的脸会有燥红感;或者爬楼梯也会觉得心跳加快、呼吸急促。他把这些正常的生理变化解释为严重的内部失调。非常重要的是,他对这些症状的严重性进行推理的能力因疲劳、认知紧张、使用药物而受损,这样恶性循环就出现了。

不是所有的惊恐案例都涉及内部精神错乱的威胁。一些案例着重于势不可当的外部社会心理的威胁。例如,一位患者,他是一名社会工作者,某天完成了和一位来访者艰难的咨询。随着她仔细思考她的面谈,她开始经历以下情况(用她自己的话说):"极度的焦虑……极度不快,觉得闷热,汗流浃背,感觉和现实分离了,这些都使得我真不想开车回家,并产生了一种宿命、穷途末路的感觉。后来,感到发冷。"

一些自动思维如:"我把它搞砸了。她的丈夫将拿走他们的车和财产,然后使得她(来访者)穷困。我给她带来的正是她所担心的……她的生活将被毁了。她会告我,毁了我的职业。我将失去我的家——将不得不支付诉讼费和转让费。马汀(她的未婚夫)会勉强地和我在一起,我是一个失败者,他会怀疑他对我的爱。我不能再在这个职位上干下去。别人会发现我是个不称职的人。我永远也得不到我想要的婚姻和职业地位"。她甚至会有以下的意象:"我自己在马汀的公寓,独自一人。我没有工作,没有尊严,也没事可做。他的孩子也瞧不起我。"

惊恐的感觉变得如此强烈以至于她跑到隔壁同事吉姆的办公室,和他谈话后,就能自己理清思绪,惊恐也会逐渐平息。她的理性反应是"人们不会,通常也不能做像我想的那些携钱而跑的事。如果他们做了,他们的妻子也会得到法律援助。任何情况下,我都不可能为他的行为负责。按照吉姆所说,我正确地处理了这个来访者的事情。他还说,我对因违法行为而被起诉的代价存在歪曲的想法，并且我夸大了这个事件的比重。最后，在 20 年时间里，我没有造就那对夫妇造就的那一情形。"

社会工作者的反应说明了什么才是惊恐发作的基本要素，即：丧失了不论是关于身体还是人际关系问题的推理能力。

贝克、劳德和勃内特 1974 年的研究（p.98-100）包括两组广泛性焦虑患者。第一组，用心理治疗法，共 12 名患者。第二组，患者入院时在宾夕法尼亚大学医院门诊部确诊，包括 20 人。除了 2 名被试外，每位被试都有惊恐发作——也就是说，32 人中有 28 人。急性惊恐发作在焦虑的基本水平上叠加。急性惊恐发作来得很突然，造成了严重的痛苦。通常完全无能为力。它们可能持续几分钟到几个小时，并且同一患者其惊恐发作的频率变化很大，从一日一次到一月一次都有可能。

有相当多的临床证据表明，心理因素会促成惊恐发作。拉斯金（Raskin），皮克（Peeke），迪克曼（Dickman）和平克尔（Pinsker）（1982）描述了 10 位患者，当他们独自一人时会惊恐发作。通常第一次一系列的惊恐发作在患者离家之后很快发生；随后的发作在失去或可能会失去一个"所爱的人"之后发生。一位最初的惊恐发作是由于未婚夫去世的患者报告了这一主题的变化。后来，每当她与一个男人交往甚熟并开始对他产生感情上的依赖时，惊恐随之发作。当她不再依恋的时候，她的发作也随之减少。有点类似的冲突发生在 3 位男性患者身上。他们都报告了一系列导致他们最初惊恐发作的事件。他们每个人整个童年和青春期都经常被他们的父亲嘲笑或虐待。他们首次惊恐发作就发生在青春期的晚期，他们公开反对他们父亲的行为之后。

这些导致惊恐发作的冲突似乎就意味着对个人的依赖性和自主性的威胁。例如，我们诊所的一名患者，仅仅当她被深深地卷入到某种关系中，她觉得没有了自主性时，就会惊恐发作。那些因反抗权威人物而惊恐发作的患者可能会觉得不安，因为威胁到了他们的支持系统或害怕可能会遭报复。在任何情况下，冲击患者脆弱性的特定生活情形可能会唤醒各种各样的恐惧。而这些恐惧可能成为促使发作的必要条件。

7 简单恐惧症

恐惧症的定义

恐惧症一词来源于希腊语 phobos，意为"逃避""莫名其妙的恐慌""害怕"，以及来源于在敌人中可以引发害怕和恐惧之神 Phobos（第 1 章）。希腊人通过在诸如盾牌的武器上画上 Phobos 的画像来制作恐惧的标志。这样的例子也出现在古希腊的瓶饰画上。Phobia 一词直到 1801 年才真正得以使用，慢慢地它逐渐获得像目前这样理解的意义，即，一种连续不断的，与某一事物或情形相联系的过度恐惧，而这些事物或情形客观上并不构成重要的危险源（Marks,1969）。

恐惧症是一种特定的害怕。心理学上对它的标准定义是"经常的，对某种特殊事物或情形的过度害怕；这种害怕是持续的且没有根据的，或者说对于受害者并没有合理的根据"（English and English,1958）。标准的词典解释是，"一种夸大的，经常无能为力地害怕"（韦伯斯特第三国际词典，1981）。

当个体被迫面对自己恐惧的物体或情形时，第一特征就出现了。他通常（但不是一定）会感觉到不合时宜的焦虑。他有可能会表现出一个人在医疗急救时经历的一些症状：心跳加速、头昏、作呕、晕厥、口干、出虚汗等。第二个特征是对感到害怕的物体或情形的一种想逃跑或回避的强烈愿望。如果能够逃避，恐惧的个体会回避这种可怕的情形并因此制约自己的生活行为。如果不能回避这种情形，他要么克服这种恐惧感，要么转变成慢性焦虑。第三个特征就是在不处于恐惧情形中时，能够认识到害怕是被夸大的，但是即使有这种认知，仍然会无力消除这种恐惧感或减少想要逃跑的欲望。

理解恐惧症的一个重要线索就是这个发现：恐惧症患者害怕的物体或者情形对于非恐惧症人群来说可能也是可怕的。害怕成为恐惧的一个关键因素就是对所处的可怕情形中危险的数量以及对所处这一情形的伤害程度的夸大。由于比起非恐惧人群，恐惧症患者对情形或物体输入更多的危害，所以在相同的可怕情形中时，他会体会到更多的焦虑，也更多地想要逃离。这一事实带来了一个比之前的两种解释更为全面的定义："由于社会舆论或是脱离了情形的个人评价而产生的对某一情形或物体的害怕，而这个害怕与情形中伤害的可能性和程度不相称"。恐惧症患者在这样的情形中体验到不相称的焦虑，并试图逃离，而在这个过程中实质上制约了他自己的生活。虽然这个定义似乎是用来区分恐惧症和广泛性焦虑障碍，但差别并不总是明显的。某些个体对多种情形或物体感到恐惧。这些多种恐惧症的人很难逃避所有害怕的情形。因为他必须（至少是这样）去面对一些他害怕的情形，所以他会产生预期的焦虑。这种焦虑无法从本质上与"害怕一切"的广泛性焦虑障碍患者的焦虑体验区别开来，但可以与那些无法回避他们认为的一切有害刺激的广泛性焦虑障碍患者的焦虑体验区别开来。因此，有时很难区别多相恐惧症个体和广泛焦虑障碍个体。

恐惧症与恐惧的鉴别

临床上对恐惧症的定义很清晰，所以很容易将其和"正常的恐惧"区分开来。一个恐惧症患者通常寻求帮助，要么是因为他意识到正忍受不能打扰别人的情形，要么是因为他无法再忍受由于逃避这些情形而带来的生活不便。许多恐惧症者寻求治疗往往是因为生活中的新环境使得他们不得不去面对一些过去能够很好回避的情形，而产生的痛苦体验。例如，一个见到血就会害怕的医学院学生在被要求观察一个手术过程的时候他就会焦虑发作。

许多对某些情形恐惧的患者对可能给他人造成严重焦虑的情形却完全没事。例如，对蟑螂或者其他小昆虫恐惧的个体并不害怕在公共场合发言，也不害怕和陌生人约会，对各种体育活动也不害怕。但他会对晚上一个人在家极度焦虑，因为他害怕被小虫子攻击。因此，他要求寻求专业的治疗。

恐惧症的顽固性

恐惧症另外一个很明显的特征就是通过对不合理恐惧的再认知或教育并没有办法改变它。正如马克斯（1969）指出的，英国作家罗伯特·伯顿在他1621年的著作《忧郁的解剖》中对意志力在克服恐惧症中的作用作出精辟的评论，他对此的建议在今天仍受到很多恐惧症患者的亲属和内科治疗师的重视。巴顿观察到恐惧症并不是意志力不够坚定的结果，而是由于一些超出了患者控制范围的原因："治疗师能够做好的事情很少。就如你告诉他，这是疟疾而不要口干，这是伤口而不要感到痛一样无效"。（1927：359）

恐惧症患者通常能更好地从远处客观评价他恐惧的情形的现实危险。但当他越接近他所害怕的情形时，因为认知的歪曲，他的评价变得越不现实。恐惧症产生的原因通常并不清晰。

恐惧和恐惧症的具体内容

人们恐惧的物体和情形的种类在历史的进程中有所改变，但恐惧症和恐惧症患者的特征并没变（Marks, 1969）。随着技术的进步，新的恐惧症，如害怕辐射显现出来了，而其他的恐惧诸如魔鬼恐惧症或撒旦恐惧症（害怕撒旦），在16世纪很风靡的恐惧已经基本消失了。一些相当奇怪的恐惧症曾经被报道：一个病人不敢吃蔬菜，另有一个病人不敢吃巧克力（Rachman，1978）。

有趣的是，通常情况下恐惧症患者所害怕的物体分布也是非恐惧症患者所害怕的物体分布。斯奈思（Snaith）（1968）的研究报告，恐惧症患者报告的恐惧类型主要是一般人群中许多"正常"人恐惧体验的加强。斯奈思发现，除了广场恐惧症，患者报告的最常见的恐惧是雷暴、动物、疾病、心理创伤和危险。这些事物是和正常人群控制组基本吻合的。

伯顿指出，对特定的物体和地方恐惧的人可以为他们的恐惧作出解释——即恐惧的后果：

蒙塔纳斯（Montanus）提到一个因为害怕自己会**晕倒或死亡**而不敢独自离家的人。第二个人害怕他遇到的人会抢劫他，和他吵架，或者杀了他。第三个人不敢冒险一个人走路，因为怕撞到鬼或贼，或者是会突然**病倒**……另外的，不敢过桥，不敢靠近池塘、岩石、陡峭的山，或是待在一个有横梁的房子，因为担心他会**吊死、淹死或者是摔死**他自己。如果当他在一个安静礼堂中，例如参加布道，他怕自己会突然**说话声音很大声，做一些不妥当的事，说不恰当的话**。如果他被关在一个封闭的屋子，他会担心自己**堵得不能呼吸**<small>（附加的黑体字参见 Burton，1972：328-329）</small>。

因此，当得知了恐惧的具体内容后，这种恐惧会变得更容易理解。

恐惧症患者恐惧的后果通常是主观上和客观上都令人恐惧的——在他的参考系中——即使对一个旁观者而言，恐惧的物体或情形可能看起来相对无害。例如，一个年轻女子不吃固体食物。她的父母和家庭治疗师指责她的行为。然而，当他们试图找出为什么她怕吃这些食品时，他们发现，她是怕被哽死。她称，早几个星期前，她被一大块肉哽住了，令她无法呼吸，从那时起她认为她会被噎死。后来，她就对那些人被哽死的故事变得特别敏感，并形成了对吃固体食物的一种恐惧。一旦揭开了恐惧的原因，就不再需要寻求对恐惧症费尽周折的解释。这个青年的焦虑不是害怕吃固体食物，而是担心吃固态食物会哽住。

分　类

人们曾做过很多尝试，试图给恐惧症划分归类。过去，恐惧症按恐惧物体的名称进行归类。学者们基于恐惧症的具体刺激的不同名字，创造了至少 107 种恐惧类型（Tehran，1949）。一些更多怪异的名字包括：惧猫症（ailurophobia）、恐花症（anthophobia）、闪电恐惧症（astraphobia）、恐雷症（brontophobia），以及恐蛇症（ophidiophobia）。已经作过大量尝试来给恐惧类型归类，有如此多的物体和情形能让人过度并不适当地惧怕（和逃避）。

对"扩散性恐惧症"的病例分析支持了恐惧症概念上的连续性这一观点。在散布恐惧症中，对一个特定的具体情形的最初恐惧，根据他可能面临的危险类型而扩展到与之相关的类似情形中。例如，一个工人在路上刷白线的时候被卡车撞到了，从那以后，他就恐惧在路上工作。这种恐惧进而发展到了不敢在马路上骑摩托或单车（Kraft and Al-Lassa，1965a）。该作者（1965b）还描述了一个女孩的恐惧案例，她曾亲眼目睹两名烧焦儿童的尸体从失火房屋中被转移出去。随后，她的恐惧发展成了不敢用热水、吃热的食物或喝热开水，甚至连触摸电器板的开关键都不敢。

在这两个案例中，应该注意到因为危险类型的相似性，恐惧泛化到和创伤情形有关的物体和情形上——即害怕被交通工具伤到或被灼伤。第一个案例中恐惧不会泛化到白线、路或者卡车上去，或者是房屋和孩子上面。换句话说，恐惧不是泛化到创伤事件中出现的物体或者情形中（也许你会觉得根据经典条件反射理论应该是这样的），而是泛化到可能造成相同伤害的情形上。这些例子说明，在扩散性恐惧症中，泛化的关联是结果或者危险的相似性，而不是物体或特征的相似性。

最近，在认知疗法中心（the Center for Cognitive Therapy）对194名精神病患者的恐惧进行了一项因素分析的研究。该研究发现，恐惧症与三个主要因素有关。第一个因素与"社会拒绝"有关，包括被批评、与权威人士谈话、要求被拒、长得不好看等。第二个因素的范围较宽泛——即，害怕单独旅行、怕高、怕桥和怕剧院的人群。第三个因素是关于被割伤或者看到血。这些发现说明恐高的个体可能也害怕隧道，但并不一定被忽视了。这项研究支持了这一观点：恐惧在相似的伤害类型上（如，身体和心理的抗衡）有共同特性，而不是恐惧物体的外在属性的相似。

创伤性恐惧症

具体是什么原因造成恐惧症的发展？大量的证据支持这一观点——成年人的恐惧症要么是由于痛苦的经历，像一个年轻女子被一块肉卡住过喉咙这种经历，要么是由于早在一个人还没有长大的儿童时期形成的一些固定的恐惧。

创伤性恐惧症的发展源于令人不快或者受伤的经历。其他的这种类型的恐惧症比较明显的例子有弹震症（炮弹休克），还有那些在经历了一次交通事故后形成的驾驶恐惧症。一个长期受到客观威胁的人会发展成致残性恐惧症。例如，一个经验丰富的战斗飞行员在执行一次相对安全的飞行任务前，可能会出现严重的焦虑症状。或者，当一个老练的桥梁修建工靠近一座桥的时候，也可能会出现不适的焦虑。

创伤性恐惧症患者通常能够把恐惧症的发作追溯到具体的创伤事件上。例如，一些人可能会把自己害怕狗追溯到一次被狗咬的经历上，或者将恐高追溯到从高梯上摔下去，或者将恐惧注射追溯到一次严重的药物反应上。

固着恐惧症

固着恐惧症包括早期的强烈恐惧，在童年时期很普遍。这些恐惧症的主要特征就是，与恐惧事件相关的个体成熟性被抑制或者"被固定"在他成长的初期。

个体注视的物体或情形的类型往往是身体伤害或死亡的危险的一些种类。这些恐惧的典型例子有：怕水、怕雷、怕治疗师和血等。在杰克利（Jerkily），马基（Markey）和杰西尔德（Jersild）（1933）的一项研究中，他们访谈了398个年龄在5~12岁的小孩，以确定某种类型的恐惧的频数。结果表明，19.2%恐惧超自然物，如鬼、巫婆、尸体或神秘事件；14.6%害怕孤独，怕处在黑暗或陌生的地方，怕迷路;13.7%恐惧被其他人或动物攻击；12.8%害怕身体被伤害、疾病、坠落、交通事故、外科手术或是怕疼。总的说来，研究显示，年幼的孩子恐惧的大多是身体伤害，而年长的孩子恐惧的是心理伤害（Miller et al., 1972; Angelino and Shedd, 1953; Berecz, 1968）。

现在的问题是，为什么某些个体固着在他们的恐惧上，而大多数儿童随着年龄的增长不再有这些同样的恐惧。一种可能性是，恐惧的个体通过观察父母的回避行为来学习逃避这些害怕的物体或情形，后来这些恐惧和逃避行为随之被他们父母给强化了。另一种解释是，与恐惧物体或情形相关的特定的不愉快事件发生时，这时正常的童年期恐惧很活跃，并因此导致了被父母强化或自行强化的回避行为。因为能够顺利地逃避恐惧情形，孩子就可能没有必要去控制这种恐惧了。而每一次随后的回避都使恐惧更根深蒂固。最后，一些恐惧症可能具有其生物学依据，因为个体在遗传上"准备"（或者是倾向于）对在种族进化中的危险情形作出焦虑反应（Seligman, 1971）。

特殊恐惧症

恐惧症患者害怕的物体或情形的数量是无限的。对一些当今最为普遍的恐惧症进行临床分析是有用的。个人在恐惧情形下害怕的特定结果提供了有用的信息，甚至可能是比只提供恐惧物体的名字更有用。在临床上最为普遍的恐惧障碍是广场恐惧症，将在第8章单独讨论。

恐高症或者恐高　恐高症或者怕高是一种常见的恐惧症。恐高症患者害怕站在高楼上或山顶上。许多恐惧症患者也怕靠近桥边或是地铁道。恐高症者通常是怕可能会掉下来受重伤。一些恐高症患者可能会有一种反常的不可控制的跳下去的冲动，也会感觉似乎有一股外力把他们拉到了高地的边缘。一个恐高症患者可能出现视觉幻想，甚至虽然稳稳地站在地上，却出现身体坠落的感觉。感觉自己掉下去或滑下去是躯体表象的一个形式，恐高症患者会因此出现头昏的感觉。

对于阳台、楼梯和电梯的恐惧都和恐高症有关。这些类型的患者通常会感觉发晕或头昏，并因此害怕自己会掉下去。有的个体害怕自己会跳下去，伤害自己或是自杀。在即使有护栏或者足够远离高处的边缘而根本不可能掉下的情形下，这些恐惧仍很强烈。

电梯恐惧症　那些害怕乘坐电梯的人在临床实践中很常见。表面上不是什么特别强烈的恐惧，但会严重妨碍到一个人的生活方式。那些有这种恐惧的人会根据是不是需要坐电梯而不得不慎重考虑他们住的地方和工作的地方。鉴于多数都市都是高层的写字楼和公寓，这种担心可能改变一个人的整个职业生涯和个人生活。

电梯恐惧症患者最常见的恐惧是电缆会断裂，电梯会坠毁。通常他们认为电梯离地面有一个安全高度，在这个高度范围内他们可以乘坐电梯上去（一般要么就是二楼，要么就是三楼）。一旦超出了这一高度，有电梯恐惧症的人就会变得极度不安，甚至有些电梯恐惧者连一楼以上的高度都不能乘坐；也有另外的一些人担心电梯会被卡在楼与楼之间，或者电梯门会打不开因此而被困住。另外一些担心他们会困在电梯里被饿死或是窒息而死。那些因为担心呼吸不到新鲜空气而害怕电梯的人通常也害怕到其他的封闭空间，如人群和可能有空气不足危险的隧道。害怕被困在电梯中的人一般都有广场恐惧症。

有些电梯恐惧症患者对电梯形成了身体和社会两方面的恐惧。电梯恐惧症患者除了担心电梯会坠毁或是被卡住外，也可能会担心随后出现的"快要疯了"或不省人事的尴尬事情。不用说，这种担心只有电梯上有其他人的时候才会出现。

对封闭空间的恐惧（幽闭恐惧症）　那些害怕身处隧道、封闭空间或其他的封闭地方的人担心他们会由于空气稀薄窒息而死。他们也会担心隧道坍塌而自己会被活埋或是被土砸死。当他们通过隧道的时候他们会有身体上的反应，会觉得胸闷气短。

飞机恐惧症　很多人乘飞机旅行，在登机前和旅途中都会非常焦虑，甚至可能因此不惜一切代价来避免这样的一次旅行，即使和他们的健康有关的时候也如此。有些人担心在飞机上空气稀薄供氧不足，他们会因此窒息。另外一些人担心自己会紧张而无法控制自己的情绪。然而，更为常见的是，飞机恐惧症患者担心会机毁人亡。

其他害怕飞机旅行的人会担心自己在社交情形中失控。他们可能害怕自己会呕吐或是晕机，因此而丢人现眼。最后，大部分飞机恐惧症和广场恐惧症有关，既害怕被困在一个封闭空间里，又担心在心脏病发作及类似的严重疾病发生时照顾者不在身边。

恐血症 易感人群在接触到血、伤口、疾病的时候，强大的生理反应引发了一个问题，而这一问题的解决方法可以很大程度上阐明恐惧的起源和形成。易感人群并不会报告说他们害怕看见血或伤口；而是一见到自己或别人的血或伤口就想呕吐或者退缩。如果他们闭上眼睛，他们的这种不安就会减缓。此外，这种恐惧症的行为—生理反应的类型与其他恐惧症有所不同。一旦这种反应被触发了，就主要是副交感神经支配和出现肌肉乏力的全方位"崩溃"。只有极少数情况是发生在这个人真正受到伤痛和死亡威胁的时候。听到关于毁尸的描述、亲眼看了一场关于伤害的电影，或是想象某人血流不断也都可能出现强烈反应。最后，很多这类的恐惧症患者在面对其他"威胁性情形"时（如在公众场合的演讲）也会有类似的崩溃副交感神经反应。这些情形的共同特性看起来似乎都是被动性和面对可能伤害时的无助感。

L.G. öst、U.Sterne 和 I.L.Lindahl（1984）对恐血症患者的生理反应做了很好的描述。当观看有身体伤害的电影时，他们表现出双相反应。暴露在刺激之前，最初的反应是心率和血压的增高。当观看电影中的伤害情景时，患者的心率和血压会急剧下降。在这项研究中，大约有四分之一的恐血症患者会失去意识或处在失去意识的边缘。

许多研究者（Engel, 1962；Graham, 1961；Marks, 1969）认为这类反应是对威胁的一种原始反应。可以推测某个反应的种族演化价值是如此的远大，才使得个体不能行为。一个假设是，这个目的是使得个体不要行动。如果他确实在流血，那么自主反应会帮助节约血液供给，并避免其从事可能加重血液流失的进一步活动。

恐惧症的意义

在任何一例恐惧症中，识别个体被迫面对恐惧情形时出现的恐惧后果是非常重要的。害怕同一个物体或情形的恐惧症患者，经常是害怕这同一情形下造成的不同后果。

史蒂文森（I.Stevenson）和 J.D.Hain（1967）在一项关于理发店恐惧症的研究中阐明了同一类型恐惧症中的不同意义。研究人员发现在理发店恐惧症患者中存在各种类型的恐惧。有的患者害怕自己的资料被公开，害怕局促不安或是在公众场合蒙羞。他的基本恐惧出现在包括理发店在内的其他场合，例如，去教堂或者学校大礼堂，或者其他的公众场合。因此，这个人可能在理发店还没轮到他的时候就转身离开。

另外一个有着同样恐惧症的患者可能因为无法忍受被限制在理发椅子里。在等待理发的过程中就会变得极端焦躁不安。他除了害怕坐到理发的椅子上，他也害怕堵车和其他"不能逃离"的情形。这类人害怕的根源在于他不能忍受待在一个像囚犯似的环境中，而不能逃脱。第三类患有理发店恐惧症的患者害怕的是理发师手中拿着的锋利工具。

因此，可以看出，同样的物体和情形可能会引发个体不同原因的害怕。在任何恐惧症中，害怕的物体或情形都有众多特殊的意义。医师不只是需要了解患者恐惧的物体或情形是什么，还要了解当他被迫面对这样的恐怖情形时，会出现什么样的结果。总之，恐惧症患者倾向于把注意力集中在身体伤害、自然灾害或社会性尴尬上。

多相恐惧症：概念上的连续性

很多恐惧症患者不止恐惧一种物体或情形。表面上，不同的恐惧刺激之间没有什么联系；然而，深入到底层，医师通常可以发现一个中心主题和共同特性：患者通常恐惧在表面上不同的情形中发生的相同或相似的事情。

例如，一位女性恐惧坐飞机，恐惧在热天躺在沙滩上，恐惧在拥挤的人群中站着不动，恐惧坐小车或者在多风的天气下坐敞篷车，恐惧电梯、隧道和高山。询问这个女性关于每一个情形当中具体恐惧的是什么，就有可能解答这些明显不相关恐惧的关系。这位女性的恐惧症都围绕着空气的剥夺：她担心在这些情形中会窒息，所以她就选择逃避。她恐惧在大风的天气里坐敞篷车是因为她害怕风会把空气从嘴里抽出；她害怕在热天里躺在沙滩，是因为她听说天气太热可能导致无法呼吸；她害怕在高山的顶尖上，是因为她听说人在高山上空气会稀薄，会令人难以呼吸。

费瑟（Feather，1978）也报告了另一个关于同一主题的多相恐惧症案例。有位男性他害怕通过旋转门，害怕开车，害怕泄露商业机密。另外，他还有一套精心制作的关于吃药的仪式。通过询问关于上述情形的结果，可以知道他恐惧的共同特性是，他害怕会直接或间接地伤害到他人。例如，他害怕他的车会碾过行人，害怕过旋转门会打到或者杀了人，害怕通过泄露商业机密会间接地引起一个坠机事件。最后，害怕他会把药放错地方或者把药给丢了，而拿走药的人可能会受到伤害。

费瑟报告的另一个关于多相恐惧症的案例是一个内科治疗师，他害怕飞机旅行；害怕坐在一个大会场中，在一大群人面前说话；害怕参加鸡尾酒会。这些显然是不同的情形，但通过询问他所害怕的到底会发生什么，就比较容易发现其中的内在联系。通过探索，治疗师发现这位内科治疗师害怕在以上情形中会失控并伤害到其他人。他害怕飞机旅行是因为他害怕他会变得狂暴，然后无法控制自己或者殴打别的乘客。在一次公开集会上，他担心会跳起来挥舞着向听众喊出淫秽的话。他有一种反复的幻想，幻想自己坐在音乐会的第二排向坐在前一排的人呕吐而破坏了整场表演，或幻想因为他起身离开而分散听众的注意力。他害怕在专业会议上发言会推翻别人的理论。他担心在鸡尾酒会上会将酒撒在别人身上，或者会不小心说别人很笨。

一名有多相恐惧症的女性害怕接电话，害怕在别人面前大声朗读，害怕去银行存钱，害怕在社交集会上讲故事，害怕在餐馆内点菜，害怕为其他秘书校对打印出来的文字。通过询问这个女性，治疗师发现她害怕在这些情形中说话有困难，并因此受到别人的羞辱和拒绝。

由于恐惧物体的意义因人而异，而且个人的各种恐惧可能围绕着一个可能并不明显的共同点，所以不要对恐惧症的概念内容做先验的评价是很重要的。医师需要评定恐惧症个体对恐惧物体和情形所赋予的特殊意义。

恐惧与恐惧症的关系

有时候很难区分现实的恐惧和恐惧症，原因有如下几个：首先，世界上确实存在现实的危险，有恐惧症和无恐惧症的人都会去避免。人们在车辆碰撞、火灾、爆炸和疾病中丧身。在一些情形中，逃避是最好的策略。例如，避开有传染疾病的人群和在晚上避开高犯罪的街区明显是明智的。其次，具有恐惧症的个体会害怕一些很小风险的情形。当一个恐惧是牵强的时候，就很容易诊断一个人是否有恐惧症，但当恐惧看上去似乎是合理的时候，就不那么容易诊断了。举例来说，当一个人总是躲避所有的户外活动，担心被一个电风暴所杀，或者由于害怕窒息而躲避地铁和大巴时，那他很明显就有恐惧症。但一个人回避在半夜时候步行去商店或者坐地铁时，就不能清楚地判断他是否有恐惧症。对避免某一情形的原因分析通常可以提供必要的信息——例如，一个不可理喻的害怕失控和迷失，就与害怕被抢劫的现实恐惧是不一样的。

一些人似乎可以减缓或者区分那些危险情形下显而易见的恐惧。很多人虽然从事危险的职业却不会焦虑。警察、消防员、汽油卡车司机和职业军人都涉及危险活动。但是这些人既没有焦虑，也没有表现出像恐惧症患者那样惯有的回避行为。因此，似乎存在一个从恐惧症到"反恐惧"行为的现实恐惧的连续体。

自信心与脆弱性

在一些相对危险的情形中，为什么有的人不会对客观上也许是现实的恐惧感到恐惧？答案是那些反复在威胁性情形中工作的人能适应恐惧性刺激，并因此体验到较少的恐惧。

实验研究表明，跳伞运动员随着经验增多，其焦虑也在减少

（Epstein,1972；Rachman,1978）。初次跳伞者在跳伞的瞬间活动性增强，而有经验的跳伞运动员最初反应性增强，但在跳伞前会明显回落。似乎在重复暴露于危险之后，发展出了一种适应性机制，为作为早期危险信号的活动性增加做准备；而在跳伞的关键时刻受到抑制，而不会带来困扰（Marks,1969）。同样的，在战场上老兵体验到的焦虑就要比新兵少。可能通过不断地暴露在危险情形下，这些个体相信他们关于这些情形结果的最坏恐惧是不会出现的。并且，他们通常逐渐获得降低焦虑的技巧，例如，专注于要完成的任务。因此他会在"高风险"的情形下显示出更少的焦虑。

双重信念系统

对外部的观察者来说，有时候现实恐惧和恐惧症的差别不是很清楚。对于患有恐惧症的人更是不清楚。在面临恐惧的情形时，恐惧症患者似乎对危险发生的可能性同时存在两种矛盾的观点。当不在其中时，他就相信这个情形是相对无害的：他所体验到的恐惧和情形中客观存在的风险数量是成正比的。当他接近恐惧情形时，他就变得越来越焦虑，并认为情形会越来越危险。他赋予给恐惧的物体或情形的"危险值"会不断地增加，直到威胁性想法完全控制他对情形的评估。直到那时，认知歪曲、视觉表象、身体表象就会联合起来夸大实际的危险，他的观点就会从"它是无害的"变为"它是危险的"。

患有恐惧症的人对于恐惧情形具有矛盾的观点——"双重信念系统"，其概念在许多关于恐惧症的专业文献中都被忽视了。许多文献都声称恐惧症患者知道他害怕的情形并没有危险。例如，费里德曼（Friedman, 1959）就认为恐惧是"一种来源于客观上并不存在的危险，或者更准确地说，是个体对并不是危险源的物体和情形的害怕"。恐惧症患者知道在害怕的情形中不存在客观危险的断言具有误导性，因为恐惧症患者害怕的物体和情形——例如过桥、进入高过头的水中、经过隧道或者乘坐电梯——经常是包括了某些客观危险的。

恐惧症患者对伤害可能性的估计，随着他对情形的接近而增加，这个现象已经在很多研究中得到了验证。例如，当距恐惧情形有一段距离的时候，个体对该情形中危害的可能性估计为 0；当他接近这种情形时，"几率"通常会改变，可能从 0% 增长到 10%，甚至到 50%；当他真正处于可怕的情形中时，最终会达到 100%。

就飞机恐惧症的患者来说，当在近期没有飞行计划时，会认为坠机事件的概率是 1：100 000 甚至 1：1 000 000。但当他开始计划飞机旅行时，对坠机可能性的估计就会急剧增加。当飞行接近时，坠机的可能性就会逐步增加；当飞机开始起飞时，他认为概率是 50%；如果旅途出现颠簸，那坠机的概率就增至 100%。

进入他们的恐惧情形中，很多患者都会觉得他们害怕的一切都会发生。例如，一位有恐高症的女性，当她被带到高山山顶上时，她就开始感到晕眩和摇摆，感到有一股力量将她推向边缘。在摩天大厦的第四十层楼上，她会感觉楼板倾斜到一个很大的角度。或者一位怕水的女性，当她被带到海滩旅行时，她就会开始产生将被淹死的视觉图像。或者一位男性一旦离开医疗帮助就会担心心脏病发作，当他进入到这类情形中就感到胸口痛。

当恐惧症患者接近恐惧的情形时，他评估危害的可能性不仅会增加，而且在幻觉上他也确实会开始经历他所害怕的灾难性后果。

视觉图像

其他类型的恐惧症与视觉幻想的刺激有关。例如，一个人回避在这个城市中曾发生过车祸的那部分区域。治疗师通过询问患者了解到，每当他经过那个地方的时候，往事会在脑海中重现，结果他就会经历急性焦虑。另一个案例，一位恐惧水的女性，谈"水"色变。因为这种刺激会使她产生逼真的溺水幻想。个体身在或者想象身在某一情形中体验到的焦虑不同于他对这一情形的客观评价。

视觉图像似乎"警告"个体处在特定的危险情形中的后果。因此，根据刺激的种类，个体可能会看见自己溺水，或被车撞了，或者窒息而死的视觉表象。

"受害者"认同

有时，恐惧症患者害怕的情形并没有明显的危险。例如，正如我们说过的，有的人一见到其他人流血或要做外科手术，就感到极度焦虑。这在医院专业人士，如治疗师或护士中特别常见。因为他们在并不存在危险的情形中感受到焦虑，所以他们的恐惧是难以理解的。

如果个体尝试想象恐惧症患者知觉到的情形，问题似乎就解决了。恐惧症患者对受害者有很高强度的认同。通常，如果有人问起，恐惧症患者就能回忆起视觉或感觉的图像，或者显示出他似乎就是受害人的反应。这一现象的案例包括：①一名医学院的学生，观看手术的时候，就感觉手术台上躺的是他自己。②一个实习治疗师，给一个个病人做胸骨穿刺术时，感觉自己的胸骨在疼。③看到一个流血的病人时，护士会感到眩晕，然后会想："要是我血流不止又会怎么样"。恐血—伤痕症患者也许客观地认为他没有处在危险中，而当看到害怕的情形时他仍旧体验到强烈的焦虑。

演化、规则和恐惧症

为了分清恐惧和恐惧症的实质，我们必须根据有机体对威胁的反应的大体框架来分析。一个人如何在一个特定情况下作出逃跑、僵持和崩溃的决定？显然，需要有一个对外部刺激的初步知觉，然后估计这个威胁性物体。根据威胁性物体的本质和整体环境，有机体做出保护性行为。然而，应当注意的是，决定是否采取行动必须基于预定方案。如果有紧急危险，会根本没有时间辨别情形的所有方面和仔细考虑另一种对策。选择有关的数据和决定行动步骤的机制取决于规则的使用（Beck，1976：95-101）。

促进紧急生存的规则可以用明确的、包含的、绝对的来描述。这些规则不是概率性的和相对的，它们是不变的，意味着"永远"或"绝不"。一般说来，起初的评估是基于"局部对象"，如一双眼睛或一个形状，诸如鹰的飞行剖面（Marks，1969）。

对于恐惧和恐惧症的问题，这一适当的详细阐述如下：我们假设许多恐惧是固有的，在人的早期成长中具有保护作用。有证据表明，例如，对陌生人的恐惧或是对不熟悉情形的恐惧，以及恐高都是遗传决定的心理仪器，会在孩子成长过程的特定时候得以表现。这些恐惧都是基于一些规则（尽管没有明说），如"陌生人都不怀好意""高地边缘是危险的"。这些规则很明显过于绝对和笼统，但起到了一般的保护作用，直至孩子成熟到能根据一个较少绝对的系统进行行为。

由于这些规则先于行为而存在，他们可能体验到一种视觉／动觉形态。当这种感觉输入和内部形态匹配时，就触发了焦虑、回避和生理反应。当暴露在恐惧情形中，许多恐惧症患者会产生非常明确的视觉表象。对这些灾难性后果的想象似乎也许有助于发动个体自我保护（Beck and Rust,1975）。

显然，从不成熟的恐惧到更现实的模式过渡的关键因素，包括直接或潜移默化地认识到原始规则太过于绝对和概括，认识到多数时候的恐惧是非现实的（但不总是）。因此，发育成熟包括抛弃对特定情形或活动的扩大后果，采取更为合适的规则。关于陌生人的绝对规则应该彻底改变，应考虑具体情况，这个陌生人是否面善以及个人与这个陌生人的实力均衡问题。

但是，这些早期的规则或不成熟的恐惧并没有被完全去除。我们常常看到，在相当强烈的紧张或疾病情形下，以往的恐惧开始重演。因此，那些被剥夺了睡眠很久的个体会开始体验到那些他认为已经随着童年一起消失的恐惧——怕吵、怕生、怕在公共场合发言等。此外，强烈的抑郁通常会使恐惧症发作。另外，有些恐惧似乎会伴随你一生——例如，一个人对于肢解的恐惧，这些恐惧和恐惧症的存留说明了"幼态持续"的进化现象（Montague，1981）。其他的恐惧仍然潜伏着，直到他们被广泛性恐惧症触发，例如广场恐惧症（见第8章）。

这些观察报告表明了恐惧症发展的某些特征。首先，恐惧症似乎来源于一个原始结构，其内容可能是具体的——如小动物、高壁架、封闭空间。这种与生俱来的倾向对于恐惧的发展，马克斯（1969）认为是一种"遗传优势"，而塞利格曼（Seligman，1971）则认为是一种"准备"。主张"优势"观点的一个问题是许多恐惧症关注的物体在自然界中并不存在，也就不可能被任何已知的进化过程所挑选。对于这些人造物体（刀、汽车、飞机）的恐惧最好的解释是，这种恐惧不是以具体物体为中心，而是以一般概念为中心——被利器刺伤的危险，被移动的物体碰到的危险和从高处掉下来的危险。不难发现，这些恐惧症可能源于与生俱来的害怕残废或伤害。因此，通过广泛的了解，这种观念被应用到具体物体（刀）或具体事件（撞车）上。

其次，许多恐惧的内容似乎仍停留在童年时期的最初形式，例如，"凡是高的地方都是危险的"。恐惧症的这一特征表明，这一规则通常的活动性并没有消失。我们可以假设，这一规则的持续存在可能要么是因为它过于强大的遗传原因，要么是因为过度学习（或两者都有）。例如，一个经历过严重摔伤的人，会因此倾向于以规则的原始形式强化这个规则——也就是说，固着恐惧症。

人们不禁要问，如果恐惧和恐惧症从某种程度上说源于原始的遗传结构，那么它们存在的价值又是什么？乍一看似乎许多恐惧和恐惧症也许能够妨碍生存——例如，因为怕治疗师就不去看病，或者为了摆脱敌人不得不走过窄桥时，仍"僵持"着。此外，一些恐惧症必将产生不适，妨碍一个人的生活，尽管不会危及生存——例如，广场恐惧症、恐桥症、恐惧在公共场合说话等。进一步分析，据说这些恐惧可能具有野外生存价值，而在生物的早期进化过程中，极为普遍的恐惧帮助了生存。换言之，错误的肯定（即没有危险的时候以为有危险）总比错误的否定（看不到危险）要好。从这个意义上说，谚语"进化偏爱焦虑基因"似乎得到了支持。更为普遍和痛苦的恐惧，包括这些涵盖在评价观念之下的恐惧（考试焦虑、社交焦虑、害怕公共演说）可能在进化构架下难以理解。也许，这些恐惧是文化遗产和社会化的副产品，成为基本的生存手段的一部分，用以应对遗弃的威胁和面对随之而来的天敌的攻击、自然灾害或是饥荒。

8 广场综合恐惧症

广场恐惧症之谜

广场恐惧症的某些特点好像是难以用常识来解释的。一个二十几岁的女子，看上去心理问题不大，为什么突然会害怕去公共场所，害怕开车，害怕坐公交，乘火车或电梯了呢？一个在很多方面都很有能力的人为什么会在工作或婚姻上陷入困境甚至拒绝离开家门呢？一个以前独自参加很多项活动的女性为什么会变得非常依赖别人，没有人陪同都不会出远门呢？

这些问题让那些想搞清楚精神障碍的学者头疼不已。近年来，研究广场恐惧症的文献数量极多（例如，Chambless and Goldstein，1982；Dupont，1982；Emmelkamp，1982；Guidano and Liotti，1983；Klein and Rabkin，1981；Marks，1969；Mathew，Gelder and Johnson，1981；Mavis-akalian and Ballow，1981；Thorpe Burns，1983），这表明广场恐惧症已引起相当大的关注。有不少临床医学、行为学及药学上的有利观点对此进行了广泛的抨击，但在一些问题上，它们或许得向这一谜题投降。

广场恐惧症的发展

倾向与促成

为什么广场恐惧症症状多发于 20 岁之后呢（而多数恐惧症起源于童年时代）？有人提出，这些患者本身就有一个广场恐惧症的倾向，受到环境改变的触动时，这一倾向才会表现出来。例如，M.R.Liebowitz和 D.F.Klein（1982）假定这些个体对因分离而惊恐发作有一个较低的阈限，因此对"情形记忆自动释放"具有易感性。也有人提出，这些人一辈子都在担忧他们的健康状况及处理情感问题的能力，但是只要他们有一个或多个能保护他们的人（父母、兄弟姐妹、同龄人），他们就能设法保持平静。这些人中很多人都有从童年早期开始的分离性焦虑症病史（Gittelman,1983）。因此，长时间离家（例如去远方上大学）使他们远离家的支持而易患广场恐惧症。同样地，婚姻关系的瓦解（Guidano and Liotti，1982；Mathew, Gelder and Johnston，1981;Chambless and Goldstein，1982）会使支持婚姻者的有效性受损。似乎在多数广场恐惧症患者中普遍存在一种情况是他们越来越希望自己能更独立地承担成人期及为人父母后的要求与职责。一个孩子出生、因分离或死亡而失去关心自己的人、在家或工作上的需求增大，所有这一切都会促成广场恐惧症的症状。不断扩大的责任成为患者的威胁，因为她认为如果她无法胜任，将会有很糟糕的结果。因此，她的自信可能会因期望的不断增大或社会支持的缺失而受到威胁。

在一个典型场景中，一个人感觉受到一个自己所依赖的人的压制。她在自我控制感和能力感上投入了很多，尽管这投入并不稳固；但受别人支配的那部分常常会侵蚀他们的自信，让他们不相信自己拥有独立且妥当处理事务的能力。因为这些新的要求与职责被视为至关重要，她就很有可能考虑回到早前依赖他人的那个阶段。她会因外部及内部的各种问题而变得更加恐惧，越来越依赖她的保护者帮助她应对这些危险。

初始症状

广场恐惧症通常始于对"外部世界"中各种可能存在的危险知觉，例如：汽车失控、行驶时迷路、困在旋转门里、被人群包围（这些危险类似于幼童的现实性恐惧）。这些恐惧聚集起来并不断扩张，最后以至于离家去商店或其他地方的这个过程的每个阶段都变成一个严重的对抗过程。结果就是这个人经历这些阶段时，他会觉得自己越来越容易受到伤害：

1.她觉得自己非常有可能无法移动、遭受羞辱、挤压、窒息而死或遭受攻击（在人群里、电梯、公共汽车、隧道里及街道上）。她没有可依赖的保护体来对抗这些外部"危险"。

2.自动反射性反应会产生严重的内部紊乱症状——心脏病发作、中风、晕厥、精神病发作。这位女性没有办法避开这些"内部"的攻击。

3.患者会体验到"障碍"感与能力退化。她认为她无法保持车在公路上不偏道，站着时不能保持心情平静，不能顺畅地与别人进行口头交流等。

4.对威胁反应的失控强化了这样一种观点：她无法控制外部和内部压力，而她本人则是这些内外压力的受害者。

5.能力感的缺失加上对内部干扰的恐惧导致患者会从照顾者那里寻求帮助。

6.在令人恐惧的情形（百货商场、超市）中，强烈焦虑感可能升级为惊恐发作。在任何情况下，这种强烈的焦虑会触发马上避开这种环境返回到安全地点（通常情况下是家里）的强烈愿望。

7.家，或是类似的安全地点代表着安全，没有外部危险。患者会对再次冒险出去有强烈的抗拒感，并且若是离开家她通常会觉得焦虑。

8.多种抑制、顺从倾向，还有消极的自我评估会降低人的自信，导致人际关系失调，更深一步导致挫败感，最后陷入困境而被别人所控制。

惊 恐

一些权威人士认为广场恐惧症产生于离家的一种突然的惊恐发作（Klein，1981）。惊恐发作严重地削弱患者远足的信心并将出门地点限制在很容易到家及有同伴的地方，这样一旦发作，她相信能寻求其同伴的帮助。在进入到一个攻击已经发生的环境之前，患者主要是害怕受到攻击。但当她开始强烈感到焦虑时，她不再是害怕惊恐，而是晕厥、濒死、失控或者发疯（Dctor，Gaer and Wright,1983）。

并非所有的广场恐惧症都起因于惊恐发作。实际上，《精神疾病的诊断与统计》（美国精神病协会，1980：226）将无惊恐发作的广场恐惧症列举为完全不同的一种诊断。许多人在第一次惊恐发作之前很久就已经感受到了广场恐惧症，并且很多人都从来没有经历过惊恐发作，这些事实对攻击是广场恐惧症发展与保持的必要条件这一观点提出了质疑。此外，许多已经有过惊恐发作经历的患者表示，他们进入恐惧状态前的主要忧虑是害怕有心脏病发作或者失控，而不是简单地害怕又一个惊恐发作。另外，一些患者已经克服了回避恐惧场所的问题，但他们可能依然会有惊恐发作，但这个惊恐发作并不会再度恶化成之前的回避行为（Marks，1981）。

惊恐发作的原因划分

在许多案例中，惊恐发作的进展始于因生活问题而导致的"紧张"状态，而这些问题对患者来说是新的（在家或工作上的新要求或新风险），而且她也没有应对这些生活问题的有效策略（Doctor，Gaer and Wright，1983）。这些未被解决的问题会引发一种无助感和各种身体或心理症状。

这些症状的起因与性质对患者来说是神秘的：她无法跟自己解释清楚这些东西。她不会将增大的紧张程度与某种应激源或是恐惧相联系起来，而是倾向于将她的症状当做一种无法解释而危险的内部过程，而这一过程是她无法控制的。她可能有强烈的"得病"倾向，这一倾向使她从病理过程的方面来考虑这些解释（Guidano Liotti，1983）。

一些观点认为特定惊恐发作的过程中，症状的加剧超出了患者低估它们或作出有效反应的能力范围。她将突然出现的无法控制的症状看成是即将来临的身体或精神灾难的征兆，这种看法会加速惊恐发作的过程直到它完全爆发。

这些症状包括眩晕、腹痛、思维失控、不随意的颤抖、感觉异常、人格解体；有些感觉是换气过度引起的，这个换气过度在发作的过程中开始或加强。这些症状开始发作时，她会把它们看成是直接危险出现的信号，例如：①身心崩溃；②心脏病发作或中风；③感情失控（尖叫，哭喊，哭泣）；④行为失控（伤害别人，企图自杀，性暴露）；⑤发疯；⑥其他苦难（窒息、癫痫发作、自发性呼吸停止）。

她们把这些症状看做是对生命、心理健康或是机能能力的威胁，这样会导致症状加剧，如自动觉醒、主观焦虑、全身乏力的症状增加。患者不能阻止症状发作的事实，使她更加确信这些症状是相当严重的。她不仅对这些症状作出消极的解释，还预测可能有最糟的结果（见表8.1）。

表 8.1　恐惧的结果体系

对症状的解释	结　果
心脏病发作、中风	死亡
昏倒	就医
思维失控	发疯
情绪失控（尖叫，哭喊）	公开出丑
行为失控	杀人或是自杀
不能呼吸	死亡

最近研究的证据显示表象在广场恐惧症的精神病理学里发挥了作用。被访谈的8名患者中，有7名患者提到自己在进入公共场所之前脑中出现了痛苦的表象，有4名患者提到自己在公共场所中也有此类表象。这些表象包括晕厥、虚脱、遭受羞辱或殴打、遇到严重的意外事故，还有其他关于患病、伤残或出丑的内容。

需要注意的是，与广场恐惧症有关的惊恐发作同那些与广泛性焦虑障碍有关的惊恐发作是难以区分的。因此，正如预料的那样，我们发现两种惊恐在发作之前的主要症状是一样的。通过技术手段，患者可以训练自己阻止惊恐发作的完全爆发，例如通过分散注意力或认知重建，即将这些症状看做是情绪反应，而不是灾难的征兆。

认知定势：脆弱性

广场恐惧症患者靠近恐惧情形时，她就会"被锁"在一个脆弱性定势里：预感一些不幸马上就要降临到她的身上。她担心会有意外的、突发性的、无法控制的内部干扰。在进入这个情形之前，她不会认为这个混乱状态代表着严重的身体、行为及心理障碍。但进入这个情形后，她会觉得自己正经历严重的痛苦和不幸。

首先激发起这个状态的"原因"是什么呢？似乎是以个人的观念为基础，这种观念就是她（独处时）觉得自己容易受到意外严重的内科疾病、心理或情感障碍的伤害。她认为如果她能快速且畅通地到一个安全的地方，例如家里、治疗师那里或是医院，就能补救这些疾病或障碍。因此，如果她能找到帮助，这些代表着伤害的、有关无生命危险的躯体感觉就能被消除或忽略。

若她离这种帮助很远或是无法获取帮助，她可能就不会忽略这些大大小小的躯体症状，从而会认为它们暗示着某种内部威胁。将这些躯体症状（可表现为胸痛、腹痛、窒息感、晕眩感或全身肌肉乏力）解释为即将发生的灾难的征兆，这会加剧她对灾难的恐惧感。增加的恐惧会导致焦虑，而焦虑的并发症状则会更进一步加剧躯体症状（胸腹痛、呼吸困难、晕眩等）。恶性循环就此开始。最后，思维困难使得她无法运用她的推理能力来停止这个被夸大的恐惧。

进入广场恐惧情形的患者是按以下原则进行的：

1. "一个无法抵挡的混乱随时可能发生。"
2. "对如何避开或缓和这种情况的发生，我无能为力。"
3. "如果我有机会找到一个能给我帮助的专家（例如治疗师）或助手（朋友或家庭成员），我就可以避免或减轻可怕的结果。"
4. "任何特殊的感觉（例如胸痛或腹痛）都可能是这个灾难性过程的征兆。"
5. "若完全阻碍这个过程，它可能加速最后灾难的发生（例如窒息而死）。"

为什么特定的地点或情形似乎能引起这个发作呢？有一个因素似乎是因为这些地点或情形封锁了回到家里或向帮助者求助的捷径。如拥挤的商店会妨碍人们的活动性。坐火车、坐高速、过桥或是在隧道里，这都妨碍了紧急求助的途径。同样，在一个拥挤的餐馆或电影院里，阻止其找到出口则会妨碍其逃到安全地点或求助。这些情形的关键词是"受困"。

另一个可能更重要的因素就是每个情形本身就被视为是危险的。因此，到特定"广场恐惧的"情形（例如封闭的商场或百货商店）中的人会在途中遭遇很多潜在的危险。她也许是把车开离公路或是撞上障碍物、迷路、过马路时被汽车撞到或是进入地铁站时被抢劫。另外，还有地铁与隧道倒塌、桥梁坍塌、汽车相撞、电梯被卡。

进入广场恐惧的情形后，这些"危险"没有那么明显了。拥挤的商店妨碍了其到达特定部门及柜台的行动自由，也限制了逃跑或求助的可能。拥挤的楼层可能会制造出一种被包围的感觉和窒息感，这会导致患者换气过度，而体验到与惊恐发作有关的某些症状（轻微头疼、刺痛感）。另一方面，空旷的空间、大窗户的广阔区域、不熟悉的视角、汇聚的几何线可能引发焦虑，像与深度感知有关的症状——所谓的"视动反射"（Marks，1969）。在圆顶建筑（例如大礼堂）或广场上能最清楚地观察到这个只出现在广场恐惧症患者身上的反应（Westphal，1871：72）。因此，对外部障碍过度敏感的患者会陷入被有限空间限制不能移动的恐惧中，另一方面又害怕被无限空间所吞没。除了空间太小或太大这个问题外，她还害怕被困在自动电梯里或从上面掉下去，害怕在楼梯口摔倒或是没站稳而从上面百货商店的大窗户上掉下去。

广场恐惧症患者的典型举动就是关注能否行动自由及寻求到帮助。但与之矛盾的是，她的行为反应的一个特征就是不动（Doctor，1982）和晕厥（Thorpe and Burns，1983）。患者觉得软弱无力和无助，害怕自己会晕过去。一旦发生这种情况，由副交感神经—不动性反应会使得这个恐惧情形更具威胁性，因为这个行为反应进一步干扰了行动自由。

但是，在多数案例中，强烈的逃跑欲望会超过无助感。

活动性的意义不仅仅包括提供逃跑机制和消除晕眩感及无力感。广场恐惧症患者为了获得活动性而诱发活动性——自由、自我决定、个性。来自有生命或无生命物体的所有限制都会让人觉得受困、受到约束、不能动弹。这些患者有时候会幻想获得完完全全的自由——例如在空中飞翔（Guidano and Liotto，1983）。一些广场恐惧症的女性患者提到，自己会"无意"地幻想肮脏的性越轨行为并因此被拘捕。我们可以假定广场恐惧症患者害怕失去控制的感觉那么强烈，在某种程度上是由于意识到那种想挣脱行为常规的冲动——叫喊，表现疯狂，做出破坏性举动。

有关广场恐惧症的争论好像都围绕在依赖性、自主性及控制力上面。一方面，既然她认为她自己不能处理外部世界的危险，她就不得不向"照顾者"获取帮助。另外一方面，寻求援助者可能导致要受另一个人的控制。因为她"需要"其他人，所以她就更少地要求自由、彰显个性和维护权利。

广场恐惧症患者被困在复杂婚姻关系的情况并不少见。他们想要从伴侣那里获得支持，也想要自由和自主（Guidano and Liotto，1983）。这种不顺的关系通常有几种结果。第一，他们表达自主的机会被抑制，因为这可能会疏远配偶，进而影响患者向对方求助的能力。再者，配偶可能会以"照顾者"的名义来控制他患有广场恐惧症的妻子，达到他自己的目的，还有他可能会轻视妻子。这种不平等的关系会削弱她的自信，使她更加依赖。第二，患者的这种顺从策略不仅会让她觉得力量较小，还会令她产生挑战的无能感。随后，她就会陷入又想取悦她的照顾者，又想不受约束的这种矛盾冲突中。

在一项研究中，学者们将39个广场恐惧症患者与16个广泛性焦虑障碍患者、36个抑郁症患者和72个正常人的社会性依赖-自主量表（sociotropy autonomy scale）（Beck，1983）得分进行了比较，发现广场恐惧症患者比其他心理疾病患者及正常人在活动性、自我指导、对受约束及控制的敏感性方面更加投入。以下这些态度的极端程度可清楚显示这些倾向：

1."我可以不受约束地想什么时候起床出门都可以，这对我非常重要。"

2."当我必须坐着参加一个冗长的会议时，我会觉得自己受到了限制。"

3."一直闲坐聊天的话我会觉得坐立不安，我更喜欢起来做些事情。"

4."我喜欢自己作计划——这样我就不会受他人控制。"

5."我对别人指挥我的行为和活动感到烦扰。"

各种不同的态度和特点联合起来就使得一个人很容易产生这种障碍。这些态度和特点是：强调自我决定和对控制或干预过度敏感；对威胁反应倾向于软弱，而且有逃跑的愿望；离家时缺乏安全感；将躯体症状看做是即将发生的身体或心理困扰的模式；依赖照顾者来获得安全保障及医疗帮助的策略。有趣的是，广场恐惧症患者不愿意离其照顾者太近，不然她会被他人控制，也不愿意离得太远，唯恐遇到需要帮助的情形。这两点与对空间结构的敏感是相类似的。她会避开那些太窄（拥挤的人群、密室、电梯）和太空旷（超级市场、购物中心、平坦的牧场、圆形剧场）的地方。

我们通过以下这个典型的案例（由我们已经观察到的一些案例组合而成）来阐述广场恐惧症是如何发展起来的。一名高度关注自主性的女性发现她自己陷入了一场棘手的婚姻关系中。她依靠丈夫在情感上用实际方式帮助自己，但是反过来她得使自己适应被丈夫控制。生下第一胎后，她开始怀疑自己是不是有足够的能力来哺育、照看及保护孩子。一直受丈夫安排使她更加质疑她处理外部问题及内部冲突的能力，她的自控能力。她开始害怕自己会做伤害到孩子的事情。这种焦虑日益增加，她对完成"家庭责任"越来越没有信心。她没有完全认识到她对丈夫的怨恨，但是她意识到紧张，她把这种紧张归因于某种心理障碍。

现在她发现她离家时，她就开始怀疑她开车的能力。例如，开到购物中心时，她会不断地担心驾驶问题——具体地说，就是她可能会在拐角处开得不好，偏离路面或撞到迎面而来的交通车；她可能迷路；她不能在某场地停车；她怕回来时找不着车了；怕车子没油了。

她到百货商场时，她害怕被旋转门卡住，害怕在电梯里失去平衡，害怕找不准柜台，害怕选不到她想要的东西，害怕不能跟售货员讨价还价。荧光灯会使她烦恼，似乎把物体都割断了，产生一种迷失方向的感觉。乘电梯下楼时，她会觉得头晕，并且害怕掉下去。在高楼上从很高的窗户看出去时，就算窗户有齐腰高，她也会担心自己摔下窗户。她决定去搭电梯又怕自己被卡在里面。到达地面后，她又因行色匆匆的人群而觉得拥挤，开始越来越不能呼吸；她会过度呼吸以得到更多的空气，到达自己极限时会开始感觉"四肢发麻"。

在这点上，这位女士把呼吸急促、软弱无力、极端的异常感看做是某种可怕的毁灭性障碍的征兆。她觉得她自己马上就要死了。她求助任何人的行为受到抑制，因为她觉得他们离她很远而且不会有反应，她模糊地意识到可能她的这种症状学只是一个"错误的报警"。她设法打电话给丈夫，获得能够回到家的保障。所以，不管她何时离家，她都会认真地想好找到丈夫的办法，以免遇到什么不好的事情发生。另外，她开车去超市或购物中心时会更加害怕她所遇到的每个危险。一旦焦虑形成，她又开始担心她可能有某种内部灾难，然后变得更加焦虑，最后会急急忙忙赶回家去"拯救我的生命"。

这个综合案例说明了一个广场恐惧症患者是如何被困在自给自足和"需要"帮助之间。她的自给自足能力被削弱时，她的依赖性就变大了。与之相随的是，她会越来越害怕被自己的丈夫控制。

依赖性

下列案例描述了分离性恐惧和会发展成广场恐惧的依赖性的终生模式：一位30岁的女性一直在离家这方面有问题。她连去学校和夏令营都有困难。她一直受到母亲的资助，但同时又被母亲溺爱。这位母亲自己有很严重的疑病症，并常常将女儿的任何紊乱的征兆都看做是某种疾病。她有个装满各种药物的箱子，只要孩子有什么症状，她就会给孩子吃药。之后女儿的症状就会缓和。

结果，这位女士带着这样的想法进入到成年期：①"我身体不好，需要随时都能得到医疗帮助。"②"如果有个强人能依赖，我就能成功地处理。"

她就这样一直成功往前，直到她的丈夫出现。就在那时，她找到第一份工作，但是对自己的工作表现却有巨大的恐惧和焦虑。随着这种焦虑的加剧，她出现了第一次惊恐发作。从那以后，去办公室工作这件事对她来说越来越困难，最后她就整天待在家了。

广场恐惧综合征其中一个奥秘就是恐惧者进入"危险区域"时对其信任人的那种极度渴望。若能找到其照顾者，广场恐惧症患者对外部情形及焦虑症状的恐惧感就要小一些。这种依赖好的一面则要归因于焦虑或惊恐发作的本性。这种发作无法解释，广场恐惧症患者觉得自己无力结束这一发作，客观性及推理能力被削弱，这些事实迫使她为了身体上或心理上的存活而求助于人。如果广场恐惧者确实在心理或身体崩溃的边缘，应该多与能为自己减轻痛苦的人接触，因为这样能保证立即得到救治。进一步说，照顾者能帮助她评估这种障碍的严重程度，并使其分散注意力。经过现实验证，下列谈话可说明照顾者的作用：

患者：我感到窒息，我无法呼吸，我觉得我就要死了。

配偶：放轻松点，深呼吸几次……现在感觉怎么样了？

患者：我现在呼吸没问题了，我想我不会死了。

总　结

对广场恐惧症的人格、冲突、环境问题的系统研究依然相对不足，但是以下这些依据临床观察得出的观点可能是比较先进的：

1.具有广场恐惧倾向的人可能对某些情形有潜在的恐惧，这些情形可能在她童年早期会构成潜在危险，但是成年后并不会有危险。这些地方包括拥挤的商店或开放的空间（小孩可能会迷路）、封闭的空间（呼吸困难）、静止或移动的楼梯（失衡）、窗户（跌落）。若一个人身处压力情形中，这会消耗他调节情绪反应的能力和考验自己对现实那种夸大的恐惧的能力，这个时候，恐惧的感受性就会增加。因此，这些潜在恐惧的激活与汇聚可能是广场恐惧症产生的基础。

2. 随着内外部资源的减少，离开安全地的特殊恐惧可能会被一个创伤性体验激活，例如，在一个镇里开车时遭遇车祸或在公共场所见到有人心脏病发作。广场恐惧者就会开始觉得害怕开车时遭遇车祸，或心脏病发作而又找不着医疗帮助。这种恐惧可能主要集中在那些与创伤事件有关的特定场所或行动上。因此，她可能害怕并且回避在城里开车或是在百货商场爬楼梯。只要她避开了这些创伤性环境，她就不会觉得受到威胁。在一些案例中，这种"创伤性"经历可能引发巨大的焦虑发作。经过结合，患者就开始认为这种地点和行为都是危险的。当她的脆弱感不断加剧时，以家为中心的安全区域就会不断缩小，危险区域也会不断扩大。若在镇上开车不安全，那么在城里开车也会不安全。那些平常就会令人产生轻微不适的情形（例如电梯、高处、人群）现在会引发全面的焦虑和随之而来的惊恐。

3. 惊恐发作本质上是种原始反应，它包括焦虑、晕眩、晕倒、全身乏力、思维困难。广场恐惧症患者惊恐发作的产生与惊恐障碍患者惊恐发作的顺序一样。身体或心理压力、换气过度、位置的突然改变或预测到危险，这些都可能导致患者生理上发生改变。这些生理变化可能是由一种严重的内部障碍引起的，患者假定这种障碍会升级到非常严重的后果。患者的推理能力受到抑制，因此不能客观地看待他的症状。

4. 对灾难的恐惧加上身体或心理的麻痹感致使广场恐惧症患者向照顾者寻求帮助。照顾者会帮助其找到专业救助（必要的话），帮助其测试她恐惧的现实性，帮助其分散投入在恐惧上的注意力。

远离家或其照顾者，或是接近家或其照顾者有困难，这本身就会引发恐惧和返回家中的强烈欲望。随之发生在旅行中的约束特别令广场恐惧症患者感到沮丧，因他往往十分重视活动性和自由而不受人控制。最终，沮丧会导致抑郁。

如果患者在特殊地点惊恐发作，对又一次惊恐发作的恐惧会加重（并且也许会超过）由地点激发的恐惧。

5. 因此，广场恐惧患者将很多情形都看做是危险的信号：①进入曾经发生过惊恐发作的情形，或相似的情形；②进入他有潜在恐惧感的情形；③预示危险的生动的"内部"体验；④与照顾者或是与家分离。

6. 广场恐惧症患者对特定的空间结构过度敏感：太窄的空间和太空旷的空间。对狭窄的边界和广阔的边界的敏感性与人际关系相似——也就是，恐惧与照顾者离得太近和离得太远。

9 评价性焦虑症

评价性焦虑症的本质

跌落之前

一个进入威胁性情形的人就像是一个走钢丝的人。他觉得如果自己表现**不好就容易遭受**严重的灾祸。为了**安全**起见，他必须严格遵守正确的动作与步伐规则。对自己技术越有**自信**，他就越不会有**失足摔下**的可能。如果胆量不够，一些原始反射反应——诸如僵持、运动**抑制**，就会影响他的**表现**。因此，这种运动是对他的**能力**和**成熟**的测试。表现顺利就再次确立了自我**形象**，维护了自己的**地位**。失败的话就会使这个形象破灭。最后，每个行动都被一群**评价者**观察着，或褒或贬，他根据他的自信和能力来评价他自己。（本段中的黑体字代表着评价性焦虑的主要的心理方面，本章将会详细说明。）

表演者的跌落几率与其"丢面子"是相似的，焦虑者会在每日无数的生活评价性情形中预感到它。对走钢丝者来说，错误、失足、不正确的动作，都只是他公众行为的一部分，但是伤害则会涉及整个人——否则他也不会如此恐惧。

评价性威胁的共同特征

那些可能让一个人产生"评价焦虑"的情形存在着某些共性。这些情形可分为：①社交场所——开始或维护人与人之间的关系；参加社交集会（例如聚会）；②学校或工作场所——由老师、主管或同龄人来评价其表现；参加测试或考试；与主管因利益冲突而正面对峙；运动竞赛；③逛街或是旅行时与"外部世界"交易，例如，与销售员、服务员、出租车司机、陌生人来往。

这些情形中各种复杂的因素可能激发或减轻恐惧。这些因素涉及评价和脆弱性的问题，包括以下几个方面：①个人与其评价者在权利或社会赞许性领域中的相对地位；②个人表现出有吸引力姿态的或给人印象深刻的技能；③在特定威胁情形中，他对自己行为良好表现能力的信心；④对威胁程度的评估，对潜在伤害严重性与其发生可能性的评估；⑤可能影响其行为表现的某种自动"防御"（言语抑制、回忆阻塞、自发性压抑）的阈限；⑥关于社会认同的行为表现、行为及外表等"规则"的严格度与可达性；⑦评价者对不遵守规则或表演标准的人的预期惩办，等等。

脆弱性

害怕进入评价性情形的人有一系列的隐含性问题：

1. "多大程度上，这是对我个人能力和社交能力的测试呢？我必须向自己或别人证明多少呢？"

2. "相对我的评价者来说，我是处于什么地位？"如果这个人觉得地位同等或高于评价者，那么那些规则就不会那么严格，也会更灵活一些，失败后可能的"惩罚"也不会那么重要。

3. "确立相对权力身份的实力地位有多重要（诸如在与服务员相接触时）？在与社会评价者相处时获得对方接纳的立场有多重要（诸如初次见面或在观众面前讲话）？"

4. "评价者是什么态度？他是接纳的并能与之感同身受的，还是排斥和冷淡的呢？他的评价可能是客观的，还是严厉的、惩罚性的？"

5. "多大程度上，我能指望自己的技能（诸如流利的言语）帮我渡过这个困难的评价过程？"

6. "我有多大可能会因焦虑分心或抑制而受到影响？"

地位和排名

表现出色的压力很大程度上与其在权力或社会赞许性这个纵坐标上的相对位置有关。在面对权威（老师、主管、服务人员）时，一个人如何看待他们的相对权力决定着他的自信与表现状况。如果一个人表现得自信且有能力，他在权力等级上的"自卑感"就要小一些。如果他看轻自己，他就更有可能信心不够，能力也不强，因此权力越容易被减小。当然也会涉及支配 - 服从维度。一个人觉得评价者越有支配权，他的服从性越有可能被调动起来。服务人员（医生、出租车司机、接待人员、出纳）会因职位而被赋予权威和支配权，他们能以此来威胁他人。

在一个社会性对抗中，一个人想要留下好的印象，他就会有很大的想要提升自己社会性资产的压力——吸引力、穿着、语言流利、成熟、姿态、风度。在这些资产上得高"分"可能（取决于评价者的价值观）会使这个人更令人赞许，这样就能确保这个人在其他社交场合中取得成功。低"分"则会使其遭人拒绝。

有人可能想要避开这种对抗，因为"失败"是让人痛苦的。此外，如果回避，他是否处于劣势这个问题就悬而未决，但一旦失败则会"确定"这个劣势。因此，这种痛苦的焦虑经历，以及通过回避或从所讨厌的场所撤退来减少或避免这种焦虑的愿望，在一定程度上表达出一个人的社交恐惧感。

自信心

在对抗中，对能否表现出色的信心与一个人的期望、行为的难度及预期的惩罚（因表现不好）的认知尺度有关。

个人对权力或满意度的感觉与其评价者的感觉是有差异的，这种差异增大了这项任务的难度，因为评价者认同的表现的标准越高，那这个人对他自己的要求就越高。如果一个人觉得自己处于"不利"位置时，他就更不确定自己是否能满足这些要求，然后他对能力的全面自信就会降低。再者，如果他预知到因表现不好而导致严厉的"惩罚"（失业、停学、一个关系的终止），他的自信心可能就会进一步被削弱。在其他因素不变的情况下，自信心或脆弱感之间有种互反关系。一个上升，另一个就会下降。

规则和准则

在一个明显的评价情形中（例如，考试、公共演说、约会），遵守专横死板的规则来避免"惩罚"会有一定压力。这个人会害怕他可能不够机敏，说话不够流利，不够镇定，然后就会有焦虑和其他症状，对其实现目标产生不利影响。在行动过程中违反这些规则，则会引来负面评价和自我怀疑，如"我看来胆小怕事""我说的话很愚蠢""我看起来很糟糕"或者"我搞砸了吗？"

在演讲时，他认为他必须在音量、语气、发音清晰度、语速、流利度和对演讲的控制度上严格遵守规则。因此，这个人就会害怕不符合规则会对其带来反面和消极评价。在社交场合中，偏离既定的标准可能会招致他人的拒绝。

在其他类型的人际交往（询问信息、要求升职）中，违反规则会引起他人的敌意和公然的消极评价。在这样的交往中，个人就会面临这样的规则，如"你不应该打扰别人"。因此，如果他提出合理、合法的要求，或以合理方式维护自己的权利时，他可能害怕"这好像是个过分的要求"。

自动保护反应

自动抑制　之前已经讨论过危险情形下的反射反应。许多人都易受自动抑制反应的影响，它能妨碍说话、思维和回忆。在更原始的环境中，这些反应的"功能"是用来保护人类，阻止采取可能激起攻击的行动。

今天，这个功能已不合时宜，实际上会导致机能障碍。最终，它很可能正好激活人们想要回避的那种攻击。在僵持反应中似乎没有任何的意志成分。它的发动完全是有悖于人的意图和愿望。

焦虑　焦虑似乎是另一个不同系统的产物，而不是一种反射性抑制。焦虑的功能好像是促使个体采取行动来减少危险。然后，促使他回避威胁性情形，或如果已经在这个情形中，通过使其让自己不显眼来逃避危险或将这个危险减小到最低程度（如，不在班里发表自己的看法）。很明显的是，不但不能提供安全，反而这样的安全或保护性模式（抑制性阻碍和焦虑—回避—逃跑）会对行为表现有消极影响。事实上，对这些反应的预期本身就足以引发焦虑，然后损害其行为表现。

晕厥　处在评价情形中的人偶尔会感到晕厥，且经常害怕自己会失去知觉。很明显，这种反应在评价性情形中是非常不合适的，而且可能会返回到对身体受伤的那种原始恐惧中——就好像血 - 伤恐惧症一样。

社交恐惧症和社交焦虑症

社交恐惧症和社交焦虑与一个人对成为关注焦点和被其他人贬低的夸大的恐惧有关。根据《精神疾病的诊断与统计》第三版，社交恐惧症的必要特征是"持续非理性地害怕，并且强烈要求回避那些可能会被其他人审视的情形"（美国精神病协会，1980：228）。现今的定义可能太宽泛，因为它包括了很大一部分人群，还包括现在已经诊断为广泛性焦虑障碍的一大部分患者。与社交恐惧症的定义相比，广场恐惧症的官方定义确实详细描述了"恐惧感或回避行为主导一个人生活时，日常活动会日渐被压缩"（p.226）。应用于社交恐惧症的这一限制标准可能更多地围绕在恐惧症的普通定义上。此外，《精神疾病的诊断与统计》列举了社交恐惧症患者的实例"害怕在公共场所讲话或执行任务，害怕使用公共洗手间，害怕在公共场所吃东西，害怕有他人在场的时候写字"（p.227）。当然，害怕演说不能包含在内，因为很大比例的人都有这种恐惧感。如果使用更严格的定义，一小部分有社交焦虑的人相对地也应被视为社交恐惧症患者。

社交焦虑症的悖论

　　社交焦虑症与前面章节中描述的恐惧症有所不同，社交焦虑症的主要特点是在进入情形之前，实际的恐惧（对紧张和抑制的预期）好像是真的，而且确实有出现的可能性。虽然恐高症、恐桥症、电梯恐惧症患者会因跌落或是窒息而死的风险很小，但是第一次见面想要展开对话的人害怕自己语塞，或在考试或面试时脑袋一片空白，预料这些事件的发生还是合理的。最有趣的一个特点就是真正地具有这种恐惧似乎会带来不合意的结果。这个可怕的循环就产生了，由此对一种绝对的、极端的、不可挽回的结果的预期往往会使人在进入这个情形后更觉得恐惧，更具防卫性，更受限制。另一方面，如果一个人没有在特定情形下体验过因害怕无能表现而产生的恐惧感，基本上他就不太可能作出无能的反应。

　　社交焦虑的一个重要方面是个人对自己在社交情形中的荒唐表现将会给自己的社会性抱负带来致命一击的预期。在这方面，恐惧严重失实。自己的生活会被某种拒绝或失败而彻底毁灭的预期是由经验证实的。这种可怕结果的内容和可能性被明显地夸大了。在一次令人烦恼的体验之后，就算没有出现极端的结果，这个人还是会预想坏事情"下次"会再发生。

对被评价的恐惧

　　所谓的社交焦虑的主要恐惧是因别人对自己的消极评价而产生的恐惧——这种恐惧将社交焦虑和表现焦虑与广场恐惧症分离开来。在后者的综合征中，一个人可能害怕空旷的广场、牧场或海岸，那些地方既没有人，也没有人群。在广场恐惧症里，对社会不认可的恐惧感相对失控、晕厥、发疯的恐惧来说可能还是次要的。相反的，在社交焦虑里，核心恐惧就是害怕成为关注的焦点，害怕自己的"弱点"暴露出来，因此也害怕被一个或更多的人评价。

不论是个体在给陌生人打电话，还是在社交中试图开启一段对话，或者是在公众面前表演，社交焦虑中都存在一个象征性对抗。当有社交焦虑的人参与到一对一或是一对多的社交情形中，他会认为自己正在被他人审视、测试或评判。在众人的关注下，他的表现、演说的流利性、自信、自由就会受到焦虑的影响。

广场恐惧症患者对那些暗示着即将发生身心崩溃的内部信号过度敏感，而社交恐惧症患者与此不同，他们则对别人论及其能力的信号过度敏感。如果他收到一个积极的反应，他就会认为自己给别人留下了好的印象，就不会那么容易受到伤害，而且会变得更自信一些。另一方面，如果他收到消极的回应，他就会觉得受到伤害，而且也会更加没有自信。

社交焦虑的个体其生理反应可能与广场恐惧症患者的生理反应类似，但是说法不同。就如我们要讨论的，他可能与广场恐惧症有同一种类的交感神经症状（心率快、出汗）或副交感神经症状（晕厥、血压低），但是这些可能引发其对表现不好（可能是对的）的恐惧，而广场恐惧症患者则是对内部灾难（实际来说是不大可能的）的恐惧。值得注意的是，一些有演讲焦虑的患者确实害怕惊恐发作，而且有些也确实有过惊恐发作，但是这样的情况并不多。

原始"防御"

似乎最令社交焦虑患者受伤的一个因素就本质上不是焦虑的主观体验（虽然经证明这确实是一个障碍），而是各种各样的抑制，特别是那些干扰其表现的抑制。因此，各种类型的抑制（例如，对言语流利、思维、回忆、久远记忆的干扰）是这个障碍里最令人受伤的一个因素，而且一旦他们卷进这个恶性循环，这种进入恐惧情形的恐惧感会一直存在。

实际上损害一个人行为表现的是对威胁的矛盾反应，而不是准备更有效的行为表现。如我们所说，这个解释似乎就是一个人进入社交情形时，他的原始防御系统就会被发动起来了。这个系统令人想起"僵持"与"迟缓性固定"（Gallup, 1980），使个体处于应对身体攻击的准备状态，但是显然不能使其成熟且有效地执行任务。再者，这种原始先天反应模式的本性是专为不动和无言反应设计的。因此，矛盾的是，在特定情形中，对大声说话的挑战以及积极参与的防御行为，恰恰触发了与需要相反的结果的产生。

区别社交恐惧症与广场恐惧症

在一篇具有里程碑意义的文章里，埃米斯（Amies），戈尔德（Gelder）和肖（Shaw, 1983）系统地总结了许多区分这两种综合征的特征，并且最终帮助人们弄清楚了对各自的认识。87 位具有社交恐惧症状的人与 57 个具有广场恐惧症症状的人进行了对比，以此来确定哪些症状是这两种综合征所独有的［作者根据 DSM-Ⅲ（1980）来使用社交恐惧症的这种非限制性诊断法］。这两组恐惧情形类型是不同的，自主神经症状也是不同的。能被他人注意到的一些症状在社交恐惧症患者中出现的次数更多一些，而"晕厥"在广场恐惧症患者中出现的次数更多一些。

激发恐惧症状的情形

社交恐惧症患者报告说，在被介绍、会见权威任务或是打电话时，他们会有更严重的焦虑；而广场恐惧症患者则称，在独处或在不熟悉的地方或过马路或是在公车上时，他们的焦虑更为严重。恐惧情形见表9.1。

表 9.1 广场恐惧症与社交恐惧症的主要恐惧因素比较

社交恐惧症患者更加恐惧的情形	广场恐惧症患者更加恐惧的情形
被介绍	独处
会见权威人物	在不熟悉的地方
打电话	穿过街道
有客人来访	使用公共交通工具
做事时有人盯着	在百货商店
被取笑	在有人群的地方
与熟人在家吃饭	在空旷的地方
与家人在家吃饭	在狭小的商店
在别人面前写字	老鼠，蝙蝠
公共演讲	蛇
做	飞虫
	深水
	飞机
	血，伤口

来源：摘自 P.L.Amies，M.G.Gelder and P.M.Shaw， "Social Phobia：A Comparative Clinical Study"，British Journal of Psychiatry 142（1983）:176.

回顾这些区别两种恐惧症的情形，很清楚的一点是，社交恐惧仅仅与人际情形有关，焦虑的重点是被别人审视。相反的，广场恐惧症则是因为在不熟悉或是挑战性场所中独处，这些场所会带来多种刺激并且在一定程度上离家（安全）有距离或是有障碍。社交恐惧症患者好像是一个接受成人评价的小孩；而广场恐惧症患者好像是一个第一次被带到一个陌生地方的小孩。在社交恐惧症中，其他人或多人在关注"这个孩子"；在广场恐惧症中，则是其他人忽略了他，以至于根本不关心是否有灾难性事件发生在他身上。

在埃米斯、戈尔德和肖的研究中，人们发现广场恐惧症那组的患者比社交恐惧症那组的患者更有可能因小动物（老鼠、蝙蝠、蛇）、深水、飞机、昆虫等而产生恐惧，这一发现支持了"受攻击"这一观点。这些典型的广场恐惧群集表明这组患者主要是害怕一些身体伤害或攻击。

躯体症状

一些躯体症状通常在广场恐惧症患者身上表现得远比在社交恐惧症患者身上明显。如表9.2所示，广场恐惧症患者更有可能具有典型的"崩溃"症状：四肢无力、呼吸困难、眩晕或晕厥和真正晕厥发作。这种差别表明，在广场恐惧症中另一种不同的原始防御反应已经被启动。这个副交感神经系统通常与恐血症有关，但是明显地也在广场恐惧症中发挥作用。

表9.2　社交恐惧症与广场恐惧症的主要症状比较

项　目	社交恐惧（%）	广场恐惧（%）	P 检验
脸红	51	21	0.001
肌肉抽搐	37	21	0.07
四肢无力	41	77	0.001
呼吸困难	30	60	0.001
眩晕或晕厥	39	68	0.01
真正的晕厥发作	10	25	0.05
耳鸣	13	30	0.05
心悸	79	77	NS*
肌肉绷紧	64	67	NS
口舌干燥	61	65	NS
腹部的虚脱感	63	54	NS
感到恶心	40	40	NS
颤抖	75	75	NS

来源：摘自 P.L.Amies, M.G.Gelder and P.M.Shaw, "Social Phobia: A Comparative Clinical Study", British Journal of Psychiatry 142（1983）:176.

NS* = 不显著

社交焦虑症的现象

在一个临床研究中，尼克尔斯（Nichols, 1974）经过三年多的时间观察了 35 个病例，得出了社交焦虑症的特点。以下这些临床观察资料取自不同的治疗阶段，每一项都是经过至少 50% 案例的观察所得出的：

1. 对不赞同或是被别人批判性注视的知觉。

2. 对不赞同或是被别人批判性注视的预期。

3. 感知到他人的批判（实际并不存在）并作出强烈反应的倾向。

4. 觉得不如别人有能力，不如别人强大——低自尊。

5. 对适当社交行为持有严格死板的观念，不能随机应变地来处理困难。

6. 消极的幻想、想象，会产生预期性焦虑。

7. 高度警觉和害怕被他人评价或判断。

8. 被别人观察的感觉。

9. 对从情形中突然撤离是不被允许并可能引人注目的恐惧。

10. 感觉被困在或限制在这样的情形里（即，社交封闭）。

11. 夸大解释紧张和尴尬的感觉反馈。

12. 觉察到社交情形中的身体感觉。

13. 害怕"病了"或是失控（即，惊恐的身体信号）。

14. 不断增强的不适体验。

15. 焦虑反应的不可预测性。可用的先前的幻想与这天的心情似乎是重要的决定因素。

尼克尔斯提出社交焦虑的影响范围与其所处的发展阶段有关。他提出，把青少年晚期当做一个可能的发展起点。最后，他还说，在社交焦虑症的发展过程中，一个人的个性品质和与之联系的认知起到了很大的作用。

羞耻和"社会形象"

讨论社交焦虑症时，羞耻体验是一个重要的部分，因为有社交焦虑的人在很多情况下都害怕被羞辱。羞耻是一种情感，它与一个人在被关注或是自以为被关注时对自己公众形象的观念有关。他对自己社会形象的观点可能是准确的，也有可能不准确，但是如果他认为自己的形象已经被丑化，而且他也很看重观察者的观点，那么他就可能会感到羞耻。值得注意的是，被人认为软弱、低人一等或笨拙的可能性，也许与实际上被人以这些词语谈论一样令他感到遭受威胁。也就说，别人是怎么看他的，是导致羞耻的一个重要成分——不管他们是否曾表达过这些观点。

引起羞耻的一个重要因素就是暴露于一人或多人的注视之下。如果一个人违反特定社会规范、期望或要求，特别是在得体的行为举止的有关方面，而且他意识到这些行为已经被人关注，这种羞耻情绪就会被激发。他"不正常"的行为举止会被评判（他自己假设的）为是软弱、低劣、笨拙、性格缺陷或不成熟的表现。对不守规矩者的公众约束就是采用使人觉得低人一等、被蔑视、不成熟的形式来进行的。实际的社交结果可能包括公然的轻视或公开表达不赞同，从轻微的嘲笑到公开奚落。值得注意的是，如果一个人成功隐瞒了自己"不合常规"的行为或者是私下参与了不光彩的活动，他就不会感到羞耻。

感到羞耻的人会认为，自己在对抗他被贬低的公众形象时比较无助。他认为他容易遭到痛苦的群体报复，诸如公开的羞辱或是奚落，而且没有能力避开这些攻击。社会观点是绝对的、最终的，而且是不可挽回的。试着去改变或是对这种群体意见进行上诉是没有用的，而且他必须得同意这一点：群体成员有以他取乐的权力。所有的抗议只会让他们更加享受他的难堪。一个人通过诸如"我当众出丑了"的声明来承认自己的"荒谬"行为，并且低下头或试图躲起来逃避他们的凝视。

在他心里，羞耻的解药就是从受责备的情形中消失。有人可能会说，例如，"我想要消失"或者"我想沉浸在木工活里"。相反，焦虑通常伴随着逃走的意图或消极的不动。

公共关系管理着公众评估的流通，例如，赞赏或是贬低。一个特定的社会群体会强调表面价值（这个群体独有的）——恰当的外表、表现顺利、得体的行为举止和衣着、成熟——并给予公众奖赏（赞赏、尊重、特权）。一个违反群体规则的人则可能受到鄙视、奚落、孤立的"惩罚"。我们应该强调的是，如果这个群体成员的观点与他不相关或不重要，他就不会觉得羞耻。

当我们谈论特定时期的公众形象时，我们不是指"不合意的"行为就一定被某个群体注意到了。这种交互作用可能是与另外一个人，而他跟这个人没有私人关系，但是这个人是某个社会群体的代表，如街上的陌生人、电话接线员等。在同一条路上，似乎陌生人比密友更容易让人感到羞耻。因此，孩子违反家里的规则，则不大可能在父母面前觉得羞耻，但是孩子要是在陌生人或同龄人面前违反了哪怕是一点规则，他都会觉得羞耻，而且对这种羞耻特别敏感。

羞耻是社会影响的一种形式。其他人试图让我们感到羞耻，以此来控制我们现在和未来的行为。一个典型的例子就是，使一个人暴露于产生羞耻的情形中。虽然这可能是他第一次将这种情形与不愉快的情感联系起来，但是记忆会存储起来，而且会影响他未来进入相似情形的方式。在一定程度上，这个特定的规则是由个人设定的："如果我以这种方式行动，我就会被取笑，并且觉得羞耻。"就是这种羞耻的情感将"强大的效力"安进规则里。因此，这个人就会倾向于遵守规则，避免因违反规则而导致的羞耻感。

焦虑和羞耻在很多方面都是不同的。首先，焦虑通常发生在一个人进入压力和威胁情形之前，并且可能在这种情形中持续下去。但是这种情形结束后，焦虑感就会解除。而羞耻感是开始于"暴露"在令人羞耻的经历中，并且这种经历结束后，羞耻感还会再持续一段时间。

对失去爱或抛弃的恐惧

亲密关系中的要求比"公共关系"中的要更为"私人化"，而且是必须来满足某个特定人物的需要及期望，而不是为了保持形象。这些期待主要集中在一些无形的品质上，例如，体贴、理解和关心。如果一个人没有满足另一个重要人物的一些期望，别人就有可能不再喜爱你或者会拒绝你，以此作为惩罚。这种惩罚所带来的情感就是伤心。在亲密关系中有价值的品质（善良、理解、热情）可能更多地与"个性特点"有关，而那些由群体赞赏的品质则与其外表和行为表现相关。在亲密关系中，一个人极少可能去关心那些群体规则，甚至某种程度上，不会去顾及形象。亲密关系中的关心是无条件地、完全地接纳，没有必要去保持形象。

对失去爱和抛弃的恐惧有时与评价焦虑一样，陷入对其行为表现的担忧之中。在这些情形下，人会害怕他辜负所爱之人对自己的期望或要求。他可能与社交焦虑的人一样落入同样的常规：①脆弱感，因为对方有权终止关系，他就会害怕自己有些事情做得不够好；②一直被评判而且可能不被赞同的一种感觉；③一种防御性抑制，以致他的实际行为就会变得生硬不自然；④"灾难化"遭拒绝的结果。例如，一个女人因害怕可能被所爱之人拒绝，而处于一种持续的"高度焦虑"状态。她担心一个小错误就会促使他与自己分手。她不断寻求保证，确定自己没有惹他生气。最后，他还是离开了她——不是因为她做错了什么，而是他无法忍受她无休止的保证要求。

演讲焦虑

严重演讲焦虑中所涉及的各种无能与症状囊括了评价焦虑的各个方面：害怕成为关注焦点或被严格地评判、消极的预测、自信心降低、无能感、受非自主抑制的妨碍、思维和语言控制受损、严格遵守规则、对违反规则后"惩罚"的预期。

能够行为 想要公开演讲的人第一个希望便是能够行为。演讲者必须能站得笔直，保持平衡，张开嘴，说明白。如果他们不能这样，那就意味着"他并不能控制自己的身心运作"——这对他的自信心是致命的打击。既然对"身心"的控制最终是生存所必需的，那么原始机制的运作遭到破坏则代表着一个象征性威胁。特定的症状，如摇摆、声音颤抖、晕厥感、说话不流畅、姿势生硬不自然，都会发生在他身上，"我不能控制好我自己——我不能够表现好——什么事情都会发生在我身上"，这种被内部过程伤害的感觉与广场恐惧症患者的经历相似，只是它并没有威胁生命的障碍和分裂障碍的出现。

观众察觉到了失控的表现（或者这个演讲者认为）。这个人不只会经历不能行为的恐惧感，还会更加害怕这种行为欠佳会被观众看做是他"有病、紧张、不成熟、神经症、笨拙"的迹象。

焦虑的作用　虽然描述焦虑的主观因素很难，但是好像人们在评价情形中对威胁感作出反应时，普遍都经历过这些主观因素。生理症状最初是交感神经类型的：血压升高、心率加快、出汗。然而，这些症状之后通常伴随着晕厥、眩晕、颤动感（副交感神经）。晕厥感有时是血压下降造成的，可能跟下肢的供血有关。同样的，口干和出汗是自主神经反应。

焦虑本身对消极的概念化发挥着"促进因素"的作用。首先，不愉快的体验就跟突然的剧痛一样，会使人的精力从手头的工作上分散开来。其次，他将焦虑看做是他没有很好地起作用（或者是他将要表现不好）的一个突然的信号。他们把焦虑本身当做是功能失调的标志，而不是把那些全神贯注的系统性能力评估看做是功能失调的标志。他有一个诸如"这是我不会成功的一个信号"的观点。接着，他的整个自信心就会受到侵蚀。当人的注意力转移到焦虑，而他的认知运动组织转移到危险时，他明显的"紧张感"就有可能增大，行为表现中的困难也会更多。

行为表现反馈　典型具有演讲焦虑的人会用来自听众的反馈，告诉自己他的演讲是否具有效果。如果听众的反应是消极的，则他的正常行为就有可能遭受损害。如果他认定听众觉得他无能，这种评价可能会触发他的无能感并且引发非适应性的"保护"反应。他可能会丧失能力，受到伤害，甚至可能失声。事实上，如果他相信自己有能力在这些环境下工作，他就可以正常工作。听众的消极反应会让他觉得自己不能高水准地工作，最后陷入恶性循环中。

来自听众的消极反应经常使得功能失调性态度的"交互作用"更为突出，而且这种交互作用还会导致消极想法一涌而出（"他们看出我紧张了，他们觉得我软弱，他们看不起我了"）。结果，这个人主观体验到自己影响听众的能力减弱，并且感觉自己的能量正在流失。在他变得越来越"软弱无能"时，他察觉到巨大的危险，并且觉得自己容易遭受攻击或来自听众指责的伤害。实际结果就是他的自信心灾难性地下降，他觉得自己不能依赖自身的机能来帮助自己渡过危机。

演讲时的认知定势　一个人在演讲前的认知定势包括各种各样的消极态度，并且会激发不愉快的认知。总体定势是感觉听众本身就是威胁性的，他们时刻准备扑向任何一个错误。他认为听众的期望是，他必须表达清晰明白，内容必须恰当且有趣，举止自然且有自信，但是不能太随意或太不正式。他觉得只要违反这些规则，就会招来批判性的反应。他的自我知觉是，他将会无可遮蔽，暴露并且不能胜任；再者，他将遭受会产生严重后果的抑制和痛苦的焦虑，这些都会损害其行为表现，使其遭受批判或奚落。这种定势在自动思维里表现得比较明显，如"我没能力做好它""他们会对我失望的"或"我会让自己出丑"。

演讲开始时，这种认知定势包括自我监控和对听众反应的评价。这一定势以消极评价和可怕的预测为代表："我看起来好傻""我没表达好自己""我会忘了自己要讲什么""我听起来很孩子气""我没法继续了""我会被迫停止的""我会出丑的"。对听众反应的解读是以选择性聚焦为基础的，通常以这样的想法表达出来："他们觉得厌烦了""他们觉得我没有希望成功""他们希望这个演讲结束"。

这种认知定势会让人事先准备好迎接危险。演讲者准备好应对他觉得比自己更强大的敌人，而且这个敌人准备攻击或是抛弃自己。演讲者觉得自己容易受伤，而且无可遮蔽，并没有察觉到自己拥有有效武器来避开这一预想的攻击。因此，一种原始防御反应就会被触发——动作僵化、对声音清晰度的抑制。但问题是听众并不是要攻击他的敌人，因此，这个防御性保护一点都没有保护到他。实际上，它还损害到他的正常行为，并且使其时刻提防着那些他非常想要逃避的东西：他对认知和身体机能的控制力下降，给听众的印象却是软弱无能的。

考试焦虑

　　考试焦虑可以描述为这样的一个过程：对一个评价性情形的特定对抗的预期——担心自己没有可用的资源来应对"危险"——并发动原始"防御"来抵抗危险。我们举一个有焦虑倾向的好学生为例。在考试前几个月，他非常有信心能考好，这时也能合理地评估自己进行充分准备的能力。他甚至可能对自己的成功几率估计过高（"自利偏差"）。

　　随着考试日期的临近，在一定程度上，他的脑里开始思考考不好的可能性。当假设考试会出现严重威胁的特征时，他对考试的定向开始转向失败的结果——对自尊的打击、妨碍未来的计划、个人的失败、在朋友面前不光彩、让家人失望。

　　除了失败的可能性和结果之外，关注自己的表现会被评价的可能性也会影响他的自信心。一旦被威胁的观念控制，他的认知机制就会自动转移到一个"脆弱性定势"。这个学生的注意力就会被吸引到他可能有的各种弱点上——对材料范围有遗漏、理解上有不足、整理和表达他所学的内容有困难。这些缺点不断突出，通常使得他积极的成就和能力蒙上阴影。事实上，他可能严重质疑自己所学的东西以及自己复习考试的能力。这些疑问会让他怀疑自己怎么能在考试中表现好呢？

　　考不好（以他自己的标准）的可能性增大，他的焦虑就会增大，可能推动他更加努力地去复习材料。他学习时，每一个难题，每一次耽搁，或障碍本身都会变成一种威胁，会引来诸如"你永远不可能及时准备好"的警告。

　　现在我们假设考试那天已经来临。这个脆弱性定势占据了支配地位。这个学生就会担心自己的弱点，担心会不会有自己知识或理解力的盲点问题或要求出现。当这个学生审视考试时，他的认知定势就会影响他，他会觉得考试需要的知识太多，但是自己所掌握的知识很少。如果这些题目真的很难，所需知识与所掌握的知识之间的差距就会很大。这种差距被解读为一种威胁："我没能力处理它，我会搞砸的。"

到这时，可能会出现一种与考试焦虑相联系的最无能且最具迷惑性的现象。他的脑袋会"一片空白"，他甚至很难记起那些他本来已经很熟悉的知识。他的推理能力也好像瘫痪了。这种障碍是考试焦虑的一部分，也是其他评价焦虑难以解释的一部分。一个可能的解释就是，他认为这个任务已经超出了他的可用资源：例如，这些题目好像远远超出他的理解、知识或能力范围了。考试无法抵抗的这一个观点（错误观点）与考试实际上就很难，可能在他身上导致的结果是相同的。我们可以假设，当遇到考试所需知识超出本身知识容量这种情况时，认知机制就会关闭一部分容量，就好像一个电力公司遇到类似的情况时，它会关闭一部分电容量一样。对回忆、推理能力及言语表达的大规模抑制的另一种可能的解释是，原始抑制性反射遇到这种对抗时被激活，并且发挥着不合时宜的功能，将所有的注意力都转移到危险上去。

在逐渐上升的考试焦虑案例中，认知成分比较明显。当这位学生尽力解决这些问题或指导语时，他往往都会夸大自己知识与理解的漏洞，或者夸大自己答案的漏洞。这些漏洞以危险的形式出现，并且会增大其对失败的预测。

当然，多数学生面对实际考试时能够调动自己的资源，只要他们开始书写，他们的思想就开始流动，脆弱性定势就会降低。但有严重考试焦虑的学生则不能降低或关闭脆弱性定势。他会在两个水平上继续运作：一个处理考试中的实际题目；一个则带有持续的警告、预测及自我评估。"你是愚蠢的""你做不完的""你不会理解的"，这样的想法使他的认知能力负担加重，进而影响他的效率和考试结果（Sarason and Stoops，1978）。一些学生会从防御阶段（身体僵化、握紧拳头）到无助阶段（感觉晕厥、无力等）——这种反应意味着副交感神经反应。其他学生则可能出现惊恐发作——巨大的焦虑和无法控制的逃跑愿望——并且真的可能会突然离开，不再回来。

总 结

对于敏感的个体来说，被评价（例如，考试、演讲或出门应约）就跟遭受一次痛苦的调查一样。这可以比做牙医检查牙齿，看有没有腐烂的地方或牙洞。评价性情形可以看做是一次对抗或挑战——使个体处于防御姿态。他假设自己应义不容辞地向评价者证明自己，并且隐瞒住自己假定的缺点、笨拙和无知；而同时又是他们自己暴露了自己的无知、愚蠢和笨拙。因为他认为其他人（观众、考试阅卷者、约会对象）一直在寻找自己的毛病，他假设其他人会猛扑向自己的每个失误、缺点或是紧张的信号，因此而看低自己。因此，每个失误后他都会板起脸，想象评价者直接的消极反应和长期的消极影响。

既然他觉得自己容易受伤害，个体的反应就会是自我保护性的：他自动缩回自己的壳里，这样就可以隐藏住自己的软处。实际上，这种退缩以抑制的形式表现出来。不幸的是，这种抑制不仅能隐藏弱点（因为它能防止其说出或写下任何"愚蠢"的东西），而且还会干扰自己正常有效的表达。结果，这个人就会被本来要保护他的原始（反射）机制所毁灭。

这种预兆性恐惧会在遭遇冲突之前导致其僵硬。这个人会鼓起勇气接受评价者盛气凌人的审视所产生的影响。但是这种抑制会干扰无意识的自我表达。因此，在遭遇开始时，他的脑袋一片空白，说话结结巴巴，也不能将注意力集中到他要说或要写的东西上去。此外，他会感觉这些考试题目比实际的要难，这些听众更不友好，约会对象更倨傲。他也低估了自己的应变能力。"打破沉默"包括：通过发现自己不需要退缩，并能自由发挥自己的个性或技巧而不用担心遭报复，最终通过行动解除抑制。

第 2 部分

认知疗法：技术和应用

加里·埃默里

10 认知疗法的原则

认知疗法不只是一些技术的总和，它是一套系统的精神疗法。根据以下十项原则［这些原则更进一步的解释参见（Beck，1976）和（Beck et al.，1979）］，这些策略和技术被整合到一起。

1. 认知疗法以情绪障碍的认知模型为基础。
2. 认知疗法简短且有时间限制。
3. 一个健全的治疗关系是有效的认知疗法的必要条件。
4. 治疗是治疗师和患者之间的共同努力。
5. 认知疗法主要使用苏格拉底问答法。
6. 认知疗法是有结构性和指示性的。
7. 认知疗法是面向问题的。
8. 认知疗法是建立在教育模式基础上的。
9. 认知疗法的理论和技术依赖于归纳法。
10. 家庭作业是认知疗法的一个主要特点。

原则 1 认知疗法以情绪障碍的认知模型为基础

焦虑的认知模型是作为干预的基础得以运用，并且是作为治疗理论被明确提出来的。那些在接近患者方面感觉受阻碍的治疗师，可以求助于模型来考虑策略。例如，治疗师遇到一位患者对他说："我感到焦虑的原因非常多。"于是治疗师会问："患者的构想有歪曲吗？"治疗师会记住患者的认知歪曲可能来自他对情形的即刻评估，来自对长期结果的知觉，或来自其他的联想。当治疗师面对新的焦虑形式时，认知模型特别有用。

治疗师需要精通于焦虑的认知模型，掌握住认知、情感、行为和生理反应之间的区别。还必须能清楚地传达，焦虑是由对情形错误的、功能失调的评估得以维持。治疗师在第一次咨询中给出焦虑的解释，而且在整个治疗过程中应反复提及。这个解释通常带有治疗学的意义。

患者因为他们的焦虑而感到困扰。很多人的观点为他们的障碍增加了神秘性和威胁性。一些人相信，焦虑是精神病的一个预兆；其他人认为，那是他们自由地做他们自己的一些事。认知模型对大部分患者来说是可信的。对于一个把焦虑看做是夸大的结果的患者来说，自动思维通常是一种安慰。

人们想要弄清情感的意义，将它分为了四大类，并发现这对感知情绪问题是有帮助的，其中包括焦虑、愤怒、抑郁和快乐。患者很多抱怨通常都能被归类到其中的一种。例如，一个关于嫉妒、寂寞、羞耻、内疚、羞怯、拖延、说谎、沉思或犹豫不决的抱怨，就正好是一个焦虑管理上的问题。

在第一次面谈时，一位患者说，他和他的工友们都在睡眠、做决定、说实话等方面有困难。在听了细节之后，治疗师了解到患者的问题主要是该如何控制焦虑，其次是愤怒。患者问题的减少对他本身有帮助。

一旦患者明白了他的问题是和焦虑管理有关，他就准备好了接受一种焦虑的认知解释。一旦患者形成了这样一种概念：对经验的误解导致了他的焦虑，治疗师就会鼓励他发展出一套理解和纠正他的思维和焦虑的心理办法。

教学演示

不可避免地，一位焦虑患者会对焦虑的原因有一些误解，治疗的首要任务就是帮助他纠正这些误解。患者通常都认为，他的焦虑是不正常的，而且时常觉得他可能会和现实脱轨。因为焦虑症状过分渲染了恐惧，治疗师需要花费较多的时间来讨论一个患者的某种症状群。治疗师可以给患者一份介绍焦虑认知疗法概述的录音磁带。

在对患者的问题进行一个评估之后，治疗师围绕呈现出来的抱怨安排一个初次会谈。治疗师详细地向患者说明焦虑的各种症状，以此来减少患者对它们的过度关注。为了能有效地对患者进行再教育，治疗师一定要牢固地掌握各种焦虑的症状。

根据身体素质或模式化的家庭规律的不同（例如，一家人可能因为胃的问题发出焦虑信号），个人具体的症状存在差异。治疗师必须找寻焦虑的不寻常信号，例如，就在焦虑来袭时，一位焦虑患者感觉到灯光在闪烁。

治疗师可以给患者论述症状是自然的生理反应，以此来帮助患者减轻苦恼。许多患者能很好地接受搏斗—逃跑—僵持—晕厥反应的解释。同样的，许多关于交感神经和副交感神经症状的讨论也是有帮助的。一位有演讲焦虑和广泛性焦虑的患者发现，认识到关于她在公众面前演讲时感受到的僵持是来源于她的副交感神经系统的信息对她来说非常有用。她说："仅仅知道我感受到的是什么，就可以帮助我应对了。"

治疗师可以帮助大部分不可思议的症状恢复正常。许多患者也发现对焦虑循序渐进的解释是很有帮助的。他们的症状和反应就好比原先的适用性已不再满足需求的机械装置。

治疗师应核实是否已排除了患者症状的医学原因。一位患者的症状表明是焦虑发作。尽管如此，他的身体检查发现他患有胆囊炎，一旦这个病痊愈了，他的焦虑症状也随之消失。

同样，也有的患者错误地把生理疾病引起的症状反应曲解为了焦虑。一个偶尔出现焦虑的患者误以为是焦虑症状，实际上，那只是一些由病毒引起的感染。没有去认真思考，只是想"我病了，得卧床休息，我很焦虑"，逐步就把自己引向了真的焦虑。一旦他发现只是患上了感冒，焦虑一下就减轻了。

认知疗法入门

在第一次会谈中，治疗师对认知模型作简短的说明，并描述治疗的过程。他强调，疗法的成功取决于患者检查自己想法的能力。如果患者理解有困难，治疗师应换一种措辞来解释。对于经验丰富的患者的疑问需迅速作出解答，以减少他们的疑虑。治疗师可以这样说："我们已经发现患者接受这样的治疗不需要药物的辅助，有一些原因表明了可以不用药物。"

为了说明焦虑，治疗师也许会发现因为概念很难让焦虑患者掌握，所以画图和使用黑板很有帮助。治疗师可以用例子来解释个人评估情形的方式决定了感觉，并且如何评估和早期的学习经验有关。例如，如果一个人从来没有见过某种有毒的植物，他是不会对它感到害怕的；只有当他知道与它接触是危险的，他才会变得害怕起来。

恐惧的程度

治疗师可以指出患者真正恐惧的是他的知觉和感觉。治疗师需要描述出这两种程度的恐惧。第一种是对最初的危险的恐惧：恐惧可怕的疾病，例如癌症或心脏病发作；对意外事故的恐惧；对公开场合蒙羞的恐惧；对窒息的恐惧；对溺水的恐惧，等等。第二种程度就是对焦虑的症状恐惧。无法克服对第一种程度的恐惧增加了第二种程度的恐惧，并导致了循环的恐惧。这两种程度的恐惧，大致相当于第六章中描述的最初的两种程度。

即使患者无法立即克服第一种程度的恐惧，但他可以停止对焦虑本身的恐惧。一开始，治疗师给患者一些具体办法来处理第二种程度的恐惧（这些办法将在第 13 章中详细阐述）。

原则 2 认知疗法简短且有时间限制

针对焦虑典型的认知疗法过程包括了 5~20 个疗程。特定的表现焦虑或轻度的焦虑状态可以在几个疗程后缓解。在中等和严重程度焦虑的案例中，治疗大约需要 20 个疗程，持续数月的时间。在早期的治疗中，为了保持效果，患者可以每周与治疗师会谈两次。患者也可以在疗程中保持电话联系，报告进程。偶尔有一个患者需要超过 20 余次。这个较长的治疗需要持续很长一段时间，其间加强型疗程的频率变得越来越小。

很多例子证明，长时间的疗法对焦虑症是没有必要的，也是不受欢迎的。短暂的治疗阻止了患者对治疗师的依赖（在焦虑障碍中很普遍），并鼓励患者自给自足。治疗师对患者经常的安慰可以防止患者对自己思虑太多。当患者发现治疗是短期的，他通常开始意识到焦虑是治疗师认为可以很快解决的。指定治疗的次数会让患者置于"开始认真对待正事"的任务取向模式中。

正因为认知治疗是短暂的，治疗的进度相对来说比较快。花费很短的时间来获取背景信息，查找焦虑原始原因，与患者进行交谈。治疗时如此地具有任务取向，集中于解决问题，以至于接受过其他系统培训的治疗师通常会反感它的进度过快。时间是有限的资源，每次干预都必须有一个目的和基本原理。治疗师"缓慢冲向前"，他带着重要资料，但他行动迅速。

以下是一些保持治疗简短的一般策略：

1. **保持简单**　关于情绪障碍的大量心理和精神病学理论都增加了人类把问题复杂化的倾向。把患者的问题复杂化容易，简单化却很难。需要记住的一个好规则是：无论一个患者的问题多么复杂，治疗师有能力使问题简单化。复杂的概念和治疗过程会延长时间，通常还会使作用变小。

2. **让治疗明确而具体**　干预和概念越抽象，治疗时间就越长。尽量让语言通俗易懂，转而归结到四种基本情绪：焦虑、抑郁、愤怒和欣快。治疗师把它们称之为：害怕、悲伤、疯狂和高兴。旨在给出最不抽象的程度。

3. **强调家庭作业**　家庭作业给了患者最佳的好得更快的机会，那也正是治疗师要传达的重点。（家庭作业将在后面的章节中谈到）

4. **不断更新评估**　治疗师作出适当干预所需的大多信息都是从治疗

中获得的。在大多数的焦虑案例中，复杂过细的评估是没有必要的。

5. 保持针对性 治疗师通常可以轻易地转移话题，以避免和患者谈论让人害怕的东西。如果谈论的是一些宗教、哲学信仰等问题，不是患者所关注的，那么治疗将延长。如果患者坚持讨论下去，治疗师可以直接指出这使治疗偏离了主要目的。

6. 使用时间管理程序 治疗师需要寻找有效地使用治疗时间的办法。有效的办法包括：给每次会谈都设置并遵守一个日程，提供书面材料和标准的录音磁带，或用海报来说明策略和技术。

7. 开发一个短时干预的心理定势 假定患者可以很快学会控制他的焦虑，那治疗师就可以创造一个自我实现预言。治疗师需清楚，研究表明长期的治疗并没有比短期治疗效果更好。

8. 重心放在易处理的问题上 因为认知治疗有时间限制，许多患者的问题到最终都没能解决。在治疗结束之后，患者会有足够多的心理方法独立地接近和解决问题，并且要明白，如果有必要，可以和治疗师进行加强性治疗。

会谈的时间长短是灵活的。一般来说，一次会谈是一个小时；尽管如此，较长的会谈通常更有帮助。一种治疗策略是在会谈过程中治疗师唤起患者的焦虑，然后向患者表明如何减少焦虑。对一些患者来说，这道程序可能需要 2 小时。或者是，治疗师让患者在会谈开始前半小时过来，以便于有时间思考在会谈中将要谈论的问题。这将对毫无准备前来的患者，或进入治疗状态有困难的患者很有帮助。许多患者都表示这段预演期帮助他们的思想和态度都远离了焦虑。

类似地，尽管每周有规律地见患者一次，改变这个日程安排通常有益处。有一些患者由于距离远，每一周、两周或三周才能来一次。背靠背的会谈有一定的好处，包括管理焦虑的指导性日常练习，加快应对策略和技巧的学习。

对于一些恐惧治疗师想要无限期地治疗的患者，约定一定数量的会谈对于减轻这种恐惧是有益的。这样的一个约定给了患者这样一个信息：

治疗师相信患者的焦虑问题是可以管理的。约定一定数量的会谈也可以防止治疗在初期结束。提前结束通常是由于患者焦虑的减轻，或是严重焦虑的消失之后想要离开。在任何一个案例中，治疗师可以指出，为了有充足的时间让技术发挥，且为了探寻和修改患者的焦虑态度，会谈的次数在一开始便被确定。

原则3　一个健全的治疗关系是有效的认知疗法的必要条件

焦虑患者被可怕的想法所侵袭，这些想法通常阻止了他通过其他办法观察自己的问题。一个减少焦虑的有效的办法，就是建立起基于信任和接纳的亲切的治疗关系，否则的话，认知治疗的技术和程序都无法起效。

在治疗进程中，患者必须完全说出他的恐惧。患者通常都避开谈论他们的恐惧。有个患者解释说："如果我谈及发疯，那么我将会发疯。那太可怕了，我不想碰到它。"治疗的一个主要部分包括鼓励患者面对恐惧情形，是为了可以真实地观察到它们，谈及恐惧就是达到这一目的的办法。

患者懂得控制他们的焦虑通常大多要归功于在治疗关系上的成功。作为标准的练习，我会在治疗后询问患者他们觉得什么有用。一些普遍的反应是：

"治疗师的关注和热心。"

"对于我不愿意给其他人说的，我都畅所欲言。"

初学治疗者很少懂得，使用认知方法的最大前提就是建立起好的治疗关系。为了有效的认知治疗，治疗师必须采取方法来建立融洽的关系，例如，真诚、准确的共情（正确地理解患者所说，并将这个理解传达给患者）、分享热情的表述。认知疗法对这些方法的使用保持中立。治疗师要避免对患者过于仁慈和真诚。

认知疗法具有增强融洽关系的固有特点。通过把重点放在患者观察世界的方法上（了解思想和意象，并把这些报告给患者），治疗师准确地传达共情。快速减轻患者的一些焦虑症状也能建立起融洽关系。认知治疗师从患者那儿不断地要求反馈信息。在对治疗或治疗师的歪曲严重到破坏关系之前，就应先发现问题所在。

治疗师必须强烈地意识到，焦虑患者经常歪曲和误会治疗师的意图。在一次会谈中，治疗师用幽默"又如何"的办法（那就是，他假定出最坏的打算）——一种对患者显得最有用的办法。在会谈结束时，治疗师问了一个标准的信息反馈问题："这次会谈对你有任何烦扰吗？"患者回答道："你似乎在和我开玩笑，对我的问题很草率。"这样的反馈信息让治疗师立即纠正这些误解。

治疗师必须把治疗立场与每个患者的大致类型作个匹配。一个严肃保守的患者与一个不拘礼节的患者需要不同的办法。根据同样的思路，治疗师根据自主性和依赖性来看待不同的患者是非常有用的（Emery and Lasher，1982）。

对自主性和依赖性这两个维度上都低的患者来说，要形成一种工作关系很少成为问题：个体可以既容忍亲密，又能独立行事。这样的患者和别人合作得很好，来咨询只是由于特定的焦虑问题。人际关系很少成为他们的问题所在。

治疗师必须加深和强调那些不仅自主而且又过于依赖的患者的感觉。这样的患者更具关系取向，并想要成为受治疗师喜欢的患者。治疗师的自我表露对其有帮助，有助于建立治疗关系。患者对治疗师缺乏共情过分敏感，并容易变得过度依赖于治疗师。对于这样的患者，治疗师可以要求患者说出自己的想法，并对这样的想法提供自己的看法："似乎你的问题就是要离开社交集会。现在你认为我们可以对此做什么？"

自主性强且并不很独立的患者在很多方面与上述的患者不同。代词"我们"会起到反作用。当听到别人说"我们今天感觉怎么样？"或者"我们如何解决这个问题？"时就会被激怒。他会认为治疗师的共情尝试是侵略性和傲慢的。治疗师的自我表露很可能被其误解。要解决患者的问题，治疗师必须不断要求他自己做主导。

大多治疗中的关系问题是来自既自主又依赖的患者。因为他害怕被治疗师拒绝、控制或者羞辱，所以他们既想要亲近，又没法容忍它。他们经常传递一些复杂的信息给治疗师。患者可能一方面要求治疗师更多地讲讲他自己，然后在治疗师真的这么做了以后，他又会说治疗师讲得太多了。对于这一类型的患者，治疗师必须有更多的容忍、接纳和灵活性。他在对每个患者予以特别的对待方式（自主性、依赖性）。

原则4 治疗是治疗师和患者之间的共同努力

认知治疗意味着存在一个解决患者问题的团队，也就是说，一个由治疗师提供如何解决问题的结构和专业知识，患者提供原始数据（报告有关焦虑的思想和行为）组成的治疗联盟。重点在于解决问题，而不是纠正缺陷或改变人格。治疗师鼓励"三个臭皮匠胜过一个诸葛亮"的态度来处理个人困难。当患者的症状是如此的纠缠，以至于他不能解决问题时，治疗师可能需要发挥主导作用。随着治疗的进行，要鼓励患者采取更积极的立场。

治疗师该与谁努力合作？与患者的焦虑自我通力合作，也许能"与神经病患达成一致""确实，你真的无法处理"。患者的非焦虑自我通常不会出现在治疗过程中，如果出现，往往都是过于自信"我不会让自己感到焦虑"。

德克曼（Deikman）（1982）创立的"观察自我"有助于回答这个问题。他区分出思维自我、情绪自我、功能或行为自我。他认为观察自我是第四个领域，完全有别于其他三个领域的现象。

观察自我是个体能意识到的那部分，它是所有领域中最具私人性的，在思想、感觉和行动之前就出现，因为它经历了这三个功能。德克曼说："不管发生什么，无论我们体验到什么，没有什么是比观察自我更重要的。面对这种现象，笛卡儿的'我思，故我在'也必须让步于这更基本的观点'我意识，故我在'。"

观察自我是个体在一生中都不能改变的部分。它没什么特征，像一面镜子，不作任何价值判断。患者不能观察到他的观察自我，他只能体验它。个体越深入地观察自我（意识），作出选择的范围就越大。

治疗交互作用的协作性质可以通过以下方法得到加强：

1. 发展互惠基础上的关系　无论患者还是治疗师都不去扮演优胜者的角色。治疗师可要求患者听记录会谈的磁带，看看患者可以从中学到更多或提供给治疗师有用的反馈信息。在这儿，治疗师要求患者的观察自我来帮助治疗师的观察自我。

2. 避免使用隐藏议程　所有的程序都应向患者公开并解释清楚。发给患者治疗手册，建议他们阅读以便于更好地了解治疗策略。

虽然有些技术可能会出现矛盾（例如，如果某个时候是害怕焦虑，要求他去体验焦虑），但认知疗法通常意义上避免矛盾技术的使用。治疗师不会为症状开药或者使用抑制 - 改变的方法，除非是在以简单易懂的方式清楚明白地告诉患者这些方法的基本原理的情况下使用。例如，我们有意尝试使患者更加焦虑，以此来抵消他们的焦虑。可以将这个作为一种应对技术呈现给患者，告诉患者他可以选择使用，但治疗师不应在患者不知晓的情况下，秘密地使用这个策略来抗击患者的焦虑。

3. 协作设计家庭作业　布置家庭作业以及每次会谈的议程，都是治疗师和患者之间共同努力的结果。患者会讨论他是否认为家庭作业有用，以及可以怎么修改。

4. 承认错误　治疗师可以通过承认在治疗中他们犯的错，来加强治疗协作关系。治疗师说了不当的话，或完全找错了点，应立即承认它。治疗师几乎总是作为一个模式在发挥其作用。一个应对模式（自我观察加自我纠正）通常比支配模式更为有效。

5. 保持一个协作的环境　治疗师的行为举止和办公室的布置可能促进或者有碍于协作关系。常有患者说，在那种情形下感觉没有说话的机会。在很多治疗室中，患者坐在椅子里通常比治疗师坐在椅子里短 4 或

5英寸。

通过听取会谈磁带，治疗师可以确认患者是否具有合作精神。治疗师很容易在不知不觉中显出一种俨然以恩人对待患者的态度。

原则5 认知疗法主要使用苏格拉底问答法

认知治疗师通常尽可能地使用问题作为一种引导。除非时间有限，否则这是普遍的原则——如果时间有限，治疗师不得不提供直接的信息。

虽然直接的建议或解释可能帮助患者纠正引起个体焦虑的思维，但却没有苏格拉底问答法有效。通过问题引导患者要意识到自己在想些什么，检查其中的认知歪曲，用更为平衡的想法来代替，并且制订计划发展新的思维模式。

好的问题可以建立起结构，发展协作和阐明患者的陈述，引起患者的兴趣，建立起治疗关系，为治疗师提供实质性信息，打开患者以前封闭的逻辑模式，激发他尝试新行为的动机，帮助他以新的方式来思考他的问题，并加强患者观察自我。

治疗师通过提问来打开患者狭隘的思维，将此塑造成一种应对策略。通常患者会说，在他面临新的焦虑的情形时，他会回想起治疗师的提问，并开始对自己提同样的问题："哪儿来的根据？哪儿来的逻辑？我必须又得怎么办？最坏会发生怎样的情况？这次经历让我学会了什么？"

原则6 认知疗法是有结构性和指示性的

焦虑的人常常是困惑的并对自己不确定，他的思维很快，他被恐惧的思想和意象所占据了，也不确定自己是不是要疯了。总之，他正处于无序状态。认知治疗通过给患者一个接近他的问题的高度结构化的形式，提供给患者秩序。结构不仅使患者恢复信心，也促进他的学习。根据患者的反应、反馈以及其人格和不同治疗阶段的要求，治疗师需要改变结构的程度。依赖社会的人通常需要更多结构，而自主的人需要的结构较少。

　　结构治疗需要使用标准化程序。当治疗师偏离它们时，治疗的质量通常会受到影响。

　　1. 制订一个会谈议程　治疗师和患者为每次会谈确立一个议程。治疗师可以问患者，有什么具体问题在会谈中想解决。然后，治疗师会把患者想讨论的和上次会谈遗留下来的项目添加到议程中。上一次会谈的家庭作业始终是议程的第一个和最后一个项目（会谈前患者会报告前几次会谈的家庭作业，然后再布置新的作业）。

　　治疗师应努力找出任何隐藏问题。如果有任何怀疑，治疗师可以问："还有其他什么要谈的吗？任何你可能不愿意提及的都可以谈。"通常患者说的第一句话就是关于他主要担忧的问题。在任何地方，确立议程都需要 5~15 分钟的时间。

　　治疗师可能要花费相当长的时间来理清程序。除非患者的意思与治疗师对患者意思的理解，两者之间达成了很好的共识，否则治疗师会继续说他认为当前应关注的。一个小时的典型会谈只能有效地解决两个或三个问题。

　　我们的目标是治疗师和患者平等地参与讨论议程项目。沉默往往使患者更加焦虑。虽然在开始更多的是治疗师在谈论，但目的是治疗师和患者分享平等的谈论时间。不平衡的时间就是表明治疗需要调整的一个迹象。一般来说，主要问题就是治疗师和患者未能针对都认为重要的同一个问题。

　　2. 侧重于具体的目标　为每一个病人制订一个治疗计划。第一阶段的重点是缓解病人的症状。第二阶段重点是教导病人如何识别歪曲的自动思维。第三阶段重点是训练病人如何用逻辑思维、理性思考和实践经验来应对歪曲的想法。在第四阶段，患者识别和修改长期的功能失调性假设，是他们主要关注的问题。

　　焦虑患者很容易跑题，治疗师可以通过探讨眼下的问题来塑造任务取向行为。治疗师必须设置适当的治疗节奏。如果速度太快，患者可能会错过很多正在讨论的问题；如果速度太慢，他可能失去治疗的信心。

治疗师把病人的问题减少至一个共同点，或到一个较早的因果关系。如果一个人害怕陌生人、他的老板和父母，其共同点可能是对拒绝的恐惧。这种减少使问题更易于管理。一名妇女对电梯恐惧，使她无法找到工作，而且她的失业带给她更大的困难。处理了电梯恐惧症这一个问题就解决了她的其他问题。另外一名患者对开始一项新工作有很多恐惧（"人们不会喜欢我，我不能做好这项工作，我不会喜欢这些人"），所有这些都可以追溯到这个基本恐惧：她的老板会发现她在求职书上的夸大。

制订议程时，治疗师最常遇到的困难是：①制订模糊或不完整的议程；②没有把治疗时间有效地花在重点上，以至于在一个小问题上耗费太多的时间；③没有使患者对提上议程的事完全投入；④误解了患者明确的和隐含的关心。

有时患者可能更愿意（健全的治疗原因）利用会谈简单地谈论他的问题，而不是解决这些问题。也有时候，患者也许会表现出强烈的动机，为了在会谈中强烈地表现情感或引起治疗师的同情。很少的时候，患者会愿意简单地"闲聊"，并可能从中受益。

经过一段时间的讨论，治疗师应按照自己的理解简要评论患者的言语交流——以诸如"你似乎要说的是……"或"问题似乎是……"的评论开始一段陈述。治疗师应鼓励病人纠正任何总结中的错误（除非患者是一个执迷固执的人，在这种情况下，治疗师就只有满足于获得一般想法）。治疗师还需要定期总结自己的言语交流：许多焦虑患者只要听到治疗师结构性地讨论他们的问题，患者就可以减轻焦虑。

治疗师应要求有关会谈的反馈。特别是在最初的和早期的会谈中，治疗师需要评估病人对会谈的反应。例如，进行到一半，治疗师会询问自己："我是在正确的轨道上吗？"他也应该在会议结束之前引出患者对会谈的反应。如果询问，那么对治疗有疑问的患者通常都会提出来。

有些病人不愿给治疗师提及负面的反应。如果治疗师怀疑的话，可以在治疗师离开后，让患者在等候室完成这个信息的反馈。

对治疗师来说最好的政策就是要坚持标准、简单的技术，并布置相对简单的家庭作业。治疗师如果偶尔在两次会谈之间，给出一点时间根据上述的各方面来评估一下自己的行为，将会非常有用。

原则 7　认知疗法是面向问题的

认知疗法最初的重点是，解决目前存在的问题，主要是因为患者可以提供更多关于目前关注的问题更准确的资料，并处在一个他可以解决问题的位置上。然后，治疗可以帮助患者根据过去重建材料，并计划自己的未来。期望和鼓励患者识别当前的问题，治疗师需要帮助患者把不确定的抱怨转化为具体的问题。治疗师和患者一起，明确和纠正阻碍问题解决的不适当的思想和行为。

治疗师应该避免那些在会谈中不能解决的问题。如果问题没有解决，仅仅讨论只会让患者更痛苦。由于没有足够的时间去深入这一话题，患者直到下次会面前都会非常焦虑。

有时患者的焦虑症状很快消失了，并认为他已经解决了问题。这时，治疗师应鼓励病人再进行几个疗程，看他的症状是否永久消失了。这段时间可以用来探索病人易患焦虑的潜在信念，并帮助他设计自己的未来。治疗师也可以询问，那些患者可能希望涉及的、潜在的引发焦虑的情形。

在解决问题时，治疗师需要采用一个四步走的程序：第一，概念化病人的问题；第二和第三，选择一个策略，选择一种技术来实施这一策略；最后，评估该策略的有效性。

概念化

当问及认知治疗的初学者如何处理一个诸如拖延的具体临床问题时，他们一般列举出很多种技术，包括分级任务分配、参与式模拟、重新标志问题，等等。也许一部分人还会告诉你"从患者的完美主义着手"。

但是极少会有人提到最重要的一步——概念化。

对患者问题的概念化，需要放在它的背景中考虑。一个自主性个体拖延的原因通常不同于一个社会依赖性个体拖延的原因。任务的本质和布置的方式可能是一方面。自主的患者可能会有一个被动反应（没人可以告诉我该做什么），而社会依赖的患者可能是恐惧拒绝（不可以因为做不好而让他人失望）。

在概念化问题时，治疗师必须让患者明白问题对他意味着什么。一个被动进取的人拖延的可能原因是，他认为这是避免被人控制的方法。而焦虑患者、抑郁患者、愤怒患者和躁狂患者的原因可能又不同。拖延可能显示出患者还没有完全接受的优先权的转移；或者，可能来自诸如获得注意或合理化的继发性获益（"我本来可以成为一个伟大的画家，但是我不够自律"）。

关键之处在于导致拖延的原因有很多，在选择治疗方案之前，治疗师和病人要一起把问题概念化。概念化、悬着策略和技术的实施三者之间会相互影响。而这个过程又往往伴随着相应的策略变化，引起概念化和再概念化的发展。

一般策略

如果治疗师没有实现脑中清晰的策略或计划，认知治疗会变得漫无目的和不稳定。一般来说，策略是人类行为的组织原则，在特定的策略中会嵌入具体的技术，技术相对来说没有那么重要。技术是明确而具体的，而策略是一般性的。

在治疗中，尝试错误法被用作对策略和战术的检查，而不是作为指导力量。治疗师选择了他认为能促进策略目标的技术。例如，一个患者的问题被概念化为恐惧被控制。一种治疗策略就是患者"通过放弃控制来得到控制"。所采用的技术有：①放松（基本原理："放下你对肌肉的控制，会使你觉得控制自如"）；②接受焦虑（基本原理："不要尝试对抗和控制你的焦虑，这会让你更有被控制感"）；③尽快同意别人的请求（基本原理："选择让别人处于控制中，就是让自己得到控制"）；④接受他人（基本原理："试图控制别人让你失去控制"）。

认知疗法的艺术，是知道什么时候用哪些方法。有经验的认知治疗师所关注的概念化和策略多于技术。策略使治疗师清楚治疗进行到了什么地方，而不是随意地依赖于技术。在训练中，我们发现有三种类型的治疗师：那些实施治疗的治疗师，那些根据患者所说的而作出反应的治疗师，那些似乎不知道是怎么回事的治疗师。我们的目标是成为第一种类型。

治疗师必须牢记，治疗的目的是帮助患者尽快地管理他的焦虑，因为对治疗时间、精力和金钱的投入可以耗尽他的资源。结果往往决定方法。如果治疗的目的是让患者尽快信任自己，信任世界，那么方法就变得更加明确。

认知治疗师使用了各种标准策略，以及为一个患者设计特殊的策略。以下是一些常见的认知治疗的策略：

1. **简化，简化，再简化"**　整个治疗中会用到简化的策略。一位患者接受了6年的精神分析取向治疗，这个治疗为她管理焦虑提供了很多深刻的见解，但是帮助很少。虽然她知道这一点，但她仍然会倾向于使她的问题过于复杂化。在治疗过程中使用了简化策略。减少焦虑最有效的一个技术就是简单的自我指导："当焦虑的时候，采取建设性的行动。"

一些相关的策略是："具体优于模糊"和"具体的比抽象的更好"。许多治疗师和患者会迷失在次要和过于抽象的讨论中，而这对患者的帮助甚少。简化策略有助于对付这种趋势。

2. **关注当前**　一般来说，治疗师可以设计一个策略，让一个问题在会谈中产生。这一策略涉及让患者在此时此刻面对那些他一直逃避的问题。一位演讲焦虑的患者可以在会谈中列出演讲纲要，或留几分钟来练习。最好是"趁热"来激发和重建患者的认知，即让患者在会谈中思考。较少地谈论过去或将来，重点关注目前。

治疗师会根据患者的问题，让患者在会谈中完成各种任务，可以为此使用一些道具。例如，在我的办公室里有台电子数字显示的自行车锻炼机。在没有被告知电子显示读数如何工作的情况下，会要求焦虑患者骑一会儿。如果患者不能说出这台机器的工作原理，我会要求他把心里想的说出来，看看他的焦虑思维是怎么妨碍他的行为能力的一位患者的想法是，"我从来没有这样做过。他期望我如何知道？我很愚蠢，我讨厌这个"。

纠正这些想法，患者可以把注意力集中在任务上。这样，治疗师才能让患者去体验掌控，让患者明白他是怎样通过集中注意力而完成任务的。实际骑上一英里，患者和治疗师就能意识到患者在进行任务时的思维。治疗期间有无数的任务可以采用。温伯格（Weinberg，1973）已开发并使用了200多项类似的任务。

3. **"你不会知道，除非您尝试"**   一个一般策略就是鼓励患者在允许范围内犯错。一个标准的引导——"如果你往相反方向走，你能学到什么？如果你不走，你会学到什么？"——可以适用于各种各样的情形。一名患者，想避免在一场婚礼上看到他以前的女朋友，在允许范围内犯错然后去了。他发现见到她，并没有让自己在感情上受到打击。

4. **"当你偏离轨道时，转向相反的方向"**   由于种种原因，如果治疗师不能帮助患者更适应情形，一个有用的策略就是反转策略和帮助这位患者接受情形。例如，一位治疗师几乎没能帮助患者修改他患癌症的预期，那就调转办法来："好，你就要患癌症了。然后你打算怎么做？"这个策略也称之为"如果您不可能打败他们，就加入他们"。

5. **"耐心坚持"**   对治疗焦虑患者的一个一般策略就是坚持帮助患者克服恐惧。患者通常需要这样坚持不懈来学会新的思维和行动方式。治疗师不泄气、不放弃的精神，为患者树立了耐心策略的模范。这种耐心对于强迫性焦虑患者和不信任他人的患者特别有用。

6. **"分步解决"**   治疗师应集中解决患者焦虑成分中阻抗最小的部分，并且告诉患者他的焦虑由三部分构成：他的思维、感觉和行动。最明智的方案是在最可更改的部分下工夫。如果患者有一些行为上的问题，治疗应集中在思维和感觉上；如果他有一些思维上的问题，治疗应集中在感觉和行为上。由于焦虑主要是一个感觉问题，治疗主要应集中于思维和行为上。

7. **"做意想不到的"** 认知疗法通常强调，要鼓励患者做意想不到的事情，要给自己惊奇，走出自己的角色。这个策略被认为是击败焦虑最佳的方式之一。当布置"惊奇自己"的家庭作业时，很多患者完成了特别的任务，遇到了很多意外，让他们自己都感到惊奇。

8. **"顺其自然"** 使用的具体技术取决于患者焦虑的强度。不要鼓励患者突然接近令人恐惧的情形，找出患者焦虑结构中最微弱的部分进行攻击。当患者高度防范于接受新的事物时，可以使用提供信息、讲故事和隐喻的间接方法。拉什（Rush）和沃特金斯（Watkins，1981）描述了一些其他纠正认知歪曲的间接方法。例如，如果患者羞于治疗，就不要直接谈论治疗，治疗师可以谈论教育的重要性、自求上进的重要性。当直接切入不起作用的时候，这种方法似乎缓和了患者的烦恼。

在某些情况下，概念化、策略的选择以及技术的发展在治疗的早期时候进行；在另外一些情况下，这三个方面经过了一段时间的演变。在这些例子中，患者的概念化带来了策略和特定的技术。

案例1：一位57岁的老人体验着剧烈的焦虑。只有早在20年前有过一次严重的发作。

概念化：没有主要的心理问题。焦虑是由于反馈回路（焦虑再焦虑）和关于焦虑的错误信息（"我会精神失常"）得以维持。

策略：任何成功希望都没有。

技术：让患者在会谈期间变得焦虑，然后给患者示范缓解症状的方法。

案例2：一位30岁的非常健谈的男士。

概念化：过于理智，对问题分析过度的倾向。

策略：越简单越好。

技术：分配各级任务来接近害怕的情形。

案例3：一位具有强迫原则的23岁男性。

概念化：害怕不完美。

策略：当你偏离了轨道，转向相反的方向。

技术：抗羞耻训练。当他犯错时，把事情告诉别人。

案例 4：一位长期有困扰的 33 岁女性。

概念化：防御得很好，对批评过分敏感。

策略：间接地练习艺术。

技术：治疗师用自我揭露的办法来处理批评；在治疗中自言自语。

案例 5：一位 45 岁的成功商人。

概念化：喜欢挑战、自主性很强。

策略：使用患者的长处。

技术：让患者去挑战他最想避免的领域。

案例 6：一位有着长期心理问题的 29 岁女性。

概念化：自信心不足。

策略：关注当前。

技术：在会谈中治疗师和患者互换角色，进行角色扮演。

案例 7：一位有过长期治疗经历的 20 岁男性。

概念化：既要智力激发，又要减缓症状。

策略：支持患者的选择。

技术：通过教故事和其他智力激发的办法来获得效果。

事件 8：一位 48 岁的女性。

概念化：全或无的思维。

策略：如果不能打败它们，就加入它们。

技术：强调没有绝对的办法可以完全摆脱她的所有焦虑，但是她可以学会控制大部分的焦虑。

案例 9：一位 44 岁的教授。

概念化：合乎逻辑的，合理的偏好。

策略：攻击弱点。

技术：运用逻辑思维来给患者展示，哪里是不合理的。

原则 8　认知疗法是建立在教育模式基础上的

认知疗法的一个前提是，焦虑的产生不是由于无意识动机，而是因为你学会了处理生活经验的不适当方式。这个前提意味着可以通过实践，学习更为有效的生活方式。

治疗师的职责是教育，辛格(Singer)曾发表过类似的心理治疗观点：在某些方面，心理治疗师可以被看做一个老师，如同一个技术人员，但这并不意味着他做了正式的演讲，因为即使是好老师也知道他们并不总是影响他们的学生" （ 1974：23 ）。将自己视为焦虑管理技巧的老师，对治疗师是非常有用的。

认知疗法除了为患者除提供矫正性体验之外，还包括教学技术，如提供信息、安排阅读和听磁带、写作业并建议患者听讲座等。

学会学习

教育性方法中隐含的一个概念就是"学会学习"。 治疗的目标不仅是教会患者掌握一系列应对技术，还有如何从他的经验中获益。在治疗结束后，这个学习的过程仍然通过练习、实验和改进的信息收集法继续坚持下去。

学会学习针对的是称之为"神经机能的奇异现象"（ Raimy，1975 ）：一个人未能从经验中获益，并重蹈覆辙。这一点是所有形式的治疗都存在的主要问题，因为人类有重复相同的自我破坏模式的倾向。瑞米（ Raimy ）说， "一个防御性的错误观点保护个体，不用承认另一个更具威胁性的错误观点" （ 1975：14 ）。例如，一位患者对失败感到焦虑，让他觉得自己太"懒散"而没有足够理由参加挑战，这个理由比起他信心不足的想法更容易接受。

圭达诺（ Guidano ）和利奥蒂（ Liotti，1983 ）相信，人们的基本假设都有一个"形而上学的核心部分"，这个核心信念受到"安全带"的保护。 人们用了各种各样的方法去证实关于他们自己的基本假设。这些方法包括了问题形成的类型和方式（"我怎么可以使人接纳我？"）、解决重复的问题（"我将必须铭记他们"）和自我实现预言（"我总选择拒绝我的人"）。患者操控着周围的情形，直到他们制造一个与自我意象相一致的情形。他们缩减自己的领域来适合自己的意象。

当一个人对于自己的态度被固定，问题便严重了。圭达诺和利奥蒂注意到对自身僵硬的态度妨碍了重建过程，并且阻碍了对世界的有效应对。个体的行为变得刻板并且重复，而大部分的问题都是个体没有意识到思维的封闭性。

患者不愿受治疗的指导 在治疗之前，患者必须同意接受学习。对于不情愿的患者也许与治疗师争论或对治疗师说的不予理睬。当治疗师指出这个问题时，他需要对此加以说明。治疗师会问及患者，是否曾在课堂上下决心不让老师来教他任何东西。然后要求患者将不愿接受治疗指导的这种经历与允许老师教他的课堂经历相比对。

这个问题在一定程度上与患者对治疗师的信任度有关。治疗的第一步可能就是通过建立一个来自患者的反馈系统和不断地增加诚实度，来得到患者的信任。第二步是询问患者如果允许自己学习将会有什么样的收获。

学习迟缓者 患者学会如何学习的能力有所不同，有些患者可能比其他人更乐意学习。一位商人在经历多年的挫败后，可能准备放弃他功能失调性信念。他曾坚信，获得成功的方法就是把其他人排挤掉——这就是导致他一直挫败的信念，最终引起焦虑和抑郁。虽然他明白这一点花费了很多年，但是他希望重建自己的价值观并且愿意接受治疗师的教导。

另一群人是在社交上和情感上学习迟缓。即使他们是成人，他们表现得更像青少年。他们的主要问题通常是社交焦虑，并且他们对于约会和其他人际行为没有什么经验。

对于这样的患者，在进行学习纠正歪曲想法的第一步之前，治疗师需要关注学会学习。第二步，患者对抽象的阻抗越小，与之相联系的焦虑也更少，在这一领域他也有更多的选择感。例如，一位35岁的男士，与他的母亲在一起生活居住，在他的生命中仅有过几次约会。他需要学会和异性相处的方式；尽管如此，治疗师首先把重点放在学会如何学习。患者必须去可能遇见女性的地方，但目标是尽可能多地学习如何反应。首先，他必须弄清楚他是如何阻止自己从经验中学习的。

治疗师需要帮助患者学会如何去除或超越阻止自身从经验中学习的阻碍。

原则 9　认知疗法的理论和技术依赖于归纳法

认知模型的发展以归纳推理和实证研究为基础，以同样的方式让患者练习用一种科学的思维方式思考问题。教会患者将信念看做假设，注意所有可能的事实，根据最新的数据来修改假设，还要教会他们使用实验的方法来检验假设。整个治疗的重点就在让患者"获得事实"。

归纳法表现在治疗师处理关于患者的信息的方法上。治疗师应形成假设，并且根据治疗过程中产生的数据去检验和修改假设。例如，有患者称，当遇见异性时他就感觉难受。治疗师会假设这是社交技能的缺乏或者对性取向模糊不清。不管是哪种情况，都应该检验假设。这都可以通过让患者检测特定情形中的特定思维和行为来完成。

治疗是基于实验方法。由于并不是所有技术都适合所有的病人，所以应采用实验的方法。在找到一个有效的方法之前，可能需要检验很多种技术方法。治疗师应注意，不应该在还没有充分试验之前就放弃了某一技术。

原则 10　家庭作业是认知疗法的一个主要特点

认知疗法是用来教会患者如何运用疗法中学会的方法，来解决他们在日常生活中遇见的治疗之外的情形。为了达到这一目的，治疗师应高度关注患者的家庭作业。家庭作业加强和补充了认知疗法的教育功用。

治疗师应该为患者解释做家庭作业的实用原因：每周一次的会谈不

足以克服长期的焦虑。还要进一步解释安排某一任务的原因，因为如果患者对家庭作业的潜在效用有所怀疑，是不太可能去执行的。治疗师可以把家庭作业看做是证实或推翻某一假设的实验，诸如患者关于如果他面临可怕的情形就会发生创伤性体验的信念。

在治疗的其他方面，治疗师也应该同样采取合作、解决问题的方式来布置家庭作业。患者必须同意作业是有用的，并且难度适中。分配要有意义，不能太难和太容易。例如，若出现"太傻了""工作太忙了""太麻烦了"或者"就是没有用"这样的反应，就应该特别注意。

治疗师应寻找会阻止患者执行任务的其他障碍，随之设计出克服这类障碍的办法。在后面的章节中，将会给出针对各种各样的焦虑问题布置的家庭作业。

既然认知疗法的基本原则已概述完了，可以探索具体的策略和技术了。

11 认知重建的策略和技术

自我意识的开发

治疗的最初目的是为了重建患者的思维模式，让他更多地意识到自己的思想过程。治疗学家强调，学会去了解某人的思想是纠正歪曲的必须途径。患者经常发现增强的自我意识足以开始纠正他的思维错误。自我意识让患者远离错误思维的同时，也让其更客观地看待周围的情形。当这些患者开始注意自己无意识的思维时，治疗师就会更易理解患者的脆弱性和控制他对恐惧情形的知觉的具体图式。

抑郁症的患者有所不同，他们将抑郁带到治疗室中，而焦虑症患者通常在治疗室不会焦虑。由于这个原因，治疗师需要用创造性的方法才能帮助他们找出是什么思维在使他们焦虑。

治疗师引出自动思维的一个标准方式就是使用记分牌或黑板。当被直接问及时，患者通常会提供两到三个恐惧的想法。当治疗师把这些写在黑板上，这种情形带动患者去寻找没有这么明显的想法。治疗师需要继续探索过去最初的几个反应。 重复询问患者的想法并等待他识别这些想法，更有意义的问题将开始出现。这些想法可以根据患者与之相联系的害怕程度来划分等级。通常患者最后想到的是最让他恐惧的。患者的保留通常是因为认知的回避。大多数的患者发现黑板上的那些想法并没有他们预期的那么令人恐惧。而且黑板上的想法刺激着患者去克服他们的回避，然后找出一些其他令人恐惧的想法。一名患者在看到她的一些恐惧后说："我真正害怕的是变老。如果我变老，没人会要我，并且我将很孤独。那是我真正害怕的。"由于人们经历过很多图像形式的恐惧，所以当他们的恐惧用棍子形象或象征性图画来阐述时，患者通常能很好地反应。

题板的主要功能是帮助患者加强自我观察。带着这个目的，患者能够远离他的想法和行为。患者作出了关于对题板用途的评论是："我能获得一些解决我的问题的观点"；"把问题摆出来写在题板上，让我看得清楚"；或"我能明白我所作出的选择并非是对我最有利的"。治疗师可以使用题板来归纳出患者问题的概念，并选择可能的策略。

治疗师可以用治疗室的镜子来帮助患者意识到他们的思维。垂直于地板的镜子和小片的镜子都可以拿来使用。镜子可以是一种"社交之窗"，患者在其中看到在社交中他自己的表现。在看镜子的时候，患者可以识别那些以前没有意识到的会产生焦虑的想法。

可以要求患者在照镜子时以很快的速度对脑中的想法进行自由联想。一名有严重社交焦虑的妇女有"丑恶"和"不吸引人"的思想流——从"肥胖的大腿"到她的"畸形的身体"。

治疗师可以让患者完成句子来帮助他们确定联想，例如，"被拒绝将意味……"或者"出丑就是……"。类似地，治疗师可以要求对焦虑进行记忆联想，这样，可帮助他和来访者识别潜在的信念和主要的担忧，这将在第15章中讨论。

治疗师可以使用其他方法让患者"趁热"抓住自己的想法。一种办法就是在治疗室里完成一项行为任务，例如大声朗读。

治疗师也可以使用他办公室附近的场地来进行体内锻炼。他可以同患者去餐馆和商店，帮助患者意识到他的思维。一个害怕在公众场合无能的患者可以和治疗师在附近的快餐店玩视频游戏。这个方法使得当这种恐惧意识实际上发生时，治疗师可以捕捉到这一认知。

一个恐惧驾驶的患者可以和治疗师一起开车。会谈治疗可以在各种各样的地方进行，例如健身房、沙滩、一个拥挤的地方或者让患者感到会引发焦虑的其他情形。

一个普遍的规则是让患者在期间尽可能多做引发焦虑的活动。这些活动也许包括写信、填写申请表和为演讲写概要。因为许多焦虑患者害怕打电话，不得不打电话是产生焦虑的重要来源。可以进行电话录音，当回放这个电话录音时患者能识别出他的自动思维。例如一个商人，他推迟和债权人约定的会议电话。通过在治疗室仔细回忆这个电话，他能够识别出他 "不想打扰别人的"的恐惧性想法和他认为自己是"渺小又无助的小孩"的表象。

治疗师还可以利用其他的援助技术，包括在患者焦虑的时候给治疗师打电话。对于有驾驶恐惧的患者来说，民用无线电收音机是一个可行的设备。另一个特别有用的工具是一副对讲机。如果患者和治疗师在一起的时候感到安全，那当他和治疗师在一起的时候也许就不会有任何显著的焦虑感。因此，当一个患者害怕独自外出，对讲机可以使他和治疗师保持联系，并且允许他报告自动思维。

给予患者指导

仅仅是告诉患者更多地关注他们的思维就够了。这跟人有意识地回想起自己的梦是一个道理。一个患者可能不关心自己的思维，因为他觉得不重要。治疗师需要强调思维对他生活的影响。自动思维可以表现为与其类似的潜意识广告：通过学习发现自动思维，患者可以使自己免于受其影响。

正如我们所说的，焦虑的人不会真正"承认"自己的情感，但是常常归咎于其他人和外部的原因。这种消极作用让他不能看到自己正在创造自己的情感。一个典型的患者会说：他、她或者它一直让他感到焦虑。患者被鼓励用积极的声音（我正使我自己感到焦虑）而不是消极的声音作出情感表述。治疗师在治疗过程中应指出这两者的区别（更多有关承认自己的情感参见第 13 章）。

要求患者用"怎样"来代替"为什么"这样的问题。这些患者问他们自己为什么焦虑不安或者为什么他们不能控制他们的焦虑，引出了更多的思考和更少的认识。通过着重了解他怎样使自己感到焦虑，他从思考自己转移到了观察自己。

对患者来说，一个最重要的方法就是接近他们所害怕的事情。原因是为患者提供发现自己所害怕事件的机会。大多数的患者在治疗室里不能识别出他们的自动思维和特有的恐惧，只有在焦虑情形中才能意识到。

通常治疗师不得不和患者一起工作来为他找出一种体验焦虑的方法，以便使患者能发现他的思维。这样的情况通常发生在成功地避免了恐惧刺激的恐惧症患者身上。例如，一个有演讲焦虑的患者在台上一言不发，治疗师可以问他关于参与会议的问题——这一过程通常能产生相同或相似的焦虑反应。个体可能通过询问自己来识别自己的自动化思维，例如看到别人演讲就问自己"如果我现在就在那里，我应该是害怕什么呢？"

患者往往尝试着阻止自己的恐惧思维，并借此来达到暂时的完结。但是这些思维会以更加强烈的方式重现。因此，要鼓励患者去仔细思考那些他打算从思维中去除的不愉快的情形。担心在公共场合失控的人被要求保持这种想象直到他能感觉到他内心最后的恐惧。理由就是"你越不想去思考的，你就越要去想它"。可以要求患者不去想他的鼻子，然后去观察发现他在思考些什么。

告诉患者，导致他恐惧的想象和想法是自动思维和产生恐怖的信念的主要来源。一个患者在想到患癌症的时候感到恐惧。通过仔细思考，他能够发现恐惧的不只是死亡，还有社会指责。

同样的，鼓励患者去感受他极力避免的情感。焦虑症患者常常尝试着把自己从痛苦的感觉中转移开来；结果，他不能看到是什么引起了这些消极想法。一个患者发现在他开始觉得焦虑的时候会自哼自唱。哼唱提供了暂时的应对机制，除了焦虑，就是它占据了思维意识。一旦他停止这一策略，他就开始意识到自己的自动思维。直到这个时候，他才相信在焦虑之前存在的某些思维。

治疗师建议患者对生活采取一种积极而不是应付的态度。接受焦虑症治疗的患者被重复地鼓励，宁可"过度包含"都不要排斥。一个患者为参加中学聚会而感到焦虑而决定不参加。治疗师鼓励她去，因为这样她才能发现到底在什么情形下她会产生焦虑。她对许多邀请说"不"，剥夺了一个更加了解自己的机会。在成功参加中学聚会以后，她的任务就是对每个要求她参加的社交邀请说"是"。通过完成这样的任务，她可以了解到她通常拒绝了多少社交邀请，也了解到在社交焦虑之前有怎么样的想法。

患者常常为了避免焦虑的体验而掩饰和撒谎。这种不诚实不仅仅阻止他精确地找到自己的恐惧，而且可能导致他遭受羞耻和罪恶感的折磨。非说教式地鼓励患者对别人应更诚实。治疗师呈现给患者这样"没有失败"的提议，即通过知觉自己究竟是什么时候撒谎，他可以更多地了解自己，得到有价值的信息。

要求患者通过关注哪时哪地他的思想、情感和行为方向不一致来质疑自己的前后矛盾。一位女性注意到自己会告诉人们她将参加某个社交场合，然后她又不去。通过观察她的前后矛盾，她能更了解自己是如何吓到自己的。她也能知道为什么许多人对她说的话要打折扣。

一名患者能通过主动远离焦虑来增加自我意识。方法就是将自己叫做"它"或者是用姓来称呼自己。在这种练习中，患者一整天把自己当做一个独立的实体，客观地评价自己的焦虑："比尔看起来被吓到了。他的心跳得很厉害。他看起来很在意别人对他的评价。比尔专注在他给别人留下的印象上。"通过如此远离他自己和焦虑反应，患者能获得一个更客观的自我图像。

要让患者意识到治疗的间歇期自己的思维，最常用的方法就是记录想法。可以要求患者在功能失调性想法表格上记录他在什么情形中焦虑（见附录），或者将其写在笔记本上，然后带到治疗中来。患者以他的焦虑作为线索来记录下令人恐惧的想法。有患者在发现一个让他恐惧的想法后，对自己说了"谢谢你"，然后继续询问自己还有什么让他恐惧。而正是这个"谢谢你"，增强了他识别自己思想的能力。

告诉患者，追踪他们的恐惧需要回到原始刺激。有位患者称他开始担心自己可能会变成酒鬼。"这一切都来得太突然了，我都没有理由不害怕。"患者称。在被仔细询问后，他发现他的恐惧是由于看到了电影电视里酒鬼的样子。他的焦虑源自"这有可能发生在我身上"的想法，源自"像我老头子般地醉死"的形象。有了这次经历后，他学会了怎样寻找害怕的原始刺激，明白了自己是怎样吓自己的。

策略与技术

在患者知道了怎样识别他自己的错误思维后，他会学会怎样去纠正这种歪曲以及怎样重建思维。认知、行为、情感的策略和技术可帮助患者学习更加现实和适应的思维。治疗师选择他认为对患者最有效的方法进行试验。如果这种方法失败就会换另一种。虽然本章介绍了很多的策略和技术，但是治疗目的是找到其中最有效的一两种。

计数自动思维

患者有时不能重建自己的思想。当他们不能慢下来纠正自己的思想，或者不能将这些想法记录下来的时候，患者可以简单地对自己的想法计数。计数可以帮助患者远离自己原有的想法，让他们感觉能控制住自己的思想，帮助他们重新认识这些想法的自动的特性，而不是将其看做是外在世界的真实反映。计数这些自动思维可以帮助患者理解这些思想是怎样使得焦虑产生、维持和加强的。

技术辅助设备可以用来帮助患者意识到自己消极思想的刻板、重复的本质。治疗师对患者能正确地识别自动思维感到满意，可以提供这样的辅助设备。每当患者认识到他的自动思维时，就让他在一张 3×5 英寸 (1 英寸 =2.54 厘米) 的卡片上做记号，或者患者也可以通过以下工具来给这些思想计数：①一个能在体育用品商店买到的高尔夫手腕计数器；②一个便宜的塑料计数器；③一个在针织品商店有售的针脚计数器。

通过使用这些设备练习，患者就能学会远离自我。"这里有另外一种可怕的思想。我只用对其计数然后就不用管它了。"患者被告知接受这些思想而不是对抗他们。他只是观测他的思想然后就放任不管。患者要在下一次会谈时报告思想的总数。

这种方法有很多种的变化,诸如:①计数具体的产生焦虑的想法(例如自我怀疑和灾难化思维);②在焦虑发作期间计数思想,这样有助于帮助患者控制情形;③在样本时间段内计数(例如在下午5点到7点);④在任意的10分钟内使用机械计时器来计数。

有位患者用一个带蜂鸣器的计数表来提醒他放下自己正在做的事情,以及计数一些威胁性想法。他发现这种方法帮助他避免了这些焦虑。他说:"我现在意识到我的思想还是有个产生的过程,我不用太担心它们了。"

计数和记录自动思维也可能有副作用。有位患者太专注于引起焦虑的思维而不能自拔。通过训练专注手中的事情和使用其他的集中精神的方法,计数的影响减轻了。同样的,治疗师采用一种实验方法来应用任何一种可以使用的技术或策略。

问题

治疗师主要通过问题来帮助患者纠正其错误的想法和思维逻辑。最终患者学会用治疗师的这些问题来询问自己。下述的即为典型的问题:

1.**"什么才是支持或否定这个想法的根据呢?"** 这是在治疗中最常被问到的问题,并且是患者乐于学以致用的一个问题。治疗师和患者一起在可能的根据上面达成共识。

2.**"逻辑性在哪里?"** 焦虑症患者跳过思考结论的逻辑性,而直接得出结论。有一个有健康恐惧症的患者就曾认为他的治疗师向他隐瞒了一些对他不利的信息。而一旦他寻找到这种情形的逻辑性,他就可以明白他的治疗师不可能对他撒谎。

3. **"你是否把一个因果关系过于简单化了？"** 一个律师曾假设，如果他在法庭犯了一个错误，他的案子就会溃败。他开始观察其他律师并且看到许多都犯错了，而这些错误不至于导致输掉官司。

4. **"你将一个习惯与一个事实混为一谈了吗？"** 一个有社会焦虑症的女士曾觉得，陌生人会对她有这个印象——"她看起来很可笑，她一定有什么问题"。她其实不能给治疗师提供陌生人会以这样的方式对待她的任何证据，然而她仍然坚信这点。治疗师指出，这位女士在很多不同情况下有很多想法，而这些想法或许像是真的一样，这仅仅是因为她有一种强烈的沿着这种轨迹思考的习惯。这位女士应当问问她自己："这样的想法是来于现实，还是从我惯性思维中产生的呢？"

5. **"你对于这个情形的诠释偏离现实真相是否太远？"** 治疗师可以说：

如果你变得偏离你五官所感受的事实，就很容易进入幻想和虚拟的世界中。而如果你紧随你的感知，你常常就可以在更加安全的境地。

6. **"你将事实本身和你认为的事实版本混为一谈了吗？"** 要告知患者让他们明白，我们不可能了解全部的事实，并且要把已知的事实和自己根据已知构建出来的部分相区别。事件仍然是这个事件，不过观点变化了而已。

7. **"你是以非对即错的观念思考问题的吗？"** 焦虑者常常认为其经历是非黑即白，而忽略了这样一个事实，那就是几乎没有什么事情是"非此即彼"。一个患者相信她要么被别人完全地爱恋着，要不就被别人彻底地拒绝。在一次会谈中，治疗师给予她如下的解释：

通常我们都通过对比来了解万事万物。英语也以这样的一种形式发展起来的。我们需要明白"下"才能明白"上"。当你焦虑的时候，你常常会作出一些绝对的、明显的对比。应对焦虑的一种有效的方法就是通过做最坏的打算（这里的每个人都会嘲笑我）和最好的打算（这里的每个人看到我欣喜若狂）来消除极端。往往你会放弃两种极端的方法，而采用折中的方法（我去看看会发生什么）。

当治疗师介绍完这两种极端的方法之后，患者通常更容易接受折中的方法。

8.**"你正在使用非常极端或者夸大的词或者短语吗？"** 像"总是、永远、绝不、必需、应该、一定、不能和每次"，这样的词通常和实际都不相一致。同样的还有动词："我是焦虑的""我有一些焦虑"。

9.**"你是否脱离了背景因素有选择性地举例？"** 患者常常被一些恐惧的事情吓到，以至于他们察觉不到更大范围内事情发生的背景。焦虑的一个后果就是人们会脱离事情发生的一般情形。

10.**"你在使用自我防御机制吗？"** 这些机制可能是合理化、否定、投射："我并不害怕，我只是不想出去""别人都希望我完美"或者"我不想打这个电话，因为我没有时间。"

11.**"你的消息来源是否可靠呢？"** 乔治叔叔关于这个情形的观点是否带有特权阶级的色彩，缺乏真实体验，带有偏见，或者有其他因素呢？患者经常会信任不可靠的信息。一个害怕破产的患者相信所有的他读到的或者听说的可怕财政预报，而没有考虑过这些消息的来源。

12.**"你是根据确定的事情，而不是根据可能性来思考的吗？"** 患者常常追求难以达到的确定性。很多焦虑症患者需要百分百地保证他们担心的事情不会发生。治疗师应向患者指出，任何事情都有10%是我们不能确定的，但我们却不得不忍受，这对患者很有帮助。因此，当患者面对一个不确定的情形时，就可以将其看成是这不确定的10%的一部分。

13.**"你有把小概率和大概率混淆了吗？"** 治疗师可以帮助患者了解可能性和概率是不一样的。个体可能患精神病并不意味着患病是高概率事件。

14. "你的判断是根据自己的感觉而不是事实吗？" 许多焦虑症患者用他们自己的感觉证实他们的想法，这样就开始了一个恶性循环："每次和别人见面的时候我会焦虑，那肯定有我值得担心的事情。"

15. "你是不是对无关的事情过于关注呢？" 有人想，"因为我认识的三个人心脏病发作而死，所以我知道我也会心脏病发作"。

使用这些问题的时候，治疗师应避免看起来像是在嘲笑或者讽刺患者。当询问到敏感问题时，治疗师应表现出具有好奇心并把威胁最大限度地减小的态度。在治疗的间歇期，可以给患者一些相似问题的列表来帮助他们纠正自动思维。在列表上列出对患者最有用的问题。

提问的原则是：

1. 抑制回答患者问题的倾向 当患者对一个问题的目的感到困惑时，换种方式表达这个问题。

治疗师：如果你对老板提出改变工作时长，你认为会发生什么？

患者：噢，可能什么也不会发生。

治疗师：你能更明确些么？你认为到底会发生什么？

患者：好吧，他可能会对此不屑一顾，然后说："它就是这样子的（不能改变）。"

治疗师：你能够更加具体些么？需要思考一小段时间么？你能闭上眼睛想象么？

患者：我想象他可能一开始会感到震惊，但是过后他们会问我为什么提这个，然后我很确定他就会把提案丢在一边。

治疗师：您能再想象一下么？

患者：他会以另外的方式对待我。他对我极为恼火。

治疗师：那你怎么回应他呢？

患者：哦，我现在变得很紧张，我不能说话了，我想要离开。

治疗师：这就是我想知道的，来，我们再明确一点，这个情形中最糟糕的是哪一点呢？你的感受？你的表达方式？还是你老板的回应？

治疗师用问题使患者明确：在这个情形中他最害怕的是什么。

2. **提明确、直接、清晰的问题** 虽然一个开放性的问题，例如，你的感受是怎样的，对获得一般信息是很有用，但是能引出特定信息的问题往往更有用。例如，"当你去要数据时，你有多焦虑？"这样的问题增强了患者在会谈中对自我的观察，也因此改善了交流，提供了框架，使病症更容易减轻。当患者说他的焦虑是关于人生的意义，治疗师要求患者"具体化"："具体是什么影响到你关心人生的意义"。那些开始似乎是患者存在主义的焦虑或者模糊的哲学观点的偏见都几乎可以全部追溯到具体的恐惧事例中。

3. **每个问题都要有一定的理论根据** 虽然很多新任的治疗师提问时没有清晰的意图，但是每个问题的目标都是一致的：履行明确的治疗功能。例如：如果患者的治疗策略是在一个情形中发现补偿性救援因素（"我可以叫警察"），那么问题就必须倾向于引导患者发现这个因素（"你能做什么"）。

4. **提问题需要适时地与患者培养和睦的情感并解决问题** 时机不佳的问题可能会加重患者的焦虑（例如，在治疗师还未与患者建立相互信任时要求他"练习"一件可怕的事）。有助于建立信任的问题（"你感觉什么都不会发生吗？"）需要在治疗早期时提出。

5. **避免一系列急速的提问** 盘问会使患者产生更多的防御。治疗师需要在组织语言提出下一个问题前，花点时间思考他所获得的信息。对于治疗师，一个普遍的错误是，设定一系列的问题而不是认真地听取患者的回答。

6. **使用深入提问** 患者通常有更多的信息他并未认识到。治疗师可以在患者枯竭前停止提问，但问题"你能想到什么吗？"可从患者那里引出更丰富的反应。通常，患者最有用的再概念化是在他的应激反应之后出现。治疗师可以通过说"用几分钟来看看你能否想到其他任何东西"来获得更深入的回答。简单重复的问题经常会带来新的内容。

在下面的临床案例中，治疗师用提问来引出信息并扩大患者封闭的思路。

患者：我认为我永远也不能找到工作。

治疗师：这种想法多长时间会有一次？

患者：经常。

治疗师：为什么会这样想呢？

患者：我就是这么感觉的，再怎么努力也没用。

治疗师：你觉得感觉总是有逻辑性的么？

患者：不，不总是。

治疗师：你的感觉往往不是正确的，而只是在反映你的所思所想。这种想法有没有什么好处呢？

患者：嗯，这样我就不用去参加面试，我也不必去想它了。

治疗师：那还真是有好处。那有什么坏处呢？

患者：嗯，我就永远得不到我想要的，有点小题大做啊。

治疗师：平衡一下，这种想法对你有帮助么？

患者：我想没有。

治疗师：如果这种想法对你是一种阻碍，你觉得该如何对待呢？

患者：嗯，我应该更仔细地思考一下。

三种基本方法

最简单地来说，焦虑症患者认为："将有不好的事发生，而且我将无法处理。"认知治疗师用三个基本的策略或者问题来帮助患者调整这种想法。几乎所有认知治疗师的问题都可以被归纳为：① "证据是什么？" ② "看待这种情形的另一种方式是什么？" ③ "即便发生了会怎么样？" 有些患者只对其中一种方式有较好反应。尽管如此，每名患者都应使用全部的这三种方法。

证据是什么？

对错误逻辑的分析 一个标准的方法就是回顾患者建构他的经历的逻辑性。例如，一名60岁的老妇女对驾驶考试的笔试极端焦虑，而且坚信她会失败，虽然之前她已经通过了一门。治疗师帮助她承认，没有证据可以说明她会失败（而不是她所认为的第二次考试会比第一次可能更难的想法），并且她可以参阅执照手册。当患者发现她"草率地得出结论"，她的焦虑极大地消退，并能够去准备考试了，结果，焦虑更少了。当她最终通过了考试时，治疗师将这次成功作为非逻辑性结论是无益的进一步证据。

三栏技术 患者能通过三栏技术识别出错误思维。在第一栏，患者描述一个焦虑生产的情况；在第二栏，描述了他的自动思维；在第三栏，描述了这些想法中错误的类型。

材　料	解　释	错　误
当我过路时，一个陌生人从他的车里走出来看着我。	我太敏感了。 他想找我麻烦。 我去的每个地方都有危险。	自我专注 主观推测 泛化

适应了这个表格之后，患者就像是一个"客观"的观察者，诸如治疗师或一个朋友那样用第三栏来评论这种情形。

材　料	解　释	观察者的解释
我去商店时听到了一阵警笛声。	我就要死了。 下次就将是我了。	这个人听到了一阵警笛声。那是他唯一能确切说明的。这些预言和当时情形无关。

通过这样做，患者可以以中立方的优势，而不是从预兆的观点来练习评论自己的体验。

提供信息 缺乏信息或错误的信息会加剧患者的焦虑。害怕变疯的患者通常都没意识到精神分裂的症状；但如果通过治疗师解释了幻觉、错觉和焦虑症症状的区别，患者的恐惧可以得到减轻。

当患者夸大了他确实经历过的一件害怕的事情时，治疗师可以给患者提供信息，让他对危险的可能性再评估。这样，治疗师就可以指出，如果一个人只会因为飞机失事而死的话，那这个人可以活到永远；或者如果只会死于一场车祸的话，那他可以活到3 000岁（Marquis，1976）。

假设检验 在会谈后，很多家庭作业都涉及测试检验。治疗师会鼓励患者写出对事情的预言，然后再反驳患者这种灾难性的预言。随着一个又一个不好的结果没有出现，患者坚信即将发生灾难的想法开始减弱。

在会谈中，患者可以检验很多适应不良的假设。

1. 我太焦虑了，甚至都无法看书。
2. 我太焦虑了，甚至都无法为演讲做个提纲。
3. 我太紧张了，都无法寻求信息。
4. 我甚至不能和一个陌生人说话。
5. 当症状出现时，我无法做任何事。
6. 我无法做任何决定。
7. 我无法考虑和谈及到这个——这可害怕了。
8. 对我的焦虑我无能为力。

治疗师可以在治疗室中安排不同的检验。然而，患者和治疗师通常应为患者开创在会谈外可以使用的实验。这样的实验通常被设计成"没有失败"的情形，因为每个实验不管结果如何都提供了有用的资料。

看待它的另一种方式是什么?

引出另一种解释 焦虑的人对现实的封闭和局限的观点使得其不能对情形作出中立的和真实的解释。认知疗法的一个主要目的就是教会患者去思考可能性,而不是做直接的预言。尽管治疗师用各种不同的办法来达到这一目的,但标准的步骤就是让患者写下他产生焦虑的想法,然后搜寻出可替代的解释("第二栏"的方法)。这种策略是会谈中首选的办法,通常都在黑板上进行。

一个患者的焦虑集中在害怕被解雇上。当他的主管远离她,他就会想:"他是在回避我,他会解雇我,这就是他如此疏远我的原因。"他能得出的其他的解释包括:

1. "他(这个主管)是离开了所有人,不只是我。"
2. "在我们的职责上确实有身份上的不同。"
3. "无论他怎么看待我的能力,他可以不喜欢我。"
4. "即使他认为我不称职,在那儿的其他主管知道我不是。"

患者最终可以通过反复考虑其他解释来降低自己的焦虑。他慢慢意识到,与对情形最初的评估相比,其他解释几乎总是更准确一些,也更有用。

虽然理想的情形是由患者自己来找出可信的其他解释,但常常因为他太专注于威胁而难以做到这点。那些善于发散思维的治疗师是最有帮助的。患者很有可能在一大堆其他解释的列表中找到一两个有用的。治疗师应该不断地询问哪一种方式对患者最有帮助。

功能失调性思维记录 基本策略是教导患者识别他在会谈外的自动思维,并且尽力争取找到另一个更为平衡的观点。在帮助患者分析产生焦虑的思维时会用到特殊的表格(功能失调性思维日记)(见表11.1)。这是一个比刚才提到的两栏技术更为详细的表格,并且是由患者带到会谈过程中。由于功能失调性思维记录是治疗的一个组成部分，因此，治疗师应该花时间去告诉患者如何能做到物尽其用。

表 11.1　自动思维日记

日期	情　形	自动思维	对证据的提问	替代疗法	再归因	去灾难化
	描述出导致不愉快情感的实际事件	1.写下自动思维、幻想或情感前的回忆。 2.给自动思维中的信念定级0~100%	证据是什么？	换种看法是什么？	我以什么样的方式个人化、过分概括、非此即彼的思维、错误比较或过早下结论？	1.曾经发生过最糟糕的是什么？ 2.即使发生了，我将如何做？
	情　感 1.特定的悲伤、生气等 2.给情感的程度级0~100%					结　果 1.给自动思维中的信念再定级0~100% 2.确定随后的情感并定级0~100%

　　要求患者只要一开始焦虑，就尽可能填写这个表格。最初，他完成了前三栏的记录：①导致焦虑的情形；②感觉到的情感以及情感的程度；③自动思维以及思维中信念的强度。这个过程帮助他学会如何监测焦虑水平的变化。当他已经掌握这些技巧后，患者可以开始提供"理性反应"并对其他栏目进行评分。

　　除了这个打印出来的表格外，患者还可以使用随身携带的笔记本。（给患者笔记本只是单纯地为了让他可以有更多机会完成"家庭作业"。）但是患者通常只可能会写下他们零散的想法，并且只是把精神集中在对病情的惧怕上。所以，治疗师需要强调将这些作业分为至少两个部分（产生焦虑的想法和对扩大的纠正）的重要性。

　　很多患者因为害怕自己会因此而更焦虑，或者看起来"无知"和"幼稚"，而很可能不愿意记录下他们的想法。患者试图避免这样的"作业"的原因也常常是他们焦虑的根源所在。如果患者没有按时完成作业，那么治疗师应探寻他们逃避背后的原因。一位回避这些家庭作业的患者觉得这些作业都该被揉成纸团，而另一位则认为他的治疗师不称职。探寻出回避的思维有助于前一位患者识别潜在的假设（"我必须给所有人一个完美的印象"），有助于发现第二位患者对他人的普遍不信任（"我不能相信任何人"）。

对患有急性焦虑症的患者，只需要在他们接受治疗期间做"作业"。而患有慢性焦虑症的患者，则被要求系统地记录下他们至少一年的想法。

去中心化　去中心化是让患者挑战认为自己是所有事情焦点的基本信念。很多社交焦虑症患者认为，所有人都在看着他，或者认为所有人都能很敏锐地察觉到他们的紧张和羞怯。这种患者通常会觉得其他人能看穿他的想法。治疗师可以与患者一起制定具体标准来确定他是（或者不是）人们在行为和关注方面的焦点。

由于患者在治疗过程中需要采用他人的观察视野，参与这项任务就需要患者从关注自我部分的中心上转移出去。一个年轻人有很强的自我意识，所以他专注于自己的内部反应，很少意识到别人对他的反应。矛盾的是，他花了很大的精力去观察和客观评价周围的一切（因为我这么仔细地观察自己，那别人也肯定这样来观察我）。随着他意识到他并非如此频繁地仔细观察他人和自己的观察是如此的有限，他也会意识到大多数人的关注也同样受到限制，他在社交场合会变得更加轻松。

扩大视野　焦虑症患者通常以"井底之蛙"的视角来看待他的处境，治疗的一种方式是给他提供一个更宽广的视野：就是用长远的、广阔的视角来看待处境。例如，一个大学生很想家，她担心痛苦将会一直持续下去。治疗师就是要让她看到思乡的一些积极属性以此来帮助她扩大视野。他们一起列出下面的积极属性：

1. 她的想家是一种痛苦成长的形式。
2. 她想家是要教会她如何接受变化。

3. 她就不用去处理那些她可能不得不面对的进一步损失。

4. 她想家表明她对家很忠诚。

5. 她忍受思乡痛苦，而没有回家，她就是在练习"变得更好而不是感觉更好"的方法。

6. 这种经历有助于她增强对挫折的容忍力。

7. 她的想家是一种社会可以接受的，用来表达害怕和抑郁情感的方法。

8. 等她真的回家后，她将能够更好地珍惜家人。

9. 阳光总在风雨后，等痛苦散去后她一定能感觉非常好。

她能够很快从她的思乡情绪中恢复过来，而她的大多数积极观点确实是真的。

再归因　在回顾一个易焦虑患者的自动思维中，治疗师通常发现这名患者对潜在的消极结果归因于他自己的过度控制。治疗师可以帮助患者认识到，事情中的有些因素——甚至可能是最主要的部分——是他无法控制的。

首先，患者要评价自己对所害怕的结果承担多少责任。患者认为应该承担 100% 的责任的情况时有发生。然后治疗师试图通过提问，将患者的估计减少到更切合实际的水平。一种方法是让患者列出可能会影响结果的所有因素，以评估其他因素的相对影响程度（可使用图表），最后评估他对每一个因素的控制程度。

治疗师不断要求患者实现更客观的评价。在这个过程结束时，要求患者对自己的控制程度做第二次评价，并对比第一次评价。通过这种方法，患者意识到她有要控制特定情形的所有方面的倾向。例如，一个女销售主管在要出席和买家的会谈时，感到极端焦虑。她想："如果我不推迟大减价，就表明我无能和不够强势。"在进行前面所说的回顾之后，她承认自己被一个关键问题困住了：竞争对手的产品是明显优于自己的公司！虽然她的说服技巧无疑会起到一定的作用，但绝不是决定性的作用。这一认识使她的焦虑减少了，也能去解决实际问题。

另一个患者对参加一个只认识部分人的聚会感到焦虑。她觉得自己应该对聚会的顺利进行负全责。当她意识到自己只是参加聚会的 20 个人中的一个，而且自己不能控制别人时，她知觉到的责任降低了，焦虑感也明显减少了。

通常患者不能对事情有更多的控制权。治疗师能区分出责任和负责的不同。一个大的部门经理不会对他手下的人有直接责任，尽管如此，如果他是个成功的经理，他要对他的老板负责，对他所带的部门发生的事尽责。治疗师不会对患者有责任，但要对其负责。同样的，患者对自己做的事情没有责任，可以选择性地对所做的事情负责。也就是，他对关系的发展有着某种程度的直接或者间接控制。

即便发生了会怎样？

去灾难化 当预测可怕的结果时，焦虑患者并没有利用所有他可以利用的信息，也没有考虑之前没有成为事实的直接预测。治疗师试图扩大患者用于预测的信息的范围，扩大他的视角。这一方法在第 12 章中将详细阐述。

应对计划 有时，患者害怕自己无法应对。治疗师和患者协同找出患者可以用来应对焦虑的策略。注意的重点应该放在对焦虑的应对而不是控制上面。

一名对和多人交往有社交焦虑的女性设计了下列的计划：①自我分散注意力（关注他人的姿态）；②关注的焦点集中到适宜的言谈和行为的"任务"上面；③采用有表象的应对技术（把消极想象变成积极的）；④采用简单的放松形式（深呼吸）；⑤利用事情来收集关于她想法的证据。在现实情况中使用前，她在治疗师的办公室里演练了这个计划。

论点 / 反论点 治疗师在采用一个普遍的论点 / 反论点策略时，也可使用前面提到的所有策略。

治疗师：你似乎有充足的理由相信让人害怕的事情将要发生，为什

么如此令人恐怖，为什么你不能应付。既然你成功让那些争论减弱，那让我们一起来与其他的可能性辩论。我会给你一些害怕的想法，你给我相反的观点。当你用完正面的反论点，我们交换角色并且我给出反论点。

患者和治疗师反复在两个角色中交换，彼此帮助发展出更好的反论点。患者经常产生大量的反论点，让治疗师和他自己都感到吃惊。

一般来说，这种策略覆盖了四个方面：①害怕的事情的可能性；②可怕的程度；③患者防止它发生的能力；④患者接受和处理可能最糟糕的结果的能力。治疗师应该充满自信，强有力地呈现他的反论点（反焦虑）。

12　表象调适

　　大多数的焦虑症患者在他们焦虑之前和期间都有危险的视觉表象（见第6章）。当被问及他们幻想的具体内容时，焦虑症患者们表述的视觉表象具有相同的一般内容，也就是，预期的心理或身体创伤。像言语认知一样，这些幻想通常代表着对现实的歪曲。

　　一名36岁的女子患有恐高症。当她和丈夫站在摩天大楼的顶楼时，她有一种掉出窗外的表象。幻想是如此的生动，以致她大声呼救。当她的丈夫问她时，她意识到掉落纯粹是她的幻想而已。与其他的焦虑症患者一样，她的感觉是与幻想而不是与现实相一致。

　　许多临床观察表明，当一个人想象一个场景时，他作出的反应就好像是实际正在发生的。一个有着幻想与现实是一致信念的人也许是处于从置信无疑到完全否认的这一连续范围内。虽然与事实相矛盾，但当一个不真实的画面是如此强大，还是能让人完全相信它的真实性。它也许被认为是一种幻视。对于幻想的信仰通常是每时每刻都在变化之中：一个非精神病患者，他可能部分或者完全混淆了幻想与现实，直到他有一个验证现实的机会。即使白日梦可能暂时也好像是真的（例如一个正在睡觉的人在做一个梦），但是焦虑症患者能够恢复他们的客观性，将这一现象称为幻想。几分钟之后，这一幻想可能再次发生，并将被现实再次验证。在焦虑反应、恐惧症和抑郁症中，可以观察到这种生动的曲折变化和幻想的可信度。然而，当被治疗师询问的时候，有时候甚至是反复地询问时，患者确实能够清楚地说出令人恐惧的视觉表象。

诱导表象

越来越多的资料表明，诱导幻想对行为有着深远的影响。例如在分娩准备和催眠诱导放松的过程中，就使用了图画表象。1895 年弗洛伊德 和布劳耶（Breuer，1966）采用了诱导图像，并且它还是系统脱敏疗法的标准特征（Wolpe，1969）。艾森（Ahsen，1965）和拉扎勒斯（Lazarus，1971）已报道了诱导表象理清患者问题的用途。

视觉化在行为修正中的作用通过幻想技术在学习或提高运动技能的效果中表现出来。诱导表象的作用在改进诸如飞镖投掷、罚球和其他运动中也已表现出来。许多人发现，通过反复幻想场景，他们可以减少焦虑和改进在公众演说或其他有压力的场景中的表现。这些观测结果表明，在正常生活情况下以及精神病理情形中，幻想有助于实现技能和克服焦虑。

适应不良模式的界定

正如向分析师报告梦的内容可以阐释那些象征和表象一样，对自发的幻想和相关阐述进行讨论能够更好地确定某一特定问题的内容。虽然通过描述、联想、探索、探讨或反思努力地对问题进行定义，但在问题仍然没有明确界定时，幻想是有用的。一名 26 岁的患者感到被他的未婚妻所舍弃，尽管她没有做任何事情来验证他的反应。他说，这种感觉就在前一天当他和他的未婚妻以及他最好的朋友去野餐的时候就开始了。尽管他的未婚妻和他的朋友对他很体贴，但他还是感觉不舒服。后来他回忆说，就在野餐时，他有了下面的白日梦：

"简和鲍勃开始以充满爱意的方式彼此相望。他们彼此来回地传递这种信号，将我排斥在外。他们打算那天晚上晚些时候相会。我有那种昔日被舍弃的感觉——想要加入却被排除在外。他们晚上偷偷地跑了出去，亲吻，发生了性行为。然后他们告诉了我，我放弃了她，虽然与此同时我深深地感到失落。"有了这个幻想之后，他就有了被他未婚妻舍弃的感觉，尽管在现实中她还是对他充满深情。

这名患者在治疗的时候讲述了这个幻想之后，他有了一连串的联想："鲍勃让我想起了我与我哥哥的竞争——我总是次之于他——他总是比我强——每个人都更喜欢他。"然后，这个患者就能发现，他在野餐时不愉快的反应是他早期类似的体验，也就是被他哥哥推到一旁的体验。他将鲍勃取代他视作他哥哥早期胜利的类似经历。他发现，就事实而言，他目前的嫉妒和脆弱性反应是不合理的。

确定认知障碍

表象的运用是澄清问题的另一个工具。在患者的表象中对现实的严重歪曲经常为过度或不适当的反应提供了重要线索。

一名 48 岁的女士长期遭受对孩子的担忧之苦，并且往往升级到接近惊恐的程度。有一次，她为她儿子已经开始的跨国之旅感到十分焦虑。对自动思维常有的质疑——推测机械故障或者事故的可能性——几乎没有起到任何作用。然而，当治疗师让她描述她儿子在旅途中的样子并且尽可能详细地讲述时，她提供了关于她焦虑的丰富内容。

她描述到她的儿子在一个充满敌意的陌生人的小镇里，坐在一辆失速的轿车上，不知道怎么做，也不知道要去哪儿寻求帮助。她描绘了发生的一系列可怕场景并想象她儿子的无助和绝望之情。就好像她在看一场令人害怕的恐怖电影一样。通过这一技术，治疗师和患者开始明白她的许多恐惧，以及明白了需要解决的具体歪曲内容。

通过幻想诱导，患者可以意识到自己害怕的情形的具体细节，然后用现实检验来纠正这些歪曲之处。标准式技术或者直接讨论也许无法描述患者的恐惧；然而，幻想表述可以直中要地。一种方法就是让患者设想自己处于一种产生焦虑的场景之中。想象使得患者能够体验他们的想法和感受，而不仅仅是谈论它们。

很多时候，患者所诉说的恐惧并非他真正的恐惧和担心。许多患者是在心理上先假定他们有一定的焦虑情绪。一个在寻找工作的患者说他有"对成功的恐惧"。而事实证明，他真正的恐惧是怕遭到面试者的羞辱。

为了探出表象，治疗师可以问患者如下的一些问题：

"当你谈论的时候你看见一幅图像了吗？"

"你能描述一下它吗？"

"图像有颜色吗？"

"有声音吗？"

"你在移动吗？"

"还有其他人在移动吗？"

"你闻到什么了吗？"

"你听到什么了吗？"

"你有什么触觉吗？"

"这个表象有多生动呢？"

"它像电影图像吗？"

"那儿有大量的情感活动吗？"

应该鼓励患者去寻找在他们焦虑之前呈现的视觉表象或白日梦，并把它们带到会谈中。治疗师应记住特别询问一下这些视觉表象，因为患者很少主动提供关于这些表象存在的消息。

诱导表象的调适

一旦充分认识这些歪曲的图像，它就可以被调适。然后患者通常会感觉好受些，并能更成功地处理这种情形。例如，一名35岁的已婚男士，因为他从当地商店购买的防风暴窗户不同于自己先预定的，所以已焦虑数日了。然而他不能解释自己为什么会这个样子。治疗师建议他想象一下这场对话将怎样进行。患者报告了下面的这个幻想：

"我在经理办公室同经理交谈。这是我，但我看起来更年轻，尽管我长大了。我开始变得越来越小，小到了约 7 岁。我是一个小男孩。我没有陈述我的情况，而是在恳求和哀号。经理变得更大，变成了超大型，红着脸，开始用他的手背威胁我。我畏缩地面对着他。他很生气，对我大喊大叫，不听我的。"

患者立即有了与这个幻想相关的回忆："这让我想起了以前父亲对我生气的时候。我躲在我母亲后面说，'我受不了他。'我将脖子伸得老远，我父亲会来撕裂我。"

然后，治疗师建议患者再复述一下这个幻想，患者有了这第二个幻想：

"这一次，我只是给经理打电话。他说防风暴窗户和我之前预定的基本上是一致的。我说不是。他说实际上这些窗户是我看见的样品的改良品，并且我看见的样品已经停售了。我说之前给我看的那些窗户更好，给我送来的这些是次品。我不会接受。"

患者在第二次幻想的时候就少了些焦虑，多了些自信。他乐观地认为他能捍卫自己的权利。他对自己能够打电话的恐惧减少，而他随后有效地处理了这个问题。

患者最初设想他自己和另外一个人都发生了变化：那就是，他自己变小而另外一个人变大。如通常的情况一样，他自发地有了童年时期类似场景的回忆——在他的案例中，是与他父亲有关。他的第一个幻视在很大程度上是由他童年时期的模式所形成。他的第二个幻视更贴近真实的自己和另外一个人。通常，表象都是患者作为一个孩子生活在大人的世界里。

表象调适的技术

下面的这些技术应首先在治疗室采用，然后患者可以在治疗室外使用。

关闭技术

关闭技术对于那些回忆诸如车祸等创伤性事件的患者是特别有效的。这一治疗策略是通过增加感觉输入来训练患者关闭那些自主的幻想。要打断幻想的方法包括吹口哨、摇响铃、拍掌或者仅仅是参与一些有建设性的活动。

当专心于幻想时，引导患者集中于他的周围环境并试图大声而又精细地描述他周围的物体。当幻想以这种方式被打断，患者的焦虑通常就会减少。此时，就可以训练患者以一个愉快的幻想来取代这个触发焦虑的幻想。

例如，一名患者多次有死亡的视觉表象。治疗师教他如何用拍掌的技术来停止他的幻想。这一练习的目的是使患者能熟练掌控反复出现的幻想。然后，患者被引导进入这个幻想。他幻想了这一表象，与此同时再次感到了焦虑。治疗师拍掌三次，从而中断了幻想，患者说，他的焦虑消失了。此过程重复几次，在幻想—拍掌中间隔几分钟。每一次，幻想都被打断，与此相连的焦虑减弱了。患者通过拍自己的手来练习这种幻想减弱技术。

在接下来的一周，患者又到治疗室进行了三次。每次他说他的焦虑和幻想都有明显减少。他发现他可以通过转移注意力——例如让他的妻子拍掌、自己拍掌或者看电视——来停止他的幻想（因此焦虑也一样停止）。通过训练，一旦开始了不愉快的幻想，他还能用一个积极的幻想来取代。在一个月后的一次来访中，他说除了大约一周有一次短暂的幻想和轻度的焦虑之外，他已经没有临床症状了。

这个案例阐释了如何训练患者来控制产生焦虑的幻想，从而降低了焦虑的程度和持续的时间，甚至是消除焦虑。

重复法

当患者完整地重复一个他们经历的幻想时，内容通常会随着每次重复而改变，而越来越接近现实。通常态度也随着内容的改变而不断变化。

一名 24 岁的患者为其女友买了一件礼物。不久，他就开始认为礼物不是很适当，他对她的反应有了自发的消极想象。幻想后，他一直不敢把礼物给她。在会谈期间，患者被要求重复这一幻想："她打开包裹。她极度震惊和难以置信。接着，她有一种轻蔑和痛苦的表情。她真的很失望。她盖好它，假装喜欢它。刚才想象的时候我感到很糟糕。"

当被要求将这个幻想重复几次时，患者报告了以下的一连串事件："她打开包裹。她很惊喜。她很吃惊，因为她没有预料到这么好的一件礼物——她非常喜欢它。她对我的体贴留下了深刻的印象。她看着它，亲吻我。"

最后的幻想与他对他女友爱好的了解和她过去的反应更相符合。后来，当他把礼物拿给她时，事情的实际顺序与他最后的幻想相当贴近。

随着故意连续重复幻想，其内容往往变得更为现实。当涉及预期事件时，幻想往往由很少可能变化到极其可能。当复述幻想时，患者会自动地测试起初的幻想，塑造其越来越成为现实的准确反应。然而我们发现，随着连续故意的复述幻想，即使其内容保持不变，有时焦虑可能被消除或减少。

使用重复法来自发地调适幻想似乎只有在刻意和有意识的重复下才能实现。在自然情况下，幻想往往自动地自我重复，同样的幻想重复发生，焦虑也就不断产生。患者经过练习这种程序，减少的焦虑通常渐渐进入到真实的生活情形中。

一名 37 岁的男性患者，为了一份新职务，为一场迫在眉睫的由一组负责人主持的面试而焦虑。他的幻想很简单："我在房间的中央，他们不断向我发问。"当他有这种幻想时，他的焦虑增加了。然而，随着每一次重复幻想，他的焦虑减少了。到第四次重复时，他的焦虑微乎其微了。

然后，治疗师问他对即将到来的面试感觉如何。这名男子说，"这并不令我感到害怕了。我想我可以很好地处理这一切。即使我没有处理好，这也并不是世界末日。"后来，他说他以最小的焦虑通过了这场面试。

在这个案例中，即使幻想的内容没有发生任何变化，但是焦虑却明显变少了。患者对这一特别的经历改变了他的态度。他不再认为这是种灾难性的局面。在每一个案例中，治疗期结束后，焦虑的缓和都得到了持续。

时间规划

当患者为某一特殊情形感到不适时，他可以将自己投射到未来，想象数月甚至是数年后的这一情形。这样他就可以超脱和远观目前困扰他的事件。

贝克（1967）之前描述过采用引导抑郁症患者对未来抱以更多合乎实际的幻想来缓解他们的悲观情绪。拉扎勒斯（1968）也描述过类似的技术，他将其称为"时间规划"。在下面的案例中，这种技术被用来处理患者对某一事件的不合理反应。

一名35岁的患者，当得知他新出生的孩子得了疝气而可能需要一个小手术时，他变得焦虑了。他是如此忙于处理这个问题，以致他都无法集中精力做其他任何事情。在来访中，他开始将事情灾难化，这场手术不仅可能给孩子带来心理创伤，而且还可能引起身体灾害。然后，治疗师让他想象六个月以后的情形。他有了以下的幻想："这个孩子坐在家庭成员之中。他的腹股沟周围绑着绷带。但除此之外，他看上去似乎不错。有时，他似乎有剧痛感。"

随后，治疗师建议他设想三年以后的情形。他有了以下的幻想："孩子现在非常健康，我能想象他与其他孩子在一起玩耍。"讨论了他的幻想之后，患者对于这个可能的手术的焦虑消失了。

一名具有吸引力的36岁女士发现自己有这样的想法——她的丈夫可能对她不忠。她将这视为一场灾难："如果我发现我的丈夫不忠，我将不能继续生活下去。" 然后治疗师说："让我们来设想你确实发现你的丈夫不忠。试着想象一下你立即的反应，一周之后的反应和六个月之后的反应。"接着，她依次报告了下面的幻想：

立即作出的反应："我感觉很糟糕，我感到很愤怒。我认为他非常无耻。我告诉他我应该得到比这更好的待遇。"

一周之后的反应："我仍然对他很生气，但我已经开始为我的将来做一些打算。"

六个月之后的反应："我现在能意识到自己是一个有吸引力的女人，我可以开启新的婚姻生活。许多男士对我感兴趣。我有魅力，其他男士注意到了我。我的丈夫为他的所作所为来向我道歉，希望能挽回我。但是我已经确定不需要重新回到他的身边。我想我需要一点时间来决定是否有必要继续我们的婚姻生活。"

在报告了她的幻想后，患者感觉好受些。她对她丈夫有可能不忠而产生的过度焦虑明显减少了。她还感觉和她丈夫更亲近，她也更爱他了。

象征性想象

通过使用象征性想象，治疗师可以提出更令人信服的合适行为。有位患者在过去的三年里一直无法写作。在此之前，写作给她带来了极大的乐趣。当她开始动笔时，她会有自己的才能一去不复返的想法。

在治疗室里，治疗师要求患者将任何进入她脑海的东西写下来。写了几行，她把铅笔放下了。

患者："我办不到，我真的办不到。我一点儿也写不好。"

治疗师："重要的是写出一些东西来。写得好或坏并不重要。重要的是写出来。"

患者：（又多写了几行后）"这是垃圾。写得真的不好。我真的不能写。"

治疗师："不要把注意力放在质量上，而是数量上。写满20行为止。"

患者："但如果写得不好，为什么还要写呢？不会有什么结果的。"

治疗师："写作就像是抽水。当抽水泵已经三年未使用，就会积累大量铁锈和污垢。你需要抽水流一会儿，直到脏水流过。你现在所做的就是这样——当你三年之后开始抽水时，你看见流出的水是棕色的。因为它不清澈，所以你断定它坏了，关掉它。但你需要让水流过，直到它再次变得清澈透明。重点不是写作的质量，而是数量。容许自己写几行，后面再来评价。很多专业作家也是要等到真正写作开始后一段时间才能评价他们的作品。当你开始写作时，你可以想象一下水泵抽水的情形。"

患者报告说当她开始写作时，想象水从水泵中流出确实很有用。

患者可以使用多种视觉象征来调适原有的表象。当一名患者有被人攻击的表象时，他可以想象用盾牌的象征来保护他。或者可以幻化一个圆形图案来抵挡所有的邪恶。

去灾难化

治疗师可以促使患者说出他最怕的表象的极端。然后通过讨论来引导他，让他看到即使是最不好的情况发生了，也没有他所想象的那么严重。

患者："我一直有自己心脏病发作的表象。"

治疗师："你心脏病发作后发生了什么？"

患者："我看见自己即将死去，很无助。这就是我看见的全部。我认为这是个征兆或者我的第六感。或者类似的一些东西。"

治疗师："你有这些表象，但什么也没有发生？"

患者："是的，我一直有这些表象，但什么也没有发生。"

治疗师："我们有很多患者有这样的表象，但这些幻想真的很少发生。我建议你仔细循着你的想象走下去，看到底发生了什么。"

患者："但是真的发生了，该怎么办呢？"

治疗师："幻想总是比现实更糟糕。数年之前，我遇到过一次有趣的情况。那名患者总有一种可怕的想象。他拥有自己的业务。在他的幻想中，他其中的一名核心员工死了。他看见业务直线下降而他自己不得不去做一些他不会做的事情；然后他病倒了，住进了医院。在他的幻想中，他丢失了业务和失去了自由。信不信由你，在经过六个月的治疗后，他的幻想确实发生了。他其中的一名核心员工死了。但是他幻想中的其他东西什么也没有发生。他没有想到其他员工可以接过任务，而且他自己也比他想象中的干得更好。在他的幻想中，他忽视了这些潜在的积极因素——也就是，获救因素。当一件事情发生时，幻想几乎总是比实际情形严重些。"

患者："那么，万一我真的心脏病发作，那也不意味着我将死去。"

治疗师："是的，不会。"

通常，当令焦虑症患者害怕的事情发生时，他们的幻想就会停止。他没有预测这一事件的正常顺序，而是夸大它的比例，相信痛苦会永远存在。

一名害怕在他同学面前发言和表现出愚蠢的医学院学生说，"这样的表现让我没有办法活下去。"治疗师没有接受患者对于颜面价值观的恐惧感，而是细心地问他如果他最担心的事情发生了，他确实在同辈面前表现得很愚蠢，会发生什么事情。他的职业生涯将毁于一旦？他的家人将不认他？他会被压垮？会持续多久呢？那么然后呢？在询问过程中，这名学生意识到，他将公众演讲赋予了不合时宜的分量。

治疗师没有试图阻止这个年轻人预测这次谈话不佳的想法，如果这样做的话，将冒着破坏治疗师以后在患者心中的信任这一不必要的危险。相反，通过他提问的方式，治疗师传达出了自己的意思，那就是不管患者的不适和尴尬有多么强烈，都不会持续太久并且是可以承受的。

该名学生随后在同学们面前的表现确实很差（也许是由于他的焦虑）；尽管后来他沮丧了几天，但是他没有认为这是一场灾难事件。在下次谈话之前，他感受的焦虑比预期减少了，并且他报告说在实际的演示中，也感觉更舒服了。

许多作家，包括伯兰特·罗素（Betrand Russell），都建议为了减轻恐惧，一个人应重视和接受最坏的结果。患者通常不愿意考虑最坏的结果是出于这样一种信念，那就是一旦把害怕的事情说出来，他的焦虑就会增加。起初，患者的焦虑也许会增加，但将最坏的结果讨论后，患者几乎总是感觉更好。

一个阻止患者去面对最坏结果的信念就是一旦谈及或者幻想了令人害怕的事件，就会使它真的发生。但是，一旦这些事情经过讨论，这种信念就会迅速消失。

一名害怕在车祸中遇害的患者被要求尽量不要去想令他害怕的事情。然而，他只能忘记他的焦虑几分钟。这就引出了为什么要讨论面对恐惧比闭口不提它更重要这一话题。

避免此事件的另外一个核心理念是："如果我不将此灾害化，那么这令人害怕的事情就会发生。"可以告诉人们，一旦面临了最坏的结果，那么他的焦虑就会减少，他实际上将有更好的准备来阻止这令人害怕的事情的发生。

通常，患者们使用个性化的策略来阻止自己去想起或想象那些令人害怕的情况。然而，他们使其停止的企图通常都不能取得成功。相反，他们没有解决问题，而仅仅是提早关闭了幻想，而幻想再次出现时更加强大。对于每一个提早关闭，患者总是对自己说，"这是愚蠢的。"这种全面的、幼稚的话阻止了他们的思维过程——但只是暂时性的。当患者将他们所关注的事情描述为"愚蠢""傻""不重要"或是使用其他类似词汇时，治疗师都将此作为进一步询问此事件的信号。

一种减轻焦虑的方法就是人们在孩提时代所形成的"那又怎样？"的技术，这一技术能有效地将表象去灾害化。为此，治疗师必须愿意充分地讨论患者最害怕的事情，无论是孩子的死亡、发疯、在贫民窟终老或者是严重毁容。治疗师需要等到他和患者建立起合作关系后才能使用这一策略，否则，可能适得其反。例如，有一名患者有患同性恋的恐惧。治疗师使用了这一"那又怎样"的策略，结果适得其反了。患者将不会返回治疗，因为他认为治疗师相信他是一位同性恋患者。

这种"那又怎样？"的策略几乎是一种洪水般的认知过程。鉴于此，治疗师必须确保患者有足够多的时间来处理这些材料和减少一些焦虑。

对治疗师来说一个好的策略就是安排一个延长的治疗期。

在此过程中的重点就是看患者能否学会接受和容忍那些让他害怕的经历。治疗师强调这令人害怕的结果是不太可能实现的，并且患者在这种情形怎么出现的问题上有一些选择权。例如，对于一个害怕在贫民窟终老的患者，治疗师可以指出，即使他真的要在贫民窟终老（很低的概率），他也可以通过自己的工作使自己摆脱那种状况（很高的概率）。

患者需要了解的关于灾难的可能性的另一个方面就是"援救"因素。患者没有意识到每一个危险后面都有一些因素可以抵消它发生的可能性。例如，害怕患癌症的人，就没有意识到通过接受现有的药品和手术的方法可以治愈或控制许多种癌症。害怕被人袭击的人就没有想到路人可以帮助他们或者警察可以来援救他们。

有时，患者可能会获得援救因素。一名女性害怕惊恐发作而变得很无助；她吃了一片镇静药，使她进入睡眠状态直至这种症状消失。如果她确实遭到袭击的话，她就不会需要诉诸这种治疗方法了。

想象和思维

不良的视觉表象通常会刺激言语认知。例如，一次车祸的想象可能会随之而来一系列自动思维："为什么发生在我身上？也许是因为我没有随时提高警惕。即使这样，也许是机械出了故障，例如爆胎或者是刹车失灵。"这种反思将最终增加一个人的焦虑，造成更令人恐惧的想象出现。

对这个认知过程的识别是朝着熟练掌握迈出积极的一步。患者可以使用本章所讨论的技术来使自己对这些表象不再敏感。患者也可有意识地塑造自己对这个想象所作出的认知反应，例如通过审查这一情形的事实或者用积极的想象来取代，这些他们都可以事先演练。最终，让这一想象如同其他许多在脑海中闪过的无害的思维和想象一样消失。

在诱导表象中促进改变

患者可以使用表象诱导来将一个焦虑的幻想改造成一个中性或者积极的想象。由于这对患者来说很难，所以治疗师先让他们修改这个想象的某一些消极方面（例如某人对此的消极反应），然后逐渐重塑更多的元素。下面任何一种基于比喻的方法都可以用来传达改变幻想的观点：

1. 电视机：患者可以换台，将幻想的某些方面拿进拿出。

2. 电影集：患者接过一个电影集，重新导演，甚至改变道具或者删除台词。

3. 制图或绘画：患者将表象看做绘画，覆盖某些部分，将另外的一些部分作为成图的重点。

治疗师可以建议一个比患者的幻想（或在某些情况下，比他的实际行为）更为合适的幻想。一名患者幻想自己将失去所有的钱，治疗师可以让其去想象一系列具体的行动，使其能够通过他的努力重新定向这一不幸的结果。患者发现，这样的幻想给他带来了轻松。

在另外的案例中，诱导表象被用来促进更自信的行为。一名已有10多岁孩子的35岁女性仍然无法自信地与她父亲讲话。她讲述了一周之前的一件小事，她父亲狠狠地批评了她。他最后批评道，"你为什么不把你的孩子带好些，让他们能更多地尊重你？"直到这次会谈时，她还能感到那次交流带来的伤害。治疗师建议她对这个事件再幻想一下，但她会果断地告诉她的父亲，她拒绝与他讨论这个问题。

她这样做了，后来感觉好些了。然而，她的幻想引起了更大的内疚和焦虑，焦虑的重点变成她如何进一步与她的父亲成熟地相处。随后，当她的父亲批评她时，她能更有效地处理了。

代以积极的表象

治疗师密切配合每一个患者去找到什么样的表象使他最愉快、最舒适或最放松——这样的场景或许是在乡村、在森林、在沙滩或者在某个特殊的房间——并形成一个他可以用来当做对策的积极表象。这些想象可以被用作转移注意力的策略。他可以先使用"停止"技术，然后回想他所养成和练习的积极表象。当患者有睡眠障碍时，也可运用积极表象；重点是要有一个有节奏和让人放松的表象。

在形成积极表象时，治疗师注重运用所有的感官方式：味觉、嗅觉、听觉、触觉、生动详细的视觉。下面是治疗师可以采用的表象例子：

想象自己在一个清晰的春日。你走进一个森林，这个森林是你曾经去过的。天空是蓝色的。几朵云漂浮在高高的树枝上面。你发现一条小径。你感到高兴和非常放松。当你沿着道路往下走时，嫩枝和树枝发出噼噼啪啪的声音。你看见前面有一条小溪。你脱掉鞋和袜子，步入水中。冰凉的水让你的双脚充满了活力，当你踩着石块儿跨过溪流时，你感到双脚麻麻的。在小溪的另一边，是郁郁葱葱的绿色草地。你可以听见鸟儿的歌声，完全是有节奏的短口哨声，你尝试着模仿。空气中是甜甜的草的味道。你几乎可以品尝到春日的新鲜。你看见前面有一颗大橡树，你朝它走去，将你的赤脚靠着它。向上看，你看见无数片树叶发出沙沙的声音，蓝蓝的天空漂着许多白白的云。你慢慢地深呼吸。你觉得十分平静和安全——将这一幕好好享受几分钟。

在家中幻想一下这个场景，患者通常会发现，随着不断练习，自己会变得越来越轻松和有活力。

代以对比的表象

患者可以运用自己所害怕的表象情形来产生一个相反的结果。一名幻想她的孩子将要死去的女子就产生一个替代的想象——看见她的孩子长大了并且从大学毕业了，并学着用这一想象来代替她的孩子将死在摇篮的想象。

由于患者的想象通常都是可能发生在不久将来的某种危险，所以他可以想象这一令人害怕的事情不会发生。一名害怕乘坐飞机的女士，当她还在赶往机场的路上时，就想象她安全到达了目的地。一名害怕心脏病发作的男士想象自己以健康的体魄完成了马拉松比赛。一名害怕与老板无话可说的男士想象在商务会议后自己以平静而又友好的方式对老板讲话。

夸　大

夸大化想象是另一种技巧。有位患者害怕不知怎样在她将要出席的研讨会上表现。在她的夸大想象中，在她的领域的所有重要人士都参加了研讨会。她把听众们想得充满了敌意，对她大叫和扔东西。有位害怕某一笔生意亏钱的患者想象自己搞砸了这桩生意而沦为乞讨。有位患者害怕别人发现他驾照考试没有过，就想象他的故事在报纸的头版出现，成为电视和电台节目的特色。在所有这三个案例中，把害怕的事情推向极限，使患者能正确的看待自己的恐惧，从而降低了恐惧度。

此过程也适用于那些有伤害自己或他人表象的患者。治疗师强调，想法并不会产生立即的行动。治疗师也指出，通过夸大一个人的思想和想象，一个人就能正确地看待他们，并且明白一个人可以在它们的内容和采取哪些行动上作出选择。

一名妇女有刺伤她的孩子的想象。她试图停止这样的想象，结果却是无效的，并且引起了更多的焦虑。在治疗室，治疗师让她想象刺伤她的孩子、她的丈夫、她的朋友、她的邻居，最终是全市的每一个人。这一指导并不是在她孩子那儿打住，而且将她的幻想推向极致，这样有效地停止了她的想象。由于她重新采用停止她的想法的策略，她的这一可怕的想象又出现过几次。除了夸大技术的使用，治疗也关注于她对表达愤怒的恐惧。

通常，患者的想象不是显示这一可怕事件实际发生，而是恰好在此之前会发生什么。在这种案例中，使患者想象完这一可怕的事情是有帮助的。一名患者害怕发生迎头车毁人亡的事情。在幻想中，他不止想象车祸，而且还有他的死亡和死亡到底是怎么样的。他说他感到平静祥和。这一过程帮助他降低他的焦虑，并且他不再有反复的焦虑性幻想。

应对模式

另一个应对表象的版本就是使患者想象一个他们熟悉的人是如何处理这种产生焦虑的情形的。害怕在公开场合弹钢琴的患者可以想象他的老师在表演时是如何处理观众的不良反应的。这一表象的扩大化版本涉及的是患者将自己想象成为擅长于某项活动技能的人。例如，他可以想象自己是伦纳德·伯恩斯坦（Leonard Bernstein）在演奏。有着社交焦虑的患者可以把自己想象成为强尼·卡森（Johnny Carson），迈克·道格拉斯（Mike Douglas）或者．蒂娜·萧尔 (Dinah Shore)。这就是固定角色疗法的版本（Kelly，1963）或者被阿诺德·拉扎鲁斯（Arnold Lazarus，1978）称为"夸大角色疗法"。首先在治疗室练习，然后患者可以在室外练习。

降低威胁想象

当一个人害怕遇见另外一个看起来吓人的人时，治疗师就会使用表象来阻止这一令人害怕的方面。一名女士害怕参加开庭，因为当她想象看见那些律师和其他重要人物穿着权威的制服或套装时，她感到害怕。通过想象他们穿着 T 恤在打网球和马球，谈的是有趣的话题时，她就能够克服她对那些人的敬畏。一名音乐表演者相信听众们都在等着抓他有可能犯下的任何错误；他转变了这一想法，想成听众们坐在小桌旁，喝着啤酒，交谈着，而没有仔细听他的演出，而是享受着这一普遍愉悦氛围的一部分。另外一名患者害怕他不得不参加的口语考试。他把自己想象成为一头仁慈的狮子，而考官们只是羔羊。在他的应对表象中，他看见自己向羔羊们施以仁慈，没有活吃他们。

其他应对表象也可以使用。在一个不同的案例中，患者可以带着治疗师一起想象令他们害怕的场景。例如，有名害怕到人群中的患者想象自己和治疗师一起去了购物中心，并且向治疗师描述了情形和她的感受。她首先在治疗室里面练习这一想象，描述情形时就好像治疗师和她在一起。后来，她想象自己独立完成了。当患者确实处在那个情形中时，她想象将这个场面描述给治疗师，"嗯，我感觉到紧张。现在我出门了"，等等。这对于一些患者是一个很好的演变技术，当他们想象在完成某个任务时。

逃避更糟糕的替代

一个有效的变化就是让患者假想通过参与这一令人害怕的想象从而逃避一个更糟糕的场景（Lazarus,1978）。一名害怕参加求职面试的女士想象自己正在被一个摩托车团伙追赶；她通过躲到她将要参加面试的地方从而逃脱了他们的追赶。在治疗期间，这一想象进行得非常细致，当由于参加了面试而摆脱这一团伙时，患者表现和表达了极大的轻松。在每一个案例中，治疗师都能帮助患者建立一个更糟糕的替代，而通过加入到自己害怕的事情，总能避免那个更糟糕的替代。当患者有恐惧表象时，他就能重新去创建一个更糟糕的替代，并且把自己害怕的表象当做是能逃避这一更糟糕替代的解救方法。

混合策略

在实际的临床实践中，治疗师将这些技术混合使用。一名33岁的女士害怕在某高速公路上驾车。治疗师首先使用了重复想象，引起了她在具体的某个时间在某个具体的高速路上将要死亡的恐惧。接下来讨论了在交通事故中死亡的可能性。然后想象她自己80岁时在高速路上快乐地行驶，并且不断重复这一表象。当她说她真的很害怕被卡车撞时，让她练习想象自己的车被无形的盾牌所保护着；任何想要撞她的人都会被弹回去。在这个表象中，她说，"我看见自己真正的问题是我没有驾驶的信心。"然后她想象自己前往华盛顿参加了为期四周的集训，在那儿她是美国最好的高速公路驾驶员之一。然后想象自己充满自信地参加了印第安纳波利斯 500 的比赛。

接下来她能够想象自己带着相当少的焦虑在高速公路上驾驶。她说当她在高速公路上开车回家后，她也感到很放松。她被要求去想象开车上高速从而逃掉了住家附近的化学品泄漏。她在高速路上开得离家越远越安全。她说她可以做这样的想象，但是并不喜欢它。然后她被要求想象在某个时候当她驾车或移动时，她感到很幸福。她想象在沙滩上骑自行车。接下来她想象自己带着在沙滩上骑自行车的心情在高速路上驾驶。后来，治疗师建议当她确实在高速路上行驶时可以使用这一想象。事实上，这种想象帮助她应付了实际的驾驶。

未来疗法

表象可以用来帮助患者掌控自己的未来。焦虑症患者害怕未来，为此他采取了反应性的方法，总是希望能生存下去。帮助克服这一心理定势的方法就是和患者合作，制订一个计划使患者能创造出他希望的未来类型。梅尔基斯（Melges）（1982）的未来治疗系统形式可适用于认知治疗法和焦虑症患者。下面就是这一策略的一些指南：

直到患者的焦虑可以控制后才制订未来计划。太多焦虑患者很难设想一个积极的未来。

首先，让患者在未来的三个月内挑选一个日子。节假日或诸如 1 月 1 日这样有意义的日子将会有帮助。然后让患者想象在那天他想要做些什么。他应该带着新的态度和行为来想象那一天从起床到结束的事情。他可以注意到哪些方面在给他制造麻烦，而哪些方面是他已经掌握的。

治疗师应该当面询问好像他真的在未来一样。治疗师问他都完成了些什么，他如何看待问题以及他怎样改变他的信念。患者的未来可以分为外部目标和内部目标。例如，一名患者的外部生活是希望能在职场上完成一些具体项目、交一些新朋友、买一些新衣服、规划一次旅行。他的内部目标包括更加接受自己的缺点，更自信和更好的现实检验者。

患者的内部目标可以用 0 到 10 的等级来衡量。患者可以评估自己现在和三个月内位于等级的什么位置。在形成未来表象时，梅尔基斯建议患者构想的场景就代表着等级上的状态。治疗师让患者设想一些想象来展示这一点。一名想要更好地处理批评的患者想象当被她的老板严厉地批评时，她没有反抗，冷静地接受了批评。

患者需要选择在他控制范围内的目标（"我更加接受我的妻子了"与"我的妻子对我更好"）。治疗师应该建议患者选择现实的目标。当患者选择了不切实际的目标或者其目标涉及改变其他人时，治疗师可以讨论患者的期望是如何让他走向失败的。

在患者制订了三个月的目标后，治疗师可以帮助他设计一些方法来实现这些目标。这一计划的一个重要部分包括让患者想象他将如何来度过这三个月中的一天。他每天都要练习这一想象。患者还被要求尽可能地视觉化这一基于自发的想象。

除开使用表象外，还鼓励患者培养与最终的理想目标相关联的情感。梅尔基斯建议患者可以使用能产生与目标一样情感的儿童时期的积极表象。患者应该选用那些没有成年人在场的儿童时期表象。例如，一名想要生活得更愉快的患者将他的愿望与他还是个年轻人时打棒球的感觉联系在一起。另外一名患者，想要更自信，就将这种未来的表象与他还是个卖报童时找到第一份工作的自信感联系在一起。

治疗师强调，创造未来的关键因素之一就是重复。重复使得一个人集中于目标和产生创造目标的兴趣上。梅尔基斯给出了各种情形下，患者可以利用外界刺激以提示自己排练目标想象：其中包括抚摸自己（摸胡须或头发）、与目标相关的颜色（平静的蓝色）、具体的时间（"起床时，我就会想起我的目标"）和具体行为（"当我打开车门时，我就会想起我的目标"）。

标志和标语也可以用来帮助患者集中于目标，对广告商用来说服人们的手段的讨论将有所帮助。

治疗师：你有注意到 Wilshire 和 Western 街角处的广告牌吗？还有 Wilshire 往西几块板的那个广告牌？两个广告牌都采用了同样的原则。首先，就是重复的威力。广告商花费数千美元在这些广告牌上，是因为他们知道每天从这里去上班的人们会看它们。其次，他们采用了标志和标语。在街角的那个配有这样一幅图，一个车用蓄电池上写着"Las Vegas"。其标语是"小电池，大耗用"。街下面的那个配有这样一幅图，一条面包上写着"Palm Springs"。其标语是"浪费越多，面包越少"。你可以运用这些重复、标志和标语的原则来说服自己去实现自己的目标。

患者可以为他想要达到的目标制定一个标志。一名患者想要更好地容忍歧义。他选择电报作为一个标志，以此来暗示自己更加接受歧义。

患者也可以定制一些标语来帮助他牢记自己的目标。一名患者的目标是停止已经使自己欠债和深感不安的冲动消费。他设计了标语"83 代表没有焦虑"和"84 代表不再贫穷"。他将这两个标语分别写在他随身携带的 3×5 英寸（1 英寸 =2.54 厘米）的蓝色和绿色卡片上。他也把标语写在家里的海报上。不同的颜色代表着不同的意义。他用绿色代表他能控制自己的消费，用蓝色代表着焦虑的管理。

练习目标

练习患者的期望目标是认知治疗法中表象的最常见的用途之一。标准做法是让患者想象一个新的令人害怕的行为，例如前往面试或者他之前一直回避的行为，例如给朋友打电话。患者首先在治疗室想象这种行为，然后像家庭作业一样练习（参阅第 14 章）。

给患者的合理方式是让他能够首先在一个安全的地方练习，这样就可以预见和准备处理这些潜在的问题。例如，一名患者想象去治疗室：他想象了这场来访的许多消极反应以及他将如何处理它们。这种练习给了他一个可以遵循的认知地图。

认知治疗法的许多技术和策略将表象作为一种补充程序。例如，练习获得自信的患者就可以在脑海中先想象一次。

目标练习表象的另一个用途是在处理治疗中出现的应对策略问题。这里，患者可以想象各种应对策略。一名患者想出了下面的应对策略："当我开始讲话前，我会事先练习。我将关注于这项任务。如果我开始变得焦虑，我会告诉自己镇静下来。"在他真正使用它之前，他会练习这种想象。

治疗师和患者可以将患者的未来想象作为一种目标，指导患者什么是最需要做的工作。治疗师可以使用未来自传技术（Gelges,1982），让患者做出好像目标日已实现的反应（回顾这过去的三个月，你遇到的最困难的情况是什么？）。治疗师也可以让患者用未来的自己和现在的自己分角色扮演，让他发现潜在的困难和明白自己对将来的方向有着发言权。

患者需要一本笔记本，让他掌握自己的目标进度。告诉他，把他的目标告诉太多人的话可能削弱他的目标。此规则的一个例外是无条件支持他的朋友或者亲戚。有名患者制定了被她称为与朋友结成的"信用联盟"。由于相互支持，他们能加强目标的实现。

治疗师帮助患者建立了一个反馈系统，如果患者没有朝着目标而努力，使他能自我纠正。患者通常有一些策略来妨碍目标的完成。有名患者竭尽所能地让治疗师明白，在她的目标实现之前，她对这些目标已经厌倦了。另外一名患者每日和每周都忙于处理危机之中，她没有时间或者精力来专注于自己的目标。在两个案例中，治疗师帮助患者意识到他们是如何妨碍了自己，所以他们能纠正自己的错误。患者最常见的问题是让别人认为他妨碍了自己的目标。通过想象和其他认知／行为程序，就可以学会克服这种自我施加的障碍。

13　调适情感成分

　　焦虑的体验通常令患者如此苦恼以致经常产生出一种二级恐惧（见第6章）。在治疗中，患者通过纠正歪曲的认知，最终学会减少不愉快的感觉。这种方法在会谈治疗的背景下效果最好；在患者自己使用这种技术之前，他们需要时间、练习和指导。鉴于此，认知治疗师用各种方法训练患者，帮助他们直接应对即时的情感状态。目标就是尽快地使症状缓和。所采用的这些方法可以分为五种策略：接纳感觉、行动策略、自我观察、情感回顾和承认你自己的情感。给患者复印一本"注意"策略是有用的，这可以在个体紧张时提供具体的规则（见附录Ⅱ）。

接纳感觉

　　接纳焦虑的存在是至关重要的。患者通常希望避免焦虑症状或与之作斗争。相反，在认知治疗法中，是鼓励患者接受他的症状。这种策略是基于这样的理由，一旦焦虑达到某个水平，患者将无法控制这些症状。矛盾的是，通过放弃控制的念头，患者可以通过学习来控制他的焦虑。治疗师需要让患者明白这一接纳（而不是放弃）焦虑的理念。

　　治疗师：从字面上来说，除开意识到你的感情和感觉之外，你什么也意识不到。你在生活中经历的一切都是由感情和感觉组成。如果你害怕在演讲时贻笑大方，你真正害怕的是你对焦虑、自我意识和耻辱的感觉。如果你害怕在事故中死去，你真正害怕的是你推测的感觉和超出自我控制的恐慌，以及预想的伤痛。通过接受这些感受，你可以减轻它们。

这种疗法对患者有某些影响。温伯格说，"只要我们明白我们唯一的恐惧是对自我的恐惧，是对某种痛苦的恐惧，而通过接受这些痛苦，它就能变得可以忍受。这样，就有利于培养一股镇静的勇气和明智的平静，从而防止在未来发生许多身心疾病"（1973：187）。

患者通常发现这一理念是有用的，那就是他们所害怕的全是感觉，而接受这些感觉让他们变得可以承受。治疗师会强调人们必须接受现实，有效地处理现实。如果一个人不接受他有一条腿骨折了，需要医治，那么他有可能使自己成为一个跛子。但是患者可能将接受与放弃混淆，认为如果他接受焦虑，它将会升级并且他最害怕的事情将会发生。

因此，治疗师应该明确指出接受是容许目前存在的状况。接受是承认一件事情的存在而不加以评判（对或错、好或坏、安全或危险）。患者对自己焦虑的消极判断和评价只会加深他的痛苦。为此，鼓励患者停止对他的焦虑作出"价值判断"。

减少对焦虑的焦虑

因为自己的焦虑，患者害怕遭到社会的不赞同或排斥。他也害怕自己将会遭到身体的伤害或永久的心理伤害，例如失控或精神错乱。对焦虑的焦虑直接来源于对这些恐惧的激活。对于许多患者而言，对焦虑的焦虑是如此的严重，以致使他们都不能尝试某些认知疗法的技术。为此，患者必须改变他对焦虑的看法。

治疗师：不错。我认为对于你关于焦虑的想法，我们有一个好主意。我们必须以更现实和有用的想法来纠正它们。我建议我们尝试角色扮演。我将扮演你关于焦虑的可怕想法，而你扮演更具理性的反应。让我们尝试一下吧？

患者：好的。

治疗师：我的焦虑极其痛苦。

患者：嗯，你也许会发现它并没有它看起来那么可怕，因为它只是你的一般印象。

治疗师：它让我无法忍受。

患者：嗯——我很难回答这个问题。

治疗师：好的。你可以问你自己它是否真的无法忍受。如果你放一个热烙铁在自己身上，那确实是无法忍受的，大概你会满屋子跑或者做同样夸张的事情来减轻痛苦。事实是你处在"无法忍受"的状态下而没有采取什么夸张的行动，这就表明它并非真的无法忍受，即使它可能相当不舒服。……好吧，回到角色扮演中来。……我将永远不会再将自己置于这种焦虑的处境中。

患者：这是不相关联的，事实上，如果你设法度过目前的不安状况，下一次你将准备得更好。

治疗师：我觉得快要死了。

患者：不太可能你快要死了。焦虑的症状让你感到虚弱，而你将此与将要死亡联系在一起。

治疗师：你也可以说，"你也可以通过积极走动来证实。"——好吧，我有心脏病。

患者：这也极不可能。通过积极走动，你能展示自己身体状况良好。

治疗师：好吧。很好。你是否有难以回答这些问题的想法？

患者：有一个。"焦虑开始了，将永远不会停止。它就会恶化，直到达到了崩溃点。"

治疗师：嗯，焦虑总是如波浪般出现。它有开始、峰谷和结尾，即使波浪可能会再次出现，在波浪间隔之间也总会有相对平静的症状。每个人似乎都有自己的模式，通过把自己暴露于某个场合，有可能计算出焦虑波持续的时间和强度。

这名患者对于焦虑怀有一些常见的态度。还有其他的一些态度和方式来回答它们：

"焦虑让我无法正常工作。因为焦虑，我无法演讲、集中考试或者与别人交谈。" 焦虑多的人仍然能够工作得相当不错。例如，许多公众演讲者报告说他们在演讲期间相当地害怕，尽管公正的观察者认为演讲风格和内容都相当不错。同样地，尽管一个人十分的焦虑，他也能与别人进行连贯的交谈。然而，当一个人相信因为焦虑而无法正常工作时，他就放弃了去尝试正常工作的机会。

"有焦虑意味着我将失去控制。" 一个人不太可能因为焦虑就失去控制。这个人试图去控制焦虑，可能适得其反，会变得死板和紧张；他可能会感到这些控制没有在掌握之中，因而感到"失去控制"。其他更有效遏制焦虑的方法可以反驳这种失去控制的想法。

"我要发疯了。" 这种概念是因为缺乏信息。尽管有严重焦虑症的人有时需要药物，但是没有证据表明高强度的焦虑本身会产生精神病（关于这一点的详细讨论参见 Raimy，1975）。

减少对显现出焦虑的羞耻感

患者可能会因为在别人面前表现出焦虑而感到羞耻——羞耻是源于他的信念，即因为自己表现出焦虑，所以会被认为幼稚、软弱和劣势。患者通常会认为，"我看起来像个傻瓜。这样的表现太可怕了"。因为焦虑症患者不愿意承认这种羞耻，所以治疗师必须询问患者这种感觉，并向患者展示是他自己创造了这些感觉。

治疗师：你在过去是否有感到羞耻的事情而现在已经不再这样感觉了呢？是否有些事情你感到羞耻而别人不呢？是否有些事情别人感到羞耻而你不呢？

许多患者低估了他人的容忍度和接受力，不考虑他人的意识。为了遏制这一趋势，患者可以找出别人对那些表现出焦虑的人的态度；通常会发现别人不会对这种人持负面看法。治疗师也可询问患者自己是否瞧不起焦虑的人，因为这可以很好地解释为什么他预料别人会有贬损他的言论。如果是这样的话，患者可以修正他的看法。

如果患者采取"抗羞耻哲学"来应对他的焦虑，那么他就可以避免许多痛苦和不适。例如，当一名患者开始焦虑时，他可以通过告诉别人他很焦虑或者稍后将他体验到的焦虑告诉别人的方法，将这一体验当做是抗羞耻训练。如果一个人推行这种"门户开放"策略足够长时，羞耻将会消失。

下面是常见的产生羞耻的思维和可供患者用来处理这些问题的方法：

"我很虚弱。" 焦虑仅是某个问题的征兆。无论是从患者的身体状况，还是精神状况来说，"我很虚弱"这一带有评估性的声明都是不准确的。通常，"我很虚弱"表明的是一种消极判断，这是基于没有焦虑的社会大男子主义"快乐勇士"形象而得出的。

"我有点神经质。" 尽管这个概念是由心理健康方面的专业人士所提出，但作为一个标签，这一术语实际上几乎没有效力。患者只不过在某些特定情况下出现了一些具体的症状。

"别人会讲我很焦虑，因此排斥我。" 焦虑症患者往往认为其他人容易说他很焦虑，因此很少想到他。这种态度可以用一句老话很好地表达，"一名小偷总是认为自己的帽子失火了"。患者常常表现出了最少的焦虑，但对于他们表现出来的焦虑却有着夸大的看法。通过询问观察者的反馈或者录像，患者可以核实这是不是真的。

如果某人表现出明显的焦虑症状，治疗师可以讨论这一概念不是所有的人会自动对焦虑症患者作出否定的判断；而且，即使有些人作了这样的判断，他们也不一定是正确的；他们的意见也不会自动转化为消极后果。

"没有人像我一样焦虑。" 当患者将别人对焦虑的同情和理解折扣化时，治疗师可以指出，几乎所有人在某些时候都会遭受一定的焦虑，不管是在聚会之初，还是重要会议之初。换句话说，治疗师将焦虑体验正常化。

"他们会排斥我。" 很少有人因为焦虑而遭到排斥。然而，人们频繁地出于很多原因而排除其他人，只有相对少量被排斥的人是焦虑症患者。

"我看起来很荒谬。" 其他人也许认为你显得很荒谬；但是，认为自己很荒谬可能是不正确和无意义的。你可以让其他人对你作出他们的想象，然后你用一种成熟的方式来处理它们。

"因为我显得很焦虑（或我的演讲因为焦虑而泡汤），没有人愿意成为我的朋友或与我交往。" 这是一个经验问题。当你表现得焦虑或做得不好时，你可以选择过去的几个特定情况，并回顾你实际上失去了哪些朋友。

一般来说，治疗师要告诉患者，焦虑并不可耻，它仅仅是一种现象。"如果有人想要因此而贬低你，没有什么能阻止他们。但是，你也没有必要买他们不成熟态度的账。"治疗师也可以让患者听阿尔伯特·艾利斯（Albert Ellis）的录音带，"How to Stubbornly Refuse to be Ashamed of Anything（如何顽强地拒绝为一切而感到羞耻）（这个录音带来自 Institute for Rational Living, 45 East 65th Street, New York, NY 10021。）"（在第14章，我们将更详细地讨论羞耻）。

治疗师可以阐释这些一般性想法或者他可以通过一系列的问和答使患者得出这个结论。最好的策略就是找出患者认为什么使他难以接受焦虑，然后治疗师可以帮助患者纠正这种歪曲。

焦虑常态化

一种缓解症状的方法就是帮助患者少陷于焦虑症状之中，并且即使有这些症状也要采取行动。向患者展示我们前面讨论过的焦虑类型演变的某些方面，将有助于解释和阐明这些症状，使他们少害怕。人们应该记住，认知治疗法的大部分内容都是教育性的。

    治疗师：焦虑是由那些我们已经谈论过的症状所组成，包括头晕、目眩、嗓子发干、各种心悸、出汗等。通常，你担心这些症状。你将它们称为危险，是某种可怕的事情将要发生的预警。这带来了更多的焦虑。

你变得越焦虑，这些症状就越增加。它就形成一个恶性循环，因为你太关注于这些症状了。当你特别关注某一身体症状时，它就变得更强。

焦虑的症状就像头疼一样，如果你继续工作，让它们退到后台，它们通常就会消失。焦虑的症状是数千年演变的结果。在史前时期，这种症状是对某种真的危险的生理反应。它们可能有生存的功能，让身体准备行动——诸如搏斗或逃跑的原始反应——但这些现在已经不再需要了。

第二种焦虑常态化方法是：

治疗师：类似焦虑的强烈情绪并不神秘。他们只是来自你大脑的信息，你需要纠正你看世界或对世界作出的反应方式。焦虑的痛苦不是惩罚你，而是唤醒你和引起你的注意。你的理智告诉你该正视这种情况。如果痛苦不尖锐，你可能最终忽略这些信号，因此不用去作必要的选择。

你的焦虑试图向你传达什么信息呢？有两种可能：你需要不同的行为或者需要不同的思维。例如，当你焦虑时，信息要么是你陷于危险之中和需要保护你自己，要么是你正在夸大危险和应该考虑实际。

感情上的痛苦和肉体上的痛苦一样；两种都告诉你有什么事情不对，必须加以纠正。如果你忽略其中一个，那么痛苦就会继续存在，而问题通常会恶化。通过承认痛苦的情绪，你向你的大脑发回信息，你意识到什么错了并且你会处理。一旦你这样做了，疼痛的严重程度立即开始降低。

你可能忽略这些情绪，因为你不想承认你有什么地方不对（"我不应该害怕大声说出来——我是专业人员""我不应该感到内疚——我没有做错任何事"）。你在否认你的情绪。但当你对你的感觉负起责任（我在使我自己焦虑），你可以作出对你有利的选择。

在讨论焦虑的性质时，治疗师可以指出的是，一定量的焦虑，特别是在一种未知的情况下，不仅是适当的而且是有用的，因为它可以提高一个人的意识。例如，在去求职面试时，一定量的焦虑是正常和预料的，并且许多舞台表演者认为，在他们表演之前的一些焦虑是他们良好表演的必需。他们不是屈服于焦虑，而是让其为自己服务——给他们艺术优势。相反，焦虑症患者甚至常常将适度的焦虑视为是可怕的，也许是焦虑症发作的前兆。治疗师明确表明目标不是没有焦虑，而是学着管理焦虑和避免被它压倒。

积极接受

患者需要知道的是，接受是一个积极的而不是被动的过程。人们可以选择接受自己的焦虑。选择接受它通常给人一种掌控经历的感觉。有时，患者发现一个有用的程序，即他们欢迎焦虑和要求更多的焦虑。一名患有社会焦虑的患者发现对自己说"你好，焦虑"很有用。她也会对自己最害怕的东西和相应的可能性问好。"你好，我可能出丑了"和"你好，我可能没有出丑"。她发现，当焦虑出现时接受她的焦虑，这一策略非常有效。

向自己或者他人承认焦虑是另外一种接受焦虑的方法。一名焦虑的发言者往往被告知他应该告诉听众他很焦虑，并且这个建议很有效。很多焦虑症患者发现公开承认他们的焦虑问题是有帮助的。

患者使用接受策略的能力各有不同。那些能够利用它的人往往在减轻他们焦虑症状上取得很快的进展。对于许多人来说，接受他们的焦虑使他们能够处理整个问题。例如，一名治疗师因为他无法管理好自己的焦虑而不得不换了几份工作。他不得不两次，甚至三次地重复检查自己的工作。他将接受焦虑视为"吃掉"焦虑。他发现通过保持焦虑和不试图减少焦虑，能够大大降低焦虑。

可以鼓励患者以更为扩展的方式，如果可能，以一种全新的积极方式来看待他们的焦虑。例如，治疗师可以指出，通过选择去接受和体验焦虑，患者能取得更高的成熟度。没有焦虑，没有成长。

识别情绪

有些患者正确识别焦虑情绪有困难，例如，可能称之为"压力"或者"紧张"。这个问题很容易纠正。更常见的问题是患者所表现出来的复杂情感。治疗师可以和患者讨论这四种基本情绪——疯狂、悲伤、高兴和害怕，以及讨论其他情绪通常是这些情绪的混合情绪：例如，伤痛是悲伤和疯狂的结合体。许多焦虑症患者有高兴／害怕的混合情绪（令人刺激的潮汐、恐怖电影）。患者通常有的一种混合情绪是害怕／疯狂。知道自己典型的混合情绪类型对患者来说是有用的，因此，他可以理解和处理这两种情绪。

有名患者因为周末将结束而没有完成下周一该完成的任务而变得焦虑不安。首先，他因妻子让他不能专心工作而生气。然后他为自己表现得不成熟而感到羞耻。最后，他对妻子很亲切并向她道歉。

许多患者因为焦虑而严厉地责备自己。这种心态产生出悲伤，这会转移焦虑的注意，并抑制焦虑。许多患者来回摆动在焦虑和抑郁之间。通常，治疗师不得不教会患者怎样来接受和建设性地处理这两种情绪。

行动策略

尽可能地使患者正常行动能减少焦虑的症状。

治疗师：就像你没有焦虑一样地行动。带着焦虑工作。如果有必要，减慢速度，但是一定要继续。如果你在讲话，说完你的句子。如果你在做什么，继续前进，即使你认为你不能。如果你在听，积极地聆听。如果你在阅读，继续阅读。如果你在行走，继续行走。如果你在驾驶，继续驾驶。虽然你可能做得不够完美，不够自然和笨拙，但坚持行动。

如果你逃避这种状况，你的焦虑会减少，但你的恐惧会增加。如果你坚持，你的焦虑和恐惧最终都将减少。

行动计划

　　有些患者被焦虑所压倒，以致严重干扰了他们的正常生活。例如，一名 69 岁的男子因不断受到焦虑的折磨而不能完成每天的普通工作。他一连数周每天都去求助治疗师，直到他的焦虑得到控制。大多数的会谈都是围绕患者的建设性行动计划。

　　长期患有焦虑症的患者和有极大焦虑的患者可以在治疗师的帮助下，受益于他们将日常活动作出具体安排。计划为患者提供了一种方向感和控制感。如前所述，该安排是对患者的混乱和感觉被压垮的一剂解毒剂。计划中的活动还可以转移产生焦虑的思维。

　　以下是行动计划的形成指南：

　　1. 治疗师需要为这一过程提供一个可以接受的理由。

　　2. 患者应一次集中一项任务，不必担心今后的任务。如果他完成了一项任务，他应该在任务之间从事一件让人愉快的事情。

　　3. 该过程的目标是让患者从事到活动中，而不是完美完成。

　　4. 该计划带有一定的灵活性：如果发生了意料之外的事情，患者可以改变他的计划。

　　5. 能够吸引患者的兴趣和注意力的活动是最好的。

　　6. 该行动计划要与患者的正常活动相关联。

　　7. 该行动不应过于具体或过于笼统。

　　形成行动计划是一项艰巨的任务。治疗师与焦虑症患者可能用整个治疗期仅计划一天的行动。后面，将由患者自己来计划，建议是一次计划一天——每天计划的最后一项活动就是计划第二天的时间安排。

增强焦虑的耐受性

　　治疗的目标之一是发展患者的焦虑容忍度；容忍度增加能减低对焦

虑的焦虑。当患者想到"我不能忍受"时，可以鼓励患者指导自己，"我足够强大，能够承受"。一句具有自我挑战的话"谁说我不能承受？"会非常有效，或者"我会计算我能忍受多久并逐渐增加时间"。治疗师可以说明，"随着练习，人们可以学会增加他们对几乎任何形式不适的容忍"。

治疗师告诉患者，通过增加他们对焦虑的耐受性，他们也在加强自己对未来焦虑的抵抗力。通过观察他们确实能够忍受极大的焦虑而没有变得激动，患者形成一种增强的掌控感，这本身就能阻止不断上升的焦虑影响。

在应对焦虑时，患者常常诉诸不良的行为模式，如吸烟、暴饮暴食、酗酒或者过度自慰。患者可以通过增加从感到焦虑到屈服于习惯性逃避机制之间的时间来增强他们的耐受性。同样，甚至是当他们感到恐惧时，推迟使用适应性应对措施（例如转移注意力），也能帮助患者增加他们的耐受性。

增强焦虑耐受性的基本原理应介绍给那些一直都在回避产生焦虑的情形而因此错失了检验不切实际的想法的患者。治疗师解释说，投入到这种体验将使他变得不太敏感——这是难或简单的选择。尽管避免短期的痛苦是很诱人的（容易或困难的选择），最好还是考虑一下避免引起的长期后果。

在处理问题时，治疗师应该牢记伊壁鸠鲁（Epicurus）的话，"痛苦绝不是无法忍受或无休止的，只要你记住它的极限并且不要沉迷于幻想的夸大之中"。治疗师可以指出，如果疼痛确实到了无法忍受的地步，那么身体就会死去。治疗师可以对照一个疼痛等级，把拔除指甲的疼痛定为99，看看这个人把他的焦虑程度放在哪一级。

患者往往通过冷水浴或轻快跑步来打破严重的焦虑状态，这是无意义的。在治疗室，正如阿尔伯特·艾利斯（1962）所建议的，我们往往能够用令人震惊的、夸大的和不合乎传统的言语来打破这种状态。治疗师必须确认这不会损害治疗关系。

酒精、刺激、饮食、压力

告诫焦虑症患者不要摄取过量的兴奋剂，如咖啡、茶或可乐。对某些患者而言，即使是一杯咖啡也能产生被误当做焦虑的生理觉醒，并且连锁反应开始出现。

焦虑症患者也应限制过度饮酒。这个观点是，没有这一辅助也能正常行动。许多患者通过喝酒来控制他们的焦虑。然而，喝酒使得患者更容易产生焦虑和类似焦虑的症状：再次连锁反应可能会生效。

应告诫患者不要持续太长时间不进食。低血糖（低血糖症）的许多症状和焦虑的症状相似，因此被误当做是焦虑。低血糖也可以让一个人更容易焦虑。如果焦虑症患者怀疑低血糖，他应摄入一些蛋白质——例如，一杯牛奶或一个煮老了的鸡蛋。最终，压力、疲劳或者睡眠不足可以提高觉醒，并易使患者进入到焦虑状态。

适应不良的应对行为

通常，次级问题——如酗酒或暴饮暴食——起初被用做应对焦虑的手段，后来变成一种自主行为。在这种案例中，治疗同时关注于适应不良的行为和焦虑。（对于更多具体处理依赖性和适应不良行为的方法，见 Beck and Emery，1977。）总体策略是让患者通过推迟适应不良的行为来增加他们对焦虑的耐受性。目标是改进而不是满足于即时的舒适感。

干预措施包括分级任务的分配、结构化的成功体验、自信训练和指定的乐趣与熟练体验。有这些次级问题的患者被告知行为链是如何发展的；并通过特别强调拖延战术和替代行为的价值来大力鼓励他们制订策略来打破这种连锁。例如，有名患者，当他焦虑时，往往直奔酒吧。他会一直喝酒直到焦虑减少。这种行为模式强化了他适应不良的思维，"我可以应付"并确实使他认为很愉快。因为他太依附于这种习惯，他被建议在允许自己去酒吧前，进行一项积极的替代行为。他通过直接经验了解到，在此时中断行为链阻止了反应链的自动进行，并且也给他提供了时间来改变自己的认知。

自我观察

一种有效减轻患者焦虑的方法是采取和加强其自我观察。这种自我观察是客观的，不能陷入焦虑的主观夸大事件中。自我意识使患者获得有关情况的想法，并在更大的背景下处理它。

这种意识让患者回到现实中来。焦虑是将自己投射到未来的一种危险情形中的结果。只要人在现在，就没有危险。自我意识给人一种更强的焦虑控制感。不是认为"我很想焦虑"，而是要人们明白"我有焦虑"。

如前所述，在认知治疗期间的合作是治疗师和患者的自我观察之间的合作。认知治疗中许多技术和指导语都是为了帮助形成这种合作。对患者的自我观察进行探索，有助于抵消他的焦虑。"为什么"类型的问题（"为什么你会焦虑？"）引起更多的思考，而"怎么样"和"什么"类型的问题（"你怎样使自己感到焦虑了？"和"你在想什么？"）引起更多的意识。

问题或指导语的类型决定着患者的回答或反应。"你怎么变得不信任了？"有可能引出原因和理由；而"你似乎不信任"有可能增加自我意识。同样，在家庭作业中，当患者被要求扮演"调查员"或"探险家"的角色比仅仅让他们参加某项活动更有效。

治疗师要认识到意识。当治疗师探讨早期的发展事件或过去的创伤时，患者的自我观察需要通过评判这个材料来有效地重建功能失调的信念。一个人总是用同一个观点来看待文化歪曲（"一个人需要身份地位或者绝对的成功才快乐"）：该名患者需要脱离自己的信念，才能把它看清楚。

患者脱离或者远离他的思想、情感和行为的途径之一就是"看看我自己，看看我自己"。在极端焦虑中，当他失去个性时，他就会自动地这样做，刻意这样做也能有效地降低焦虑。

一名35岁的女子，她对权威人士感到恐惧，当她的老板对她无礼时，

她感到焦虑不安。有一次，她开始变得紧张，但还能够控制自己的思想
（"他恨我，想要开除我"）。她的意识使她看到了歪曲，并为以更准
确的想法（"他今天对每一个人都无礼。那是他的问题。我没有必要把
它当做是针对我的"）来取代打好了基础。下面是一些治疗师可以用来
帮助患者学着成为更好的自我观察者的方法。

积极的自我指导

虽然焦虑症患者常常无法控制自己的情绪，但他可以指引自己对自
己讲些什么。例如，患者应该告诉自己，"保持警惕"而不是"不要焦
虑"。通过关注于他能做的事情（留意自己的焦虑），患者能停止他的
无助感。使自我指导积极化很重要：

治疗师：当你对自己建议，"不要紧张"或"我在紧张什么"时，
在某种意义上，你正在使自己感到焦虑。消极的陈述通常包含着你不想
要的部分。如果你告诉某人"不要把牛奶溢出来"，比起你以一种积极
的形式建议到"小心搬运牛奶"，他更可能把牛奶溢出来。

当不感到焦虑时，患者可以练习这种自我意识的技巧，为焦虑状态
出现时作好准备。许多患者作出积极的反应，训练自己"当你在做一件
事情时，坚持你在做的事情"。

患者也可以做一系列训练，即他坐着并练习告诉自己，"我不是我
的身体——我有一个身体""我不是我的思想——我有思想"和"我不
是我的情感——我有情感"。因为，患者能更加走进他的意识，而不是
走进他在任何一刻所想、所采取的或所做的。

图表和日记

治疗师通常都有一张患者图表，显示着患者在某一特定时期所体验

的焦虑数值。患者将主观的不适感单位（从 0 到 100）放在一个轴上，而时间在另一个轴上，通常每半小时一次。患者还被要求记录诸如时间和突发事件这样的情形变量。该图表为治疗师提供了重要信息，并向患者展示焦虑是有时间限制的，而且通常与外部情况相关联。这反驳了患者当处于焦虑反应中，认为焦虑将永远不会停止的倾向。

治疗师也会要求患者以坚持写日记来记录他面对以前回避的情形时所作的努力。这样，他记录下情形，开始时的焦虑程度，该情形所花费的时间和在结束时的焦虑程度。日记和图表两者的目的是产生一个对患者的焦虑症状更为客观的观点。自我监控，一个更有效的治疗手段，为患者建立焦虑控制感提供了一个简单的方法。此外，自我监控练习所收集起来的数据也可以在其他多种技术中使用。

注意力专注（或注意力分散）练习

注意力专注练习是一种用来应对焦虑的常见技术。治疗师首先在治疗室演示这种技术。他让患者评估一下目前的焦虑程度。如果患者此时不焦虑，他可以想象一个产生焦虑的情形或过度换气（即呼吸一连数分钟且每分钟都呼吸 40 次）。然后建议患者专注于治疗室的某样物体，例如百叶窗，并详细描述它。它的大小是什么？是什么材质的？上面有灰尘吗？它是什么颜色的？太阳照着的地方是不是颜色不一样？它的质地摸起来会是怎样的？尝起来什么感觉？看起来脆弱吗？等等。

这种人应该以某种形式对产生焦虑的想法做一标记，例如，"预料"或者"那又怎样"。当每一个焦虑想法都进入到脑海，他尝试着以一种独立的形式来看待它，并说"预料"。然后，他将注意力重新回到他正在看的物体上。当他这样做后，患者重新评估一下焦虑的程度，它通常会减少到一定程度了。如果它没有，治疗师会以一种不同的转移方式再次尝试。

如果治疗室里练习成功，那么要求患者在治疗期之间练习专注技巧，以他的焦虑作为开始专注活动的暗示。专注可以采用这些形式，如阅读、咀嚼口香糖、散步、打电话、吸硬糖或者观察他周围的各种物体。患者应侧重于外部现实，以打破他关注于自己创造的内部现实，并应该简单地标注他的想法。

放松法

放松可以是一种自我意识的有效形式，并且可以用来向患者展示掌控症状的程度。可以使用标准式放松技术。戈德弗里德（Godfried）和戴维森（Davison，1976）概述了各种积极的放松练习。他们建议将放松作为一门技术来学习，警告患者他们也许会感觉很奇怪或害怕失去控制，或者告诉患者他们最终会控制这种练习并可以随意在椅子里寻找自己舒适的坐姿。他们也建议到，治疗师应该给患者转达"让我们开始"的心理定势——如我们所说，为了增益控制。

有时，我们也采用由唐纳德·梅琴鲍姆（Donald Meichenbaum）所发展的一种简单的放松法。治疗师下面的指导就是从梅琴鲍姆的指南改写的：

治疗师：我将进行一系列的动作，而你首先让肌肉组织绷紧，然后放松。我想让你绷紧和控制你胸部和背部的肌肉。你可以通过慢慢地短深呼吸并屏住每一次呼吸来做到这一点。

此时，治疗师介绍这一呼吸练习，患者同时吸气。

治疗师：胸部吸气并屏住。现在，将嘴唇轻轻张开，慢慢地呼出。慢慢地，很好。注意，慢慢地呼出你能展示的放松和温暖的感觉。很好。

治疗师暂停下来，让患者回到自己正常、平静的呼吸模式。

治疗师：再来一次，通过缓慢深呼吸法来使胸部吸气，从而让你的胸部和背部的肌肉绷紧。屏住呼吸，感觉紧张感穿越了胸部上方并穿出了你身体的最上部分。通过缓慢吐气来产生放松感，张开嘴唇，把空气慢慢放出来，慢慢地，很好。注意你刚才展示出来的紧张和放松之间的区别。

现在患者静静地坐着。

治疗师：你可以通过你的呼吸来放松。通过缓慢的深呼吸和缓慢的吐气，你能控制一切紧张和焦虑情绪。呼吸的技巧能有效是因为它对心率和身体其他部位的影响。缓慢的呼吸减慢了身体的进程并降低了兴奋。再次尝试一下呼吸练习。这一次尝试自己做，缓慢地吸气，屏住每一次吸气，然后张开嘴唇，慢慢地让空气出来。试一试吧。

将此周期再次重复一次。治疗师也可以建议患者：

治疗师：你可以通过对自己默念"放松"和"平静"来加深放松和带走紧张的情绪。当你缓慢地吐气时，自己想象或勾画这些词语。在治疗期之间，当你练习放松和缓慢地深呼吸时，或者在你变得焦虑的那些时候，这将是有帮助的。

由治疗师设计的吸气模式通常需要胸部吸气四五秒，最后慢慢地呼气十秒，可以随着患者和治疗师的特点而修改。患者不是一直屏住吸气到无法呼吸，而应该给缓慢的深吐气留出足够的时间。治疗师应告知患者，在放松法练习期间和之后，突然急剧的吸入和呼出的差异会造成心率增加，而缓慢的吸入—呼出循环会引起身体包括心率的平息。

治疗师可以制作一盘放松法磁带，当患者感到焦虑或失眠时，他就可以拿出来放。患者的初次练习应该在一种最佳的情况下。这包括带有靠背的舒适座位、暗淡的灯光、合适的房间温度和舒适而又宽松的衣服。他应该避免周围有巨大的杂音、音乐或者不舒服的气味，并且不应疲惫不堪，这可能使他入睡。

德康（Deikan）（1976）描述了一种叫做"放弃"的有效放松方法。以下是给出的基本原理：

治疗师：你一天有多少小时参与了一些有明确目标的行动？这可能是工作、吃饭、体育运动、看电视或谈话。可能几乎没有哪一刻你没有在做什么事情。这个方法仅仅是放弃做一切事情。下面是你练习"放弃"该采取的步骤。

1. 停止你正在做的一切，只是坐下（看着时钟或手表）。

2. 坚持10分钟，放弃对你的任何内部或外部刺激作出反应（如果外面有一辆消防车经过，让它去；如果你想要移动，告诉自己，"地狱与它同在，让它去"）。

3. 忽略你的想法。如果你启动了一个念头，不要去把它想完。让它去。

4. 保持清醒，让外界能走进你。我建议你现在就试试这个。无论何时，当你过度专注于你的恐惧时，只要停止10分钟。这样做，你将有更大的自由选择你想要的感觉。

梅尔基斯（1982）制订了另外一种自我意识放松法——"扩大现在"。患者被告知要放松和想象内部时钟渐渐放慢并延伸开去。这样做，治疗师需要从每秒数一次到每30秒数一次。患者被告知要想象他有更多的内部时间，而过去在很远的那边，未来也如此。过去和未来几乎不存在。

患者要想象他的心是平和而又空空的。这种方法特别有助于那些感到不知所措的焦虑症患者。尽管梅尔基斯建议此方法应与催眠一起使用，但这对于患者要获得一种戒备的放松是没有必要的。当患者感到太多的东西来得太快时，他可以学着将此作为一种一般应对策略。

在认知治疗法中，放松是一种重要的资源，并可视为一种辅助程序——用以达到目的的方法。类似放松的集中注意力训练和冥想是用来减轻症状和便于调查机能失调性想法的。

情感回顾

这种回顾程序相当简单。患者被要求想象一种令人害怕的情形，然后讲他感觉如何。这种回顾应该首先在治疗室进行，治疗师可以有最少量的输入。至于理由，治疗师可以告诉患者，这种情形就像一个"痛苦肿块"：通过在脑海中回想，这个肿块就会被消除。

讨论产生焦虑的情形往往能提供一种情绪上的缓解，瑞米写道，"在重复回顾技术中，治疗师有机会使这个人将注意力专注于某一具体问题上，然后重复这个认知回顾，直到一个不同的、更令人满意的解决办法达成为止"（1975：79）。

瑞米（1975）报告称对许多患者成功地采用了这个方法。在此过程中，治疗师仅仅是让患者闭上眼睛并讲出"发生了什么（或将要发生什么）以及你感觉如何？"，治疗师让患者专注于这令人害怕的事件中，然后向患者反映患者自身的体验是什么。治疗师重复这一过程直到患者的焦虑减轻。

许多人采用这个方法来平息自己情绪的巨大反响。当一个人有某种创伤或情绪上的动荡时，他通常会想说出来或想清楚。在想或者谈论时，他从不同的角度回顾这一情形。这一回顾的需要可以在那些有遭受创伤的人们身上体现出来。一名三岁的小男孩虽然在高速路上没有受到身体伤害，却经历了创伤性事件。事故后一连数周，他会说"讲一讲这个事故吧"。他让他的父母几次详细地给他描述这次事故，然后他又描述给其他人。他似乎需要回顾这个事故来整理并把它置入自己长时的记忆中。

瑞米（1975）指出大部分疗法都使用了回顾策略的一种形式，尽管每一种疗法给它取了不同的名字。心理分析学称之为"处理"或"解决"。格式塔疗法使用各种方法来观察患者的症状，例如"空椅子"法，即让患者和一位重要人物而不是自己对话，这有助于让他意识到自己身体的反应。行为治疗法使用系统脱敏和内爆疗法——也就是说，患者让自己如洪水般地想象可能出现的最糟糕后果。意义疗法使用矛盾意向来练习情绪反应。帮助患者通过泛滥法来解决悲伤的治疗师几乎专门采用了这一策略。通过回顾他所害怕的事情，患者能开始接受这一可怕事件的可能性。在回顾过程中，他同他的回避倾向作对抗。在一次回顾之初，一名害怕变老的患者想到"这太可怕了，我无法面对。我不相信这将会发生"。后来，她可以以最小的焦虑直接想象变老将会是什么样子的。回顾过程让患者面对现实情形，并且更容易接受它。

患者每次回顾一个情形时，他通常都能在一个更大的背景下处理它。一名觉得自己在会议上贻笑大方的患者，在第二次回顾时，开始发现大部分的人那时甚至都没有关注他。随后的回顾更具体和更详细。此外，通过对这一事件多次回忆，此人开始想象他以更好的方式处理了这一状况，并且他的自信心增强了。

这一过程最有用的方面是它使得患者远离了他的问题。他开始从一个观察者的角度而不是参与者的角度来看待这个问题。通过更加认同他观察的自我，而不是焦虑的自我，他减少了焦虑。

重复回顾是一个检验现实的很好的方法。患者回顾他到底发生了什么，并在现在来体验。而不是让治疗师来质问患者的概念，患者自己就可以做到这一点通过反复回看曾经到底发生了什么而不是他认为发生了什么，回看可能发生的事情而不是也许发生的灾难。患者反复回顾现实能让他最终消除歪曲。一名害怕"在演出时出丑"的患者将这种害怕同实际可能发生的情形（他会干得还不错）比较。患者的焦虑是由于可能发生的事情和他担心害怕的最糟情况的差距。通过使自己不断置身于这个差距中，他就能够将其关闭。

认知治疗法的前提之一就是人们能够面对现实，他们所不能处理的是自己想象有可能发生的事情。前提是"现实通常是友好的"。对现实的歪曲认识产生了问题。回顾法让人们以一种更友好的方式看待现实。

患者可能曾经一直通过沉思、担忧甚至是幻想可怕的事件来尝试这种方法。这个过程是强迫和不自愿的。相反，这种回忆法帮助患者变得更具有自我指示性。通过回看自己的想法和纠正歪曲，最终在没有治疗师的帮助下，他能增强独立性。

人们的关心和担忧会随着时间的推移而减弱。这一过程不是时间的作用，而是新的关注事物取代了原有的；或者通过自发的回顾，人们能够关闭这一事件并把它放进自己的长时记忆中。反复的回顾使患者加速了这一进程。有名患者因为最近搬家而感到伤感，并担心她自己不能适应新的城市。她认为需要一两个月才能恢复过来。但是，经过两次反复回顾治疗，她能够接受她的搬家，并且最终她的伤感消失了。

有时，患者所说的恐惧可能掩盖了其他情绪或者更基本的恐惧。在反复回顾时，患者通常发现他真正担心的不同于他所想的，并且他能学着处理这些更基本的恐惧。有名患者说他害怕他的老婆。反复回顾法使得他明白他其实是生他老婆的气，而害怕表达他的愤怒。一旦潜在的恐惧变得明显，他能够作出计划，并自信地应对他的老婆。

由于过早关闭，患者无法看到可怕情形中的援救或补偿因素。在回顾中，他经常提出抵消的援救因素。一名女士害怕她将被解雇，因为她的老板让她停止咀嚼口香糖。在她的回顾中，她看到自己在工作中受到直属上司的认可，并会在老板真要开除时维护自己。通常，人们起初无法看到自己能处理这种情形。但是，经过三四次回顾后，他发现自己处理得非常满意。而这通常打破了这样的循环。

想象法

当患者闭上双眼并想象可怕的情形时，这个方法效果最好。这有助于那些不能简单地谈论可怕情形的人们。经常混合使用：患者一两次的回顾想象，然后和治疗师讨论他的一些恐惧和可能的重新概念，在讨论后再次回顾想象。通常在每次回顾后，患者发现他对这一情形的构建有新的歪曲（另见第 4 章）。

隐喻法

如果患者在想象上有困难或者如果讨论没有产生任何结果，一个有用的策略就是使用隐喻来审视这个问题。其重点就是跟着这一可怕的情形，并从不同的角度来审视。这使得患者和治疗师能跳出这个问题，创造性地考虑各个方面。

一名男士害怕一场即将到来的商务会议。鉴于他是军队的一名军官，一种军事隐喻就比较合适，会议的许多方面都由他来讨论。卖掉公司："光荣的和平"。在六个月内完成："在圣诞节前让士兵回家"。管理的问题："战争疲劳"和"战壕中的生活"。需要更多的人员和设备："需要更多的支援部队"和"取代已过时的火炮"。经过从这些不同的角度审视这次会议后，患者的焦虑明显减少。这一军事隐喻的间接后果是，当面对商业伙伴时他感到很强大。患者是让他自己能处理这一情形的形象隐喻的来源，这一形象隐喻增强了他能处理这种情形的自信心。

反复回顾治疗室以外的情感

如果患者在治疗室外回顾有困难，治疗师可以使用下面的指南帮助他在家中进行：

1. 给自己足够的时间来回顾——从 15 分钟到 30 分钟。如果你在 30 分钟后无法缓解，停下来，稍后再试。

2. 如果你得到更多的焦虑，将此视为一个好兆头。只要继续回忆这一情形直到焦虑消失。

3. 你可以和另外一个人一起回顾。这有助于你一直集中注意力和条理性，并且另外的人可以提供客观性。

4. 使用辅助工具，例如对着录音机或把材料写下来。以任何方式回顾情形都是有用的。你也许会想听一听你在治疗室中录制的回顾磁带。

5. 如果你有几个害怕或担忧的事情，让你的大脑清醒一会儿，抛开你的所有问题。然后一次进行一个问题。一旦你对这个问题感到更舒服了，再回顾另外一个。

6. 慢慢地回忆问题是有益的。就好像你在看慢动作电影一样让它通过。

7. 在你的一些焦虑减少后，问问你自己，你需要对这个问题采取什么行动，如果有的话。

8. 开始时，我们可以通过电话一起做。但目标是你学会自己做。

若患者无法使用这一方法可以被用做治疗的材料来源。通常，原因是患者没有准确地找出他真正的恐惧：他可能离他的恐惧太远，然后绕了一个圈子而没有检验和审查他的恐惧。

承认你自己的情感

治疗的一个重要步骤就是帮助患者明白他该如何为自己的情绪负责。治疗师必须牢记，几乎所有的患者在某种程度上都认为他们所害怕的是刺激物——不是他们的思想——在制造焦虑。通过学习如何纠正这一错误的推理，患者可从两个方面获益：第一，他能更好地处理他的焦虑；第二，他能够更好地学会如何学习。

顺序推理

患者可能会认为，在他的焦虑之前出现了一件事情，这就意味着是它引起了焦虑。他听到警报，感到焦虑。治疗师会强调，焦虑使得一个人更容易陷入原始的和迷信的思维。治疗师可以询问患者可能有的迷信或者他知道别人有的迷信思想。一名男子穿着蓝色的衬衫，他的球队获胜，于是他开始半信半疑地认为他的衬衫起了一定作用。

治疗师：如果我告诉你，比起罗伯特·德尼罗（Robert De-Niro）来，达斯汀·霍夫曼（Dustin Hoffman）是一个更好的演员。这能告诉你什么呢？

患者：嗯，我想这是你个人的意见。

治疗师：对。这是我的意见，这跟两位演员没有任何关系。同样的，当你说请求一个女孩儿和你约会是件可怕的事情，那都是你的意见，与请求那个女孩儿去约会没有任何关系。因为带有感情色彩，个人意见只是见仁见智。

相关推理

患者往往混淆相关关系和因果关系。患者会将他的焦虑和一些刺激相联系，例如社交聚会，并且认为其中一个（社交聚会）导致了另外一个（焦虑）的产生。治疗师可以用各种方式来指出这个错误。

治疗师：压力可以为相关推理提供一个很好的例子。虽然高压力确实与焦虑相关，但并不一定导致焦虑。许多低压力的人变得焦虑，而许多高压力的人没有焦虑。此处的第三个变量是你如何处理压力，你是否让它打扰你。如果你知道怎样来处理，你就可以处理高压力；不借用任何工具，低压力也可能产生问题。

类比推理

患者使用一个类比来描述他的焦虑，"我觉得我快要疯了"，然后认为这一类比似乎就是事实。身体上的疼痛经常被用来类比心理上的痛苦。

治疗师：因为别人能造成你身体上的疼痛，所以你可能认为他们也能引起你情绪上的痛苦。然而你实际上只是做了一个类比：心理痛苦相似于身体疼痛，但它们却有着巨大的不同。其他人可以攻击你的身体和身体上的侵扰，但他们不能从心理上对你侵犯。棍棒和石头可能会打断你的骨头，但他们的思想和话语不能杀死你。当你成年后，没有人可以从情感上伤害你，除非你给予了他们这种权力。

情感推理

患者可能认为，因为他感到别人使他焦虑，所以他们实际上真的这么做了。治疗师必须指出，感觉并非思想，只是自己想到的东西的一种反射。患者需要明白，他的情绪是结果而非原因，不管它们感觉起来有多么像原因。

回 报

尽管许多患者从他们的焦虑中获得了一些继发性获益，但这种获益是难以成为焦虑的主要动机的。然而，患者确实需要知道他的继发性获益，以便他可以预料和处理他们的损失。以下是提出继发性获益的一种方法（Emery，1984）：

治疗师：你不想蓄意破坏你自己。为了学习怎样来管理你的焦虑，你必须停止认为当你放弃消极情绪时，你会失去一些什么。问问你自己，"当我让我的不良情绪消失的时候，我会放弃什么呢？复仇？吸引力？同情？"你的情绪是真实的——你确实感觉很糟，而你经常因此而得到好处或回报。你紧紧握住你的消极情绪的原因之一就是你不想冒险失去这一回报。这并不是说你觉得很糟就是为了得到回报。但回报能阻止你得到这些感受。要了解是什么回报让你决定是否愿意放弃。

你的情绪影响着其他人的方式如同广告商影响着他们的观众。广告的三大目标是首先捕捉你的注意力，然后是抓住你的兴趣，并最终促使你采取行动。我们常常用我们的消极情绪来试图让别人从我们这里"购买"一些东西。

你的情绪可以为你赢得注意力。这种注意力可能是想要的（"我想要让他们知道我发疯了"）或者是不想要的（"我不想让他们知道我很紧张"）。你的情绪是一种快速而有效的沟通方式。你也许在交流危险、痛苦或警告。因为你的情绪显示在你的面部表情中、声音中和肢体语言中，他们用来为你赢得注意力。正如广告一样，你经常需要改变吸引注意力的策略，这样它才会仍然有效。

在广告中，注意力还不足够；你必须让人们一直阅读或转台过来收看。通常你的情绪本能地引起别人的注意；多数时候，人们想要知道你的情绪背后隐藏着什么。

一种保持一个人兴趣的好方法就是让另外的这个人加入进来。广告商希望你在意是为了便于他们能在某种程度上影响你。他们可能会想要你购买他们的产品或服务，或者投他们的候选人一票，或者给他们的事业寄钱。你的情绪往往有同样的效果。这种情绪请求可以是具体的（"我想让你带我出去"）。其他时候，预想的行为是模糊的。当一个人不安时，你问道："你希望从我这里得到什么？"他通常不能具体说他想要什么。

继发性获益对于患者来说是因人而异的。治疗师和患者需要共同努力来确认它们到底是什么。

特殊待遇　对高度焦虑的患者，往往提出较低的要求。有公众发言焦虑症的患者说，"老师知道当我在其他人面前讲话时会感到紧张，所以她就不叫我"。

帮助　大部分的人都对经历焦虑的人表示同情。帮助可能会阻碍患者好起来。患者可以让别人为他做工作，因为他太焦虑而不能亲自去做。这个人通常会使用一个中间人，"你打电话给 Sears 吧。我在电话上太不舒服了"。由于有许多的焦虑症患者，这一模式很早就开始了，并通过丈夫或妻子去做患者避免焦虑的事情这一方式传承下去。

免于冒险　这种人的回报可能是以他的焦虑为借口，他没有必要去冒风险和承受失败的可能性。一名患者说由于他的焦虑，他不能开设一门新课程。治疗师的答复是，"每个人都害怕，但那些成功者和失败者的区别在于成功者即使害怕，他们仍然行动"。

"如果"　焦虑症患者往往留有这样的想法，他是一个优秀的人，而焦虑是阻碍他们前进的唯一原因。一名男子说，如果没有他的焦虑，他将成为办公室里最好的推销员。

合理化　患者可能会说，"我需要吸烟（喝酒或暴饮暴食），因为我紧张"。焦虑成为他不想放弃某些行为的理由。

特权　这种人可能使用焦虑来摆脱他身边的那些人。一名想要隐私的患者会告诉他的妻子和孩子们，他需要独处因为他的焦虑发作了。这种人可以使用焦虑来回避社会责任（"我对周围的人太紧张了"）。通常其他人确实会给予焦虑症患者特别的考虑。

受害者的角色　继发性获益的一个极端是在那些扮演受害者角色的患者身上发现的。这个患者利用他的焦虑来操作和控制别人。这种人在世上对自己的困境极不负责任，相反，极端地责备别人和环境。这种人用娴熟的技巧来使别人去帮助他。之前帮助他的人常常被他看做是迫害者。对于这种人，治疗师需要保持坚定的限制并不对其进行救援行为。治疗师需要重复地向患者指出他什么时候在扮演着受害者的角色。大多数这种人会毫不犹豫地承认这是他们的生活方式；但是，有些人是如此投入其中，并看到其他选择是如此少时，以致他们不愿意放弃它。

从焦虑的角度来处理继发性获益　治疗师需要向患者指出，就失去的效力和恶劣的人际关系而言，回报的代价是什么。

> 治疗师：为了管理你的焦虑，你必须处理回报。再一次，问问你自己，"这获益值得所有的痛苦吗？"你的消极情绪，考虑一下它们的代价，通常给你的回报太少。抓住回报的途径之一就是你需要不断地增加成本：你必须越来越戏剧化和情感化才能吸引人们的注意力。
>
> 你可以通过直接与人相处，不用负债就能获得这样的收益。告诉他们你想要的。这比间接的方法更有效。即使你害怕他们会说不，忍受偶尔别人说不也总比承受痛苦的感觉要好。

大多数患者能看到这些继发性获益，并且一旦意识到放弃它们是他们的最佳利益时，他们都愿意放弃。

14　调适行为构成

　　解决避免焦虑这个问题的方法之一就是鼓励患者在办公室里想象那些产生焦虑的情形，或者是当患者进入焦虑情绪期间与患者进行会谈，便于记录他的想法和表象进而实施特定的应对技术。但是几乎每位患者都必须去面对那些产生焦虑的情形以便修正机能障碍的想法和信念。基于这个原因，内心的家庭作业（在个体面对这些情形的地方）对于治疗焦虑是个很关键的因素。不管他是否害怕和陌生人打交道、害怕开车、感染疾病或者单独在家，都必须说服他去面对他所害怕的这些情形。暴露在人群中、公共汽车、露天场所以及其他害怕的情形中被普遍认为是治疗广场恐惧症的一个重要因素。（Chambless and Goldstein，1982；Mathew, Gelder and Johnston，1982； Mavissakalian and Barlow，1981）

识别保护机制

　　治疗师必须找到患者特有的用来减少其焦虑情绪的保护机制。大体上有两种机制。第一种，直接远离或者避免令人恐惧的情形（飞行），治疗师大体的治疗策略就是鼓励患者接近他所害怕的事物——这个过程通常必须重组复杂的行为模式。为了"说别人爱听的话""避免不合理的请求""猛烈抨击别人""不能让别人知道我不知道""马上离开不愉快的情形"以及"表现出自信心以赢得别人的赞同"，患者不得不"抵制"冲动。

　　第二种减少焦虑感的方法，患者通过不断地评估威胁的程度来寻求确认。他会检查已经锁好的门，照镜子观察疾病的征兆，反复去医院体检，或者询问其他人是否依然关心爱护他。治疗师的策略就是鼓励患者要避免去寻求这样的再次确认。患者对知觉到的危险的反应可能依然是发抖，包括无意的蜷缩以及肌肉僵硬。治疗师的策略是鼓励和教患者放松并让他自己置于那个情形当中。

通常情况下，一种保护机制会比另一种更能体现患者的特点。当两种保护机制结合在一起发生作用时，在治疗中要分别对两种机制进行处理。对健康恐惧的患者会不停地检查自己有无疾病症状，但是却不去治疗师那检查。治疗师的方案就是让其停止检查行为并去看治疗师。总的治疗策略就是让患者做与他想要做的行为相反的行为。

动　机

向患者解释治疗方法

治疗师可以采用各种各样的方法来鼓励患者克服他的行为倾向，在这些方法当中，提供信息是最为直接的。治疗师反复指出患者必须去体验焦虑，然后摆脱焦虑。患者通常都会有一定的认识，知道他必须去"面临他的恐惧"，但是可能没有弄明白这样做的原因何在。治疗师可以通过向患者清楚地说明治疗方法完整的基本原理，以此来说服患者接近他所恐惧的事件和焦虑体验。

治疗师会提出这样的观点，人在恐惧的情形中通常都记不起那些在安全的情形中所学到的东西。研究表明被试在清醒时记不起他在醉酒时学的一些无意义音节，而当他再次醉酒时，他又会记起这些音节。在各种各样的疗法当中，治疗师都在向患者传达这样一个信息，即他要学会在他焦虑时如何处理焦虑情绪。

患者所学的这些焦虑—管理技巧可以比作网球或其他运动项目的技巧。在训练的时候，一个网球运动员可以和教练打很长时间的一个回合，但是在比赛时却不能做到。相似的，患者可能感觉他已经掌握了技巧，因为他在治疗师的办公室里能应付自如了，但当他自己独自一人时，他却很难做到他认为自己已经学会的东西。

学会控制焦虑是个循序渐进的过程：掌握了基本的步骤才能逐渐接触更为复杂的步骤，"你得先学会走才能学跑"。患者最开始会在办公室里学一些管理焦虑的方法。当与现实世界中面临的特定问题有关时，学习需要进一步加深；然后，进展到管理焦虑的一些高层次技巧，患者需要在现实情形中做些简单的焦虑—管理练习。随着患者面临的情形越来越困难和复杂，反复的自我指导和洞察有了新的意义。反复地暴露在不同强度的焦虑的过程中，患者学会了管理焦虑的细微差异。

教师的谬论 几乎所有的患者学习新事物都有困难。如果他们不是这样，那他们可能就不是患者了。治疗师能意识到这个问题就能避免落入教师的谬论（Rainmy，1975），即治疗师给患者提供正确的信息或学习经验的信念会自动地纠正患者的错误观点。这样的因果关系是例外，而不是规则。患者通常都具有保护自己信念系统的情绪策略、行为策略以及认知策略。

学习的阻碍

人们有很多种阻止自己学习的行为模式。例如，当对患者提出威胁其信念系统的资料时，他会打呵欠，说他很困，眼力变得迟钝，或是变得无聊、生气或者发怒。这种行为使别人停止向他提供信息，而这些信息可能会纠正他的核心错误观念。治疗师和患者都需要发现患者特定的学习阻块，从而克服它们。

一旦患者了解了对自己假设的这个假设，治疗师可以采取在修改其他错误观点时用到的同样的策略（参见第13章）。以下是一位患者，一位47岁的商人认识到的一部分假设：

> "如果我承认我在这一点上是错的，那我就是完全错了，这是我最害怕，它就变成事实了。"
>
> "如果我尝试新的方式，甚至是对我最有利的方式，那就不是真实

的自己。"

"我必须对级别比我低的人的教导不予重视，因为如果我接受，那我就是跟他们同一级别了。"

"我必须避免令我恐惧的事物，尽管是不太可能的，但是我总有不能处理的时候。"

"如果我让别人知道了真正的我，他们就会利用这一点来攻击我，这样我就永远不能做我自己了。"

"如果我任人领导，那我就已经把自己的权利让给了他们。"

患者认识到了这些信念以后，他才能够努力纠正和克服它们。

一个患者能理解新的观点，但是却无法将其综合起来。他在口头上可能会同意治疗师的看法，但是却不会修改自己的任何信念；他在口头上支持——说"我知道你是对的"——然后忽视它，通过这种方式，他避免了学习。当治疗师和其他人都没有遭到患者的拒绝，那么他们在患者的生活中将停止向患者输入新的信念，这样患者就可以继续他原本的方式。

对于这类患者，治疗师可以采取三种策略：①强调行为的重要性（"事实胜于雄辩"）。②强调一个人要学会以新的方式看待这个世界，必须使自己的思想、行为和情感保持一致。③强调学习新材料的过程是一个结合着实践学习的连续的智力过程。人要活到老，学到老。患者不仅需要进行抽象学习（书、讨论、讲座、会谈治疗），还需要把所学运用到实际生活情形中。

教育手段

认知疗法，除了为患者提供矫正学习体验以外，还结合了一些教学技术，例如提供信息、布置阅读、听录音磁带以及书面作业，并建议患者听讲座。以下是一些有用的教育设备：

黑板或白板 正如第 11 章里提到的，在治疗师的办公室里放上磁性白板或者黑板是相当有用的。在这张书写板上，治疗师可以写下日程安排，分析问题，列出和回答自动思维，探讨选项，评定决策的利弊以及实施其他种种步骤，等等。

录音磁带 治疗师理所当然地应该为患者把每次会谈录音，以便于在每次会谈结束后听。患者最开始可能不愿意将会谈录音，但是治疗师应该态度温和地坚持为会谈录音，并告诉患者他有听或者不听磁带的选择权。越是不愿意听录音的患者却往往从听录音中受益最多。

治疗师可以告诉患者，大部分的人都不喜欢听自己的录音，但是反复地听磁带上自己的录音可以让人增强自我接纳感以及自我意识。这是录音最大的益处，它还能帮助人们面对过去他一直都在回避的问题。

因为焦虑患者集中注意力有困难，他不断地去回想会谈的大部分内容。而会谈录音就能大大地提高治疗的效率。

通过让患者听会谈录音可以避免患者与家属的潜在问题（Bedrosian，1981）。在治疗过程中，录音也可以包括重要的他人（让丈夫和妻子听录音对他们很有帮助，并且能防止他们故意破坏对话或答非所问）。

录像带 录像可以就患者的行为给予他正确的反馈。焦虑症患者通常都深信自己的焦虑肯定在每个人面前都是显而易见的。而事实上有时候患者把自己的焦虑夸大到了每个人都能看出来的地步。录像可以把这些歪曲的想法的真实面貌展现出来。用便携式的录像设备可以用来告诉患者，即使他有意在公众场合露面，他也几乎是被忽略的。

在社交型焦虑症患者进行角色扮演各种社交情形时为其录像。除了可以学到新的社交技巧，患者会不停地发现他的社交行为并不是他自己想象的那么糟糕。在录像中夸大完全合适的或者完全不合适的行为不失为一个好主意。有一位总害怕自己表现得傻的患者，在录像中的一节夸大他令人厌恶的行为，而在另一段中表现出极端的谦让行为。他惊异地发现其实两者并没有多大的差别，而且当他再次故意扮演令人厌恶的行为时却感觉困难了。

小册子及其他具有教育意义的提示 焦虑症患者很难运用新的观念，并且为了组合观念需要不断地重复。治疗师可以发给患者3~5张写上有用的引文和观点的卡片。

为了学会新的观念，患者需要反复地温习这些新观念，任何能达到这种效果的方法都是有帮助的。一位患者在他的电灯开关上写了两句相反的语句：在开关的顶部他写的是，"我对自己的情感负责"，在底部写的是，"他人对我的情感负责。"他发现两种态度的差别就好比是处在黑暗中和光明中的差别。

自我保护的无效

患者必须明白他的回避以及保护性行为是如何加强他的不现实和恐惧的想法。大多数患者知道下面这个训诫背后的理由，当你在马背上被摔下来以后，你必须立刻回到马背上，否则以后骑马就有困难。

尽管几乎全部的患者都知道通过面对恐惧来战胜恐惧的原则，在治疗中仍然有必要反复强调这一点。治疗师可以询问患者在他的生命当中有没有他们没有回避的创伤，相反的去面对它本来的样子。患者一般都能证明，回避会增加他的恐惧感，而面临恐惧能够减弱恐惧。乔治·温伯格（George Weinberg）的《自我创造》（*Self-creation*）（1978）能向患者突出强调这一点。乔治·温伯格的论点是每一个行为都加强了激发此行为背后的想法。

治疗师需要反复地向患者论证，保护自己免受焦虑的这种倾向是一种自我认输：

尽管通常情况下跟随本能或情感行动是个好主意，但是当你焦虑时，这却是个错误的方法。你不得不做跟你本能相反的行为。这是因为焦虑是自相矛盾的。你越是想保护自己，你就越感到恐惧。守财奴越是想阻止自己不变成穷光蛋，他就越是害怕贫穷。你越是谦逊，你就越害怕其他人。为了保护自己而付出的所有努力让你更加脆弱和易受伤害。

实 验

作为科学实验来分析研究一个行为能激发治疗师们的兴趣。在认知疗法的背景下，说服和安慰两者本身被认为是有帮助的，但是没有强大到能改变患者的认知歪曲以及功能失调性态度。正如之前提到过的那样，治疗师和患者被视作一起合作的研究者，共同努力设计"现实世界的实验"来测试功能失调性认知的有效性和有用性。

一个患有社交焦虑症的小伙子因恐惧曾想取消约会，但是治疗师鼓励他试试看能不能将约会持续下去而不被恐惧打倒，虽然他也还是会紧张。治疗师和患者做了特定的假设——例如"我不知道该说什么"——这是在实验中测试他。通常都是这样，他实际的经历证明了他的假设是错误。他没有他预计的那么焦虑，即使他正体验焦虑时，他也能够表现得跟不焦虑时差不多。

为了进行这个实验，治疗师提出了一个有力的基本原理。这个普遍的基本原理就是，实验需要收集关于中心问题的确切数据。一个 30 岁的中年妇女总是作出被别人拒绝和不赞同的预期，结果把自己同社会孤立起来。她这种被拒绝的预期是基于她认为自己知道别人在想什么的这种假设，即她认为别人对她的看法都是负面的。在一次会谈中，治疗师进行了一个行为实验来测试她的"超感官知觉"的准确度，她试图猜出治疗师在一张白纸上写的东西，但是没做到。她去参加了两次社交活动，在平常她会由于害怕被拒绝而避免参加，她需要在这两次活动中寻找人们拒绝她的具体事件。她没能发现别人明确拒绝她的事例。她总结道："也许真正的问题在于我自己一直通过远离别人来拒绝他们。"

如果患者确实找到了自己被拒绝的具体例子，治疗师就可以采取很多种不同的策略，包括表扬她获得了这些信息，帮她判断她是否真的被拒绝了，还是误解了别人的回应。如果事实上她确实是多次被别人拒绝，那么治疗师可以和患者一起分析她这样的问题是如何造成的。实验始终是"没有失败"的情形，因为患者通常都能学到东西——不论是学习、冒险或者增强意志。

分级步骤或逐步逼近

患者必须逐渐地接近他所恐惧的情形，每一个步骤都由他的不适程度来决定。为了突出分级步骤的重要性，治疗师可以询问患者曾经是否试图接近恐惧的情形。大多数患者都曾试过，但都以失败告终，因为他们企图一步到位。由于一个人处在恐惧的情形中的时间并不足以适应这个情形，所以这种"全或无"的方法不能成功；基于这点，采取较小的步骤成功的可能性更大。

一位患者发现在缓慢接近恐惧情形的过程中，重复治疗师的警句"小脚挪小步"是很有帮助的。过去她曾严责自己采取小步骤是"懦夫"和"软弱"的表现。

治疗师可能时不时地需要提醒患者，既然"幻想始终比现实要糟糕"，那么实际过程很可能比患者想象的更简单。治疗师通过这种方式来鼓励患者采取更大的行动。

层次结构

暴露的过程可以按照一个从最轻松到最焦虑情形的形式上的层次结构进行系统的设计安排。建议患者在每个等级的情形中坚持直到焦虑完全消失，即使只有很轻程度的焦虑。如果他在焦虑减少以前离开，他应该尽快回来坚持到焦虑完全消失为止。如果他仍然不能在那个情形中坚持，那么应该降到恐惧较轻的情形中。

层次结构的优势在于它可以防止患者前进得太快。操之过急会起反作用。一位害怕在人群中"发狂"的妇女，在为数不多的一群朋友中间时表现得很好，于是她决定冒险去大城市中心的人群里试试。然而，她惊恐发作，不得不返回家里。

通过实施对目标的连续逼近（"分级逼近"），患者可以逐渐自行达到想要的行为。一位有恐高症的患者最开始是走到楼房的第二层。他停留在第二层直到他感到适应了才开始往上一层走，以此类推。经过一系列的尝试，最后他能够到达最顶层。

仅仅是建立步骤层次这个过程就能够起到认知重建的作用。通过这个过程，患者能够意识到，他原本看做是一个整体的问题可以被分解成很多具体的易操纵的步骤。每一个步骤的完成让他看到，他可以通过自己的努力和技巧来达到他的目标。在完成分级任务的过程当中，患者通常会经历一个"认知顿悟"（Mahoney,1974）——一个相对突然地将经历指向更大功能的再概念化，然后患者就能飞速进步。

一位会计师答应了给一次会议做主要发言，然后为了这个演讲感到焦虑不安。治疗方法是建立情形层次，包括了在非正式场合讲话，在小型公共演讲中提问，甚至包括在会议上发言。当他在小组会议上发言时，他有这样的认知顿悟：这些人高不高兴并不是我的责任。在曾经的治疗会谈中讨论过这个观念。正好在这之后，也是在这个会议上，他能够内化这个观念并运用它。他能够在最小的紧张程度内做演讲。

每个分级步骤都可被视做一个独立的实验——一个需要被验证的假设。即使患者已经没有停留在情形中了，可以告诉患者他依然能够收集关于治疗中将要用到的事件的数据（想法和表象）。鼓励患者把每次与步骤的接近都视作一次成功。

帮助暴露

讲述实验的基本原理，对任务评分，对任务进行"失败证明"都是在鼓励患者接近焦虑或与焦虑共处。随着患者越来越靠近恐惧的情形，他面对恐惧事物的决心也在消退。治疗师可充分利用各种不同的技术和策略来帮助患者战胜这种强烈地回避焦虑的行为倾向。

起始技术

治疗师可鼓励患者迈出带来和恐惧的情形直接接触的第一小步。一个秘书面对一个和她关系不融洽的员工时感到焦虑。治疗师告诉她：

我知道你现在并不想尝试这么做，但如果你采取一些对抗行为，例如告诉好朋友你打算什么时候去面对他，这本身就能构成一种强大的动力。你现在所要做的就是利用低动机和害羞来发展出更强的动机和勇气。

患者告诉了她的妹妹她将去面对她的同事，后来她告诉治疗师，"我原本没有打算坚持到底，但是我记得我对我妹妹说过的话"。

治疗师已经对这个过程给予了关注。一个广场恐惧症患者告诉别人穿越城市旅行的计划，然而没有实现这个计划，她在想"我让大家都失望了"，然后感觉很沮丧。治疗师告诉她，承诺不过就是认真的计划，而且意料之外的事情通常会阻止计划的实现。治疗师也告诉患者，尽管把计划坚持到底是有道理的，但人不太可能把每个计划坚持下来。

公开的承诺，或者说出了的计划能激发患者的动力，同时，私下的承诺或是对治疗师的承诺同样是有帮助的。这就是每次会谈结束后都会详尽地阐述特定家庭作业的原因之一。以下指南可适用于家庭作业：

1. **把家庭作业放在最重要的位置**　决定患者是否会坚持完成家庭作业最关键的因素就是治疗师对家庭作业的态度。如果治疗师重视家庭作业，那么他的患者就会做功课。如果治疗师不相信患者会完成作业，那么很可能患者不会去做。

2. **向患者强调家庭作业的重要性**　治疗师应该让患者知道，研究表明在治疗中患者所做家庭作业的多少是与康复程度有关。治疗师要经常说服患者让其相信家庭作业的重要性。

3. **经常追踪已布置的家庭作业**　如果治疗师不向患者询问家庭作业，患者通常是不会提到已经完成的作业的。布置作业较好的方式是将其写在复写纸上，治疗师和患者各保留一份。患者通常抱怨治疗师布置了作业后就再不过问这份作业了。治疗师不过问已经布置了的作业会严重地影响患者对家庭作业的坚持。以书面的形式布置作业可以提醒患者去完成家庭作业，也可以提醒治疗师已经布置的作业。治疗师对作业的关注可以有力地敦促患者完成家庭作业。

4. **在合作基础之上制定家庭作业**　为了确保家庭作业与患者目前的问题相关并且难易适度，患者对家庭作业的投入也是必需的。早期治疗时，治疗师可能起主导作用；但是在治疗末期，几乎是患者自己设计全部的家庭作业。

5. **把家庭作业作为一种交流形式**　家庭作业可以作为一种交流方式，也是缩短花费在过去行为上的治疗时间的有效方式。在很多案例中，患者在每次会谈结束后可以把书面作业以邮件方式提交给治疗师。

6. **确保患者能够完成家庭作业**　患者可以在治疗师的办公室里完成家庭作业的第一步，可以学会如何记录他的想法或在即将遭遇的情形中怎么进行角色扮演。通过让患者在办公室里做一部分作业，治疗师可以看出患者的潜在问题并评定他完成作业的能力。

7. **使用"脚在门槛内"方法**　一开始就让患者做各种类型的家庭作业。即使在进行第一次会谈治疗之前，治疗师就可以布置患者诸如回去把自己存在的问题写下来这一类的家庭作业。这个任务可以给患者形成一种要做家庭作业的心理定势。

8. **家庭作业因人而异**　家庭作业应该根据每位患者的风格和他所关心的内容来制定。例如大多数自主性患者喜欢自己布置和设计自己的作业。有的患者一提到"家庭作业"这个词就没什么好反应，他们联想到单调乏味的学校作业。在这种情况下，治疗师可以采用别的词，例如任务、工作、自我治疗练习或任何可以为患者所接受的词。

9. **实验**　每个家庭作业都是一次实验。可能是一次收集信息的实验，也可能是验证假设的实验。几乎所有的家庭作业都可以划分到实验的范畴。一位患者的家庭作业是通过进行"避免查证我的妻子的想法"的实验来观察这样做是否在一段时间内减少他的焦虑情绪。另一位患者的家庭作业是通过实验"查实我的妻子在想什么"来查看这个行为是否会减少焦虑。

10. **家庭作业应该从某一次特定的会谈中自然地衍生出来**　例如，一个人很害怕被别人拒绝，那么他的家庭作业应该直接涉及降低这种焦虑。在开始几次会谈中，治疗师可能会布置一些标准式家庭作业；但是之后特定的家庭作业就是源自于患者和治疗师对问题的概念化以及共同选择的策略技巧。

11. **评估完成作业过程中的障碍**　治疗师需要引出患者在完成作业过程中可能会遇到的困难，"我现在知道你说过你会下去完成这个任务，但是你能发现可能会阻碍你完成任务的问题或者障碍吗？"

治疗师可以向患者指出他所能预见到的潜在问题，"你以往曾有被其他事物转移注意力的倾向，这次会这样吗？"

评估潜在问题的另一个方法是"未来自传"法，即患者扮演自己在未来的角色，然后治疗师告诉他："那好，自从上次见面已经有一个星期了。家庭作业做得怎么样了？遇到什么困难了吗？"一旦准确地找到困难所在，患者和治疗师就可以制订出解决问题的相应策略和应激计划。

12. **要求患者承诺完成家庭作业**　让患者作出口头的"同意""承诺""允诺"或者"认真计划"可以帮助他将作业坚持到底。有的患者对"合约"这个概念情有独钟。有一位患者甚至把她的合约（为了积累反害羞的得分数）拿去公证了。去公证处是她获得反害羞得分的一种途径。

13. **使用强化策略**　研究表明当患者行为被强化时会增强患者对家庭作业的坚持（Shelton and Levey, 1981）。患者可以通过表扬自己（"我冒那个险时表现得很好"）达到这个效果。患者同样可以建立一个给自己物质奖励的强化体系，例如完成一个任务就给自己购买一件衣物。另外一种模式是患者建立一个有重要他人参与的情形。在这个情形中，重要他人能为完成一个任务起到强化作用。例如，一个患有学校恐惧症的14岁男孩，用跟他妈妈待在一起的额外闲暇时间作为他去上学的强化刺激。

当患者表达出完成一个任务的强烈愿望却面临严重的困难时，这时可以采用后效契约法。患者付给治疗师一定数额的金钱，只有当任务完成时才会返回给他。如果任务没完成，这笔钱可以多种方式支出，例如捐给慈善机构或者给患者讨厌的亲戚。其基本原理是渴望＋金钱＝结果。虽然理想目标是任务本身能达到自我强化，但在成功的经历能自我强化之前可以采用其他强化方法。

14. 推导出失败背后的原因和思维，以使患者坚持完成作业 通常一个人不完成家庭作业的原因其共同之处在于保持回避行为。因为治疗师是直接参与到这个行为当中，所以他可以验证诸如"恐怕我无法做对"信念的真实性。

15. 使用权威 作为最后的手段，治疗师可以告诉没有进步的患者如果他希望病情好转就必须做家庭作业。治疗师向患者指明他有一个明确的选择："你不做家庭作业那就只能保持原样，否则你就做家庭作业。这是你自己的选择。"

自我指导

患者同样可以通过言语的自我指导来帮助自己克服进入焦虑情形的恐惧。在此过程中，患者积极地向自己重复一些短句，这些短句是治疗中的重要观念，例如，"待在这个情形中""把注意力集中在正在做的事情上""焦虑的程度会降低""我的目标是什么""不要评判你自己""焦虑是让人不舒服但却不危险"或者"别人怎么看我，那不关我的事"。许多患者都发现警句在他们接近恐惧情形时很有帮助。例如，"当我面对狮子，它就会跑掉""面对你所害怕的事物""我需要冒险""这将会过去"或者"我必须接受焦虑"。患者以自信的态度来重复这些警句。在帮助患者制订设计警句或者陈述时，治疗师可以向患者解释那些广告，政客或者其他的大众传媒是如何利用标语作为说服的手段。

有的患者发现表象也能起到相同的作用。有一位患者在面对权威人物时想象自己是网球运动员约翰·麦肯罗（John McEnroe）。当他接近老板或是岳父时，他想象自己拥有麦肯罗在网球锦标赛上面对裁判时的那种自信。

患者也可以使用具有象征意义的物品来帮助自己与焦虑共处。一位患有严重幽闭恐惧症的患者装了一小块岩石在自己的口袋里，提醒自己当遇到恐惧情形时要像"花岗岩"一样坚如磐石。每当遇到必须坐电梯的情形时，他就会摸摸这块石头提醒自己要坚持下去。

治疗师要向患者强调对于身体自己是有力的——如果不是对焦虑的详细症状，至少对大肌肉群活动是可以的。通过主动与自己对话，患者可以强迫自己进入并停留在情形中。自我指导因患者自身、治疗师及恐惧情形的不同而情况各异。一位研究生与他的治疗师设计出了以下一套自我指导的语句，用来控制他与学位论文主席讲话时的焦虑：

1. 不要让步。
2. 万不得已时保持沉默。不要妥协或者示弱。
3. 不要做懦夫。积极争取自己想要的。
4. 坚如磐石。这是个谁先屈服的问题。
5. 永远保持警觉。当你发觉自己变得被动，转移到一个强有力的主动地位。
6. 别灰心。不断去感受紧张。这是你坚强的表现。
7. 尽可能地问问题。掌控全局。
8. 坚定果断。
9. 像块岩石，不为所动。不要让他从心理上把你打倒。
10. 果断。

通过以上这些语句的运用，他能够应对恐惧情形。

治疗师也可以询问患者他以前是如何面对困难的任务。一位患者说他会假设自己是个狂欢节的演员，然后告诉自己："好吧，挺身而上。让我告诉你我将要做什么。我要过去把他们击倒在地。好了！好了！这边，进来。"

治疗师也可以透露一些自己的策略：

有时我模仿电视明星 Reverend Ike 来激励自己。Reverend Ike 说，如果你想拥有金钱，那么你必须停止说："我讨厌钱。"并开始呐喊："我喜欢钱。"在研究院时，我发现我一直在对自己说："我讨厌写学位论文，我讨厌它。"因此，我回避做论文。我开始定期在房间里叫喊："我喜欢写学位论文，我喜欢它。"然后，我只知道接下来我该做学位论文了。

这个案例中，治疗师给了患者一个模仿的模板，同时除去了问题的某些严肃性。最近，自我指导已经被并入到对广场恐惧症的暴露治疗法中。例如，研究严重驾驶恐惧症的威廉姆斯（Williams）和拉普帕波特（Rappaport）（1983）建议患者通过以下方式应对恐惧，把焦虑情感重新标志为不舒服的，而不是有害的；用赞许的自我评价替代可怕的自我评价；把注意力重新集中到任务上来（参见 Mathew，Gelder and Johnston,1981）。

行为演练

行为演练（角色扮演）让患者为潜在的压力社会情形做好准备。可以用这个技巧塑造社交反应，引出伴随武断行为的可怕想法，以及通过这样的练习和问题的解决来支撑患者的自信。行为演练偶尔也会发现明显的社交技能缺陷，这一点在这个环境中同样得到处理。

一位患者在角色扮演中认识到，他预料自己会被约会的对象拒绝，并且不知道如果这真的发生了他该怎么回应。治疗师帮助他发掘和实践了一些应付"拒绝"的方法，并质疑他的这个信念：那个情形可能带来的"拒绝"一定很可怕并且应该不惜一切地避免。

一位女商人扮演一个她准备用来对待她那些更盛气凌人的男同事的角色。她认识到自己的想法是："他们会忽略我所说的一切，然后把讨论话题想引到哪里就到哪里。当我的意见不受欢迎时，他们就忽视我，让我像个傻子一样。"已经能够发现具体的问题所在，那么她就能够设计出相应的策略来应对：她打算直接询问别人对她之前评论的意见，问他们忽视她没有。

治疗师应该经常同患者一起参与角色扮演。而不是刻板地建立"角色扮演"，他可以自然地说："我是你的姐姐（或者任何患者正在谈论的人）。你说你迟到了是什么意思？……"或者在角色互换时说："我将变成你。我跟你谈谈这个……"在角色扮演时，治疗师不断地夸大所扮演的角色以表现出患者最恐惧的地方。在与一个害怕被陌生人责怪的患者进行角色扮演时，治疗师可以表演一个吹毛求疵的陌生人。

进行行为演练时，鼓励患者作出各种各样的反应。一位患者害怕人们发现他的儿子是同性恋。在其他的反应当中，他演练了一个短小保守的回答（"他是同性恋。但是我不想谈论这个"）和一个夸大的回答（"他当然是同性恋，你该去看看那个和他约会的帅小伙呢"）。夸大的角色扮演通过推向极限的方式，使得患者对平和的反应感觉更加舒适。

重要他人的运用

在完成行为演练任务时，家庭成员、患者生活中其他重要的人以及专业辅助人员都可以被当做辅助治疗师，帮助患者鉴别自动思维。但是他们最重要的任务是帮助患者待在焦虑情形中直到焦虑减少为止。其他人逐渐地脱离这个过程。以下是给予重要他人的指导意见：①小步骤地强化；②鼓励，不是施压；③合作完成整个过程（"我愿意帮助你解决这个问题，你也可以帮助我解决我的问题"）；④让患者处于主导位置。

有可能的话，治疗师可以陪伴患者到产生恐惧的情形。治疗师陪伴一名害怕乘坐电梯的患者去乘电梯。最开始她拒绝去接近电梯——尽管在治疗师办公室的时候，她推测了她被困在电梯窒息而死的几率是"千分之一"。在治疗师的鼓励下，她靠近电梯，她说她在电梯里会窒息的可能性是"一半对一半"。随后治疗师陪她乘电梯上上下下来帮助她识别那些引起焦虑的表象。上下几次以后，她再没感受到这些表象。这种初期的数据收集尝试成为了设计有重要他人在场的暴露步骤层次结构的基础。

最有用的帮助手段是电话。认知疗法鼓励患者在焦虑状态中练习应对方法。通过电话联系，患者就可以在治疗师因时间或者相隔太远而不能提供协助的时候获得治疗师的支持和鼓励。为了避免患者认为强占了治疗师的时间或者在不方便的时候打扰了治疗师而不愿打电话，治疗师和患者可以协商好通话时间算做治疗时间，收取相应的费用。随着治疗的推进，鼓励患者单独进入恐惧情形。由于患者可能会拒绝这么做，治疗师应该再次强调这种远离产生焦虑的刺激的自我保护最终会加强恐惧感。参考一下广场恐惧症患者与治疗师的对话：

> 患者：但是有我女儿陪伴我出去时，我会感觉好些。
>
> 治疗师：我理解。事实上，这就是很难放弃依靠的主要原因——他们确实会让你感觉好些。但是他们能让你病情好转吗？
>
> 患者：你是说长远地来看？
>
> 治疗师：是的，从长远来看，你觉得你是想感觉好些，还是病情好些？
>
> 患者：这个，我想我宁愿病情好转。
>
> 治疗师：现在你觉得你最好是单独外出，而不是和你女儿一起的原因何在？
>
> 患者：我猜，应该是如果我一个人出去，我会认为自己的应对能力更好了。
>
> 治疗师：这就对了。如果你是和你女儿一同出去，可能你会说你成功做到了是由于你女儿的应对能力，而不是由于你自己的应对能力。你想要把你的成功视作自制。
>
> 患者：但我想如果有意外发生我会需要帮助。
>
> 治疗师：没问题。让我们来留意意外事件，看看我们能想出什么法子。

患者最终能够开始单独外出了。

技术辅助设备

正如前面提到的，已经有多种技术辅助设备运用于帮助患者面对恐惧环境。有一个案例，治疗师使用一辆双操纵系统车——驾驶员培训使用的那种类型——来帮助治疗一位害怕在高速公路上开车的女性。患者感觉安全多了：第一，因为有治疗师陪着她；第二，在她慌乱了的情况下治疗师可以操纵汽车。这种安排带来的安全系数让这位女性敢面对恐惧。

"随身听"录音机使得患者在面临各种各样的恐惧环境时能够听录音磁带。患者可以播放会谈期间或者为面对恐惧量身定做的录音。

认知回避

即使确实在单独靠近一个恐惧情形时，许多人利用认知回避策略来拒绝焦虑（"别去想它"等）。尽管在开始的时候这样的方法可以让患者停留在恐惧情形当中，但是很快它就失去了好处。应以各种各样的方式鼓励患者从精神上、心理上以及情感上将自己暴露在恐惧情形当中。告诉患者应让自己去亲历焦虑，而不是通过思维中止来逃避焦虑。治疗师可以画一个三角形，思维、情感和行动分别位于三个顶点上，通过在顶点之间画上箭头来强调三个系统都要朝向同一方向的重要性。

临界决定技术

临界决定是患者可以用来面对恐惧的一种技巧。焦虑状态下的行为意向会导致一连串的行为，在某个时候，包括一个决定和自我指导。通常情况，干预的最后机会就是发生在决策点上。患者暴露到一个他感觉到危险的情形中，一旦此情形开始在他的感觉上作用，那就很难通过言语的方法质疑或修改这些信念。当患者在准备采取逃离行为的过程中时，他不太可能去质疑最开始的结论：这个情形是危险的。

治疗师：大部分时间里跟着感觉或者本能走是不错的主意；但是当你处在一个临界决定的焦虑情形中时，你最好是作与感觉或本能相反的决定。例如说，你正在和某人谈话，你想逐渐后退和躲藏，而你最好是迫使你自己向前走：不是逃避，而是去接近。当你越想保护你自己时，只会使自己越脆弱。

通常患者都能用各种方式来运用这个技巧。例如，一位先生收到来自一位愤怒的顾客的来信。他通常方式就是把信扔得远远的，然后把此事抛在脑后。当他正准备这么做的时候，他想起来了临界决定技术，并打电话给这位顾客。这次经历对他来说是对自己的一次成功掌控，提高了他的整体自信。

治疗师让患者去寻找一些当他们能够战胜强烈的逃避倾向的时刻。从下面这段对话可以看到一位患者在开始意识到临界点之后能够做到什么：

治疗师：你是在问，你一旦开始关注这些时刻，你能够做到什么——你能做什么来使自己停留在那个情形中？

患者：是的。

治疗师：实际上很简单。你不用去分析你要去做什么。因为你没什么时间去想这个，临界决定技术的第二部分非常简单。你做与你想做的相反的事情。所以当你的本能是想逃离，那你就停留。如果你想停留，那你就离开。

患者：只需要做跟你想做的相反事情，跟本能反应相反就可以吗？那我如何做到这样呢？

治疗师：你得和你自己交谈。告诉自己这是个临界点，强迫自己去做相反的事情。一旦你按照这个原则行动，你就已经选择了一条不同的道并上路了。

患者：我明白你所讲的，但是我不知道自己能否做到。

治疗师：我们例如——最近一次你感到焦虑的时候——我们看看能否找到那个临界时刻，看看你本来可以如何把临界决定技术运用进去。

患者回忆起了一个瞬间，她避免把自己的真实想法告诉她妹妹。治疗师和患者将这个情形角色扮演出来，然后让患者作和她本能相反的行为。

在展示这个过程的时候，治疗师通常能识别一些阻碍患者作出适应选择的问题——跟他在行为演练技巧中发现的问题数目差不多。一位患者说，当他在一个他认为不该参加的社交场合中时，就会感觉自己不是真实的自己。治疗师说，任何新的行为都会让人产生"这不是真实的我"的感觉，但是如果我们练习这种新行为，这种陌生感和欺骗感会随着时间消退。另一个患者说道："我不能很好地应付这个情形。我看起来像傻子。"治疗师可以有所获益地回忆患者通常在不熟悉情形中要求自己完美表现的标准。治疗师可以问："过去什么方法起过作用？逃避有用吗？一个全新的、彻底相反的方法会不会有可能更有效？"治疗师对一位患者是这么说的："当你这样做让自己感到惊讶时，你同样也让别人惊讶了，因为这完全超出你的固有模式。不仅仅是你自己对自己刮目相看，别人也会对你刮目相看。"

惊　讶

惊讶在这里的概念通常用来作为动机性帮助。当患者不确定他是否会实施接近行为时，治疗师可以建议他："你为什么不给自己一个惊讶，看看到底会怎么样呢？"通过创造一个欢迎惊讶的情形，患者实施行为的压力减少了。

一位女性尝试接近她的恐惧，用的是"我应该"的策略。"我应该面对恐惧"。"我应该拿出勇气去做我想做的。"她说，"我知道我应该去做我所害怕的，但是我无法让自己去做。"在第二次会谈结束时，治疗师给她的家庭作业是"给自己惊讶"。

在接下来的会谈中她向治疗师汇报，她已经在很多方面让自己惊讶了。尽管她之前一直高度犹豫乘不乘坐飞机，但是她冲动地和朋友一起飞往了旧金山。她用这个给自己惊讶的方法辞掉了工作，有了满意的生活，去尝试了很多之前她一直回避的经历。

选　择

这个策略通常对那些控制有困难以及回避那些担心会让他失去控制

的情形的患者效果很好。患者已经对自己失去了信任，也对他的环境失去信任，而且特别希望一种不切实际的控制。为使自己安全和安心，他认为他必须对环境或他自己有完全的掌控。他预见或是在精神上预演害怕的情形来确保自己完全控制它。

治疗师处理这种情况的方式之一就是把控制的概念转换为一种选择：

> 通常控制的概念只是一种错觉。我们对其他人鲜有直接的控制力，对我们自身的思想、感觉和行动也只有一定程度的控制力而已。采取选择的思维更有帮助。我可以告诉你，你只能坐在这间办公室的一张椅子上。你可以遵从也可以不遵从我的指挥。那是你的选择。另一方面，我也可以把办公室的所有椅子都挪走只剩下一张。这样你就只剩下一个选择。你要么把这些策略看做是控制你，要么看做是在减少你的选择。

任何时候只要关于控制的事件发生，都可以采取把控制转换成一种选择的策略。例如，一位患者害怕同其他人讲话，担心其他人对他发火他不知道如何回应，他会失去自控。检阅了在这种情况下他可以有选择。他的选择是聆听并保持冷静，重复自己的主要观点。把控制转换成选择去接触他过去不得不回避的人际情形。

治疗师可以向患者强调他总是保留有去不去接近恐惧的选择权。试图用自我控制来面对恐惧的患者，通常都会感觉失去控制。一位患者想与妻子发生性关系（他已经回避妻子好几个月了）：

患者：我没有选择。我必须去做。

治疗师：我们来看看能否为你找到一个选择。你已经做了决定，是吧？

患者：我可以决定去做还是不做。

治疗师：或者决定不作决定。决定就是对可选择的进行选择。选择就是和其他事情相比，你更想要的事情，对吗？

患者：我想是的。我不想继续我过去那样的做法，然后眼睁睁看着婚姻走到尽头，而且我不想因为我没行动而让自己难堪。

治疗师：那你要怎么做决定才能冒险把可能的难看变成一个更好的选择呢？

这是患者更好的选择，为此他可以说出很多的原因。大多数的患者能够把他们接近一个恐惧事件称为一个选择，而不是他们不得不做的或是应该做的。

避免"应该"不是一个绝对的规定。很多患者能很好地采取自我控制。他们接近恐惧是因为他们"应该""应当""不得不""别无选择"以及"必须"。为了自身利益的自我指导没有如同他们的绝对命令那样强而有力。临床事实通常是患者常常带着错误的原因（"我不想让我的治疗师失望"）采取了正确的行动（"我会去参加面试"）。随着治疗的推进，治疗师可以帮助患者发展和转换到更具自我向导的动机上。

任务取向

由于患者感到恐惧，他认为这里有危险，并把注意力集中在恐惧而不是应对手上的任务。可以教患者"TIC/TOC 技巧"——即，区分任务 - 干扰认知（task-interfering cognition）（"我要离开这里""我受不了"）和任务 - 取向认知（task-oriented cognition）（"我必须要怎么做才能度过这个情形？""我如何才能在这个情形下投入更多"）。

患者学会意识到自己的干扰性思维并开始忽略它们，用与任务相关的思维取代它们。正如前面提到的案例一样，治疗师可以帮助患者认识他参与某个活动的原因，然后让他集中在这个目标上。一位患者报名参加了一个夜间学习班，想法是这能给他带来快乐并且提供与他人相处的机会。但是他的自我意识干预了进来，他必须不断地提醒自己他来这里是娱乐的，来冒险尝试一些不一样的事情以及和别人相处的。

患者在焦虑状态中若忘记了自己参与到恐惧刺激中的原因，可以把参与活动的原因写在一张卡片上。他可以用短句或者标语来帮助他记住目标。患者发现如下几种类型的警句有帮助："保持警惕""顾此失彼""想想你的目标""目的决定手段""记住我的目的是什么""滴水穿石""千里之行，始于足下"。

行为思维

针对每一位焦虑症的患者，治疗师需要询问患者要从行为上如何做才能减少焦虑。可能的步骤通常看起来如此简单以至于患者会容易忽视它们。例如，一位害怕错过重要来电的女性准备了自动应答录音机；一个害怕被航空督察员核查的飞行员拿出手册把他需要知道的东西学习一遍。

经常寻求建议可以缓解患者的焦虑。一位害怕被指控的人去咨询律师自己的处境。他发现，尽管他可能遇到问题，但是总会有很多种方法可以解决。

有一个策略是停止做可能带来威胁的行为。因此，一个害怕吸毒被抓住的妇女可以决定停止吸毒；一个害怕被抓奸的男人停止外遇行为；一个害怕被抓住偷税漏税的人停止偷税漏税。治疗师帮助这样的患者看清他们对这样的行为需要付出的潜在代价。不愿意为此付出代价的患者，就鼓励他削减这样的行为。总的策略是"考虑到这些后果，什么是最佳选择？"

患者可能忽视了容易使用的救援因素。一个每天开车很长距离去上班的人担心他某个晚上抛锚了而又无法寻求到帮助。他有了一个民用波段无线电设备，并且加入了美国汽车协会后，他的焦虑消除了。另一个人害怕自己死去，他最害怕的是自己的妻子和孩子会变得一贫如洗。这种恐惧在他整理好自己的财务状态和遗嘱并买了人寿保险后有一定消退。在一些强迫性焦虑的情形下，这种类型的保护性干预可能会让一个人更害怕。但是，对于患者及其他人，发掘这种保护是有效的。

一种行为干预的方式就是让患者去做他试图回避的事情。一个吸可卡因上瘾的女孩害怕被家人发现。她没有试图去掩盖，而是有条不紊地告诉了家人。事实上，她的家人已经早有怀疑。还有一对年长的夫妇害怕亲戚朋友知道他们的儿子曾因为持械抢劫坐过牢。在治疗师的鼓励下，他们开始向一些特定的人讲到他们的儿子。他们发现，他们没有受到排斥和震惊，而是同情和鼓励。夫妇俩的焦虑都减少了。

直接面对患者所害怕的事物是有用的。通常，用电话来获取更多的信息是最有效的行为干预之一。一位妇女感到恐惧，因为她第三次索赔后，她的房屋保险被取消了，她害怕为房子买不上保险了。在治疗师的帮助下，她给多家保险代理公司打电话，直到找到一家同意给她买保险的公司。

在这些案例中，治疗师往往可以稍微给患者施压，让他去做双方都明白是为患者着想的事。只有在双方足够信任以及患者有很大可能性实施这个行为的情况下，这种压力才适用。最开始患者可能会生气或者是对治疗师发火。

在他完成了这个行为之后，通常他都会很高兴。他会把成功归功于治疗师，正如经常发生的那样，治疗师必须明确而坚决地回答：

虽然，你能够面对你丈夫的部分原因是我给你施加了压力，但是，这是你自己做到的。以后你可以用同样的步骤强迫你自己去做不想做的事情。别人问心理分析作家迪奥多·瑞克（Theodore Rick）他如何写出了 39 本书，他说："我强迫自己！"我们可以学会更多地强迫自己，比我们认为的可强迫的多得多。

任何时候如果可能，行为干预都应该在当前完成。一个极度不自信的人推迟约见一个对他的手稿感兴趣的制作人。治疗师给他施加压力让他打电话预约见面。犹豫不决后打了电话，当他得知见面的时间和制作人之前的预约有冲突时，他感到极大的解脱。治疗师再次施加压力让他第二次打电话。在挣扎拒绝了很久后，患者答应了，最后他感受到了很大的解脱和控制感。然后他意识到他的第二次预约同样和别的预约相冲突（患者的预约重复地有时间冲突可能也是由于他想回避制作人）。治疗师建议患者第三次打电话过去。患者说："我不可能做了。"但是在强烈的劝说下，以及角色扮演之后，他第三次向制作人打了电话。就患者而言，这是个意义重大的交互作用，从那以后，他能够更好地面对上级人物。患者发现最有帮助的策略就是凭着冲动行事。当他有果敢的冲动时，他学会凭着它去行动。他知道如果他等待，那么他会劝说自己不去做了。

患者可能会觉得他必须"像个男人"，直接面对他害怕的人。由于患者的这种高要求，他不能做出一些通常可能会降低焦虑的行为。治疗师可以帮助这样的患者扩展他面对不愉快情形的方法。例如，一位患者推迟退出自助小组，因为她没法与组长交涉这个问题。

治疗师：条条大路通罗马。没有规定你必须面对面地告诉他。你可以打电话、发电报、写信、发卡片，甚至让别人代你转告。目的都是让他知道你要退出小组。

这位患者决定打电话告诉组长，能够接受自己不那么完美的方式来面对恐惧。

"似乎"技术

焦虑症患者给自己一个建议（"如果……将会怎样"），然后按照似乎这是真的来行动。按照似乎没有恐惧来行动的行为技术阻止了焦虑的急剧上升，因为患者能看见自己没有恐惧地行动。这个技术可以增强他的自信，并进一步消除焦虑。

许多人在他们的日常生活中都会用到这个技术的一种版本。例如，推销人员明白，热情高涨地行动可以产生工作热情。治疗师研究他们的交易发现，按照似乎知道自己在做什么来行动可以带来真正的信心，最终带来真正的能力。

患者在使用这个技术时可以用到以下几点：

1. **形成表象**　患者可以描述如果他不害怕的话将会怎么行动，还可以观察其他没有焦虑的人是如何行动的。该技术的一种变体就是让患者首先形成一个与如同害怕时的行为表现极端相反的表象。这个表象会让他去形成一个更为平和的表象。一位患者形成了以下一些遇见他人时的理想表象：

A. 我的注意力集中在他人身上。我直视他人。我的眼神固定。

B. 我站在原地，让他向我靠近，而不是我跑向他。

C. 我身子挺直，显出我的仪态。我站立平衡，而不是把重心在两只脚之间换来换去。

D. 我坦率地交流。我保持手臂下垂而不是采取一个防卫的姿势。

E. 我保持头部挺直，而不是点头或者看向别处。

F. 我自信而清楚直接地谈话，而不是过分修饰、道歉或者喋喋不休。

G. 我询问关于对方的问题，以他的名字称呼他。

H. 我友善，但是安静和真诚。

I. 我穿着让我自我感觉良好的衣服。

J. 我真的很高兴见到对方。

他看电视节目以及现实生活中其他人与别人的碰面，观察他能从中学到什么。

2. **实践表象**　患者可以实践表象，按照"似乎"不害怕来行动。从这个表象中感觉到焦虑的人应该继续演练这个表象直到他的焦虑消失。

3. **角色扮演**　患者可进行角色扮演，似乎他不害怕治疗师、重要他人以及他自己。有时候患者们发现扮演一个人物的角色是很有帮助的，例如棒球运动员雷吉·杰克逊（Reggie Jackson）或者网球运动员比利·简·金（Billie Jean King），他们具有几近盛气凌人的态度。然后患者如同在现实生活中也不感到焦虑一样地演练行为。患者在以这种方式行动期间可以通过日记来记录，并定期检查自己做得如何。

羞耻和其他恐惧实验

大部分的焦虑症患者都害怕体验羞耻——与系统地做或者面对所恐惧和逃避的事物的原则一致——实验疗法为患者提供有目的地体验羞耻的机会。让一位患者把自己置身于一个可能会经历羞耻的情形中；或者当他发现自己处在一个感到羞耻的情况中时，他应该去体验羞耻感，作为抗羞耻计划的一部分。治疗师可以给出下面的基本原理：

抗羞耻练习用到了心理学和医学的许多领域里使用的脱敏过程。例如，如果你有过敏症，过敏症专治医师可把你所过敏的花粉按治疗剂量给你——具有让你对此类花粉脱敏的奇异效果。为了使你对羞耻脱敏，你得给自己一定剂量的治疗羞耻的"花粉"。在你达到了必要的治疗水平后，你的羞耻感会明显地变得不成为一个问题。

无论患者害怕面对什么，这个步骤都适用。患者们已经收集了以下经历："被拒绝""被孤立""权威人物""批评""冒险""犯错误""触怒他人""处于困境""失去控制""处在病人中间"以及"接近陌生人"。治疗师可以针对任何回避模式拟订行为脱敏计划。

治疗师在为患者设计计划时可用到以下建议：

1. **自我监控**　患者可以记录自己的对抗行。一位接受别人的东西有困难的患者，写了日志记录他向别人寻求帮助的次数以及得到的东西，例如赞扬。

2. **列表**　患者可以列出一张表，写上他自己认为需要治疗的行为。一位害怕触怒他人的女性做了一张"反友好"行为的一览表，包括这样的条目"觉得不可笑的笑话那就不笑"以及"不要对别人说你的厨艺很好，然后询问食谱"。

3. **寻找机会**　可以有目的地按照列表上的条目做或者是寻找机会亲历他所恐惧的事物。生活给了人很多机会去体验所害怕的事物。例如，有两位患者担心令人羞耻的外貌，不得不使用昂贵的皮肤药物来抵制皮肤癌。两者都能够把这种"必须"转变为有力的反羞耻经历。

4. **分数体制** 患者可以建立一个分数体系，每一次体验都占分 0 到 100 不等。例如，一位害怕权威的患者给自己定目标，在半年之内达到 3 000 分。在这段期限结束后，他面对权威人物时大大减少了畏惧。另一个可供选择的计划是患者每天必须找到并实践至少一次纠正性体验。

5. **充分体验情绪** 鼓励患者充分地亲历和接受他一直以来回避的感受和情感。他要在无依靠的情况下尽可能久地待在情形中。如果他有酗酒或吸毒，那他不能得分。

6. **集中于意图** 患者常常都会发现当他所恐惧的事真正发生时，它只是一个小刺激而已。一位正在获取反尊重得分的患者打电话给治疗师说："我穿着不正式的服装参加会议，因为我想他们会认为我不重要。他们似乎比我在摆架子时更尊重我——这个算吗？"治疗师告诉他最重要的是意图。如果他打算的是去承受"不被尊重"的感觉，这就是重点所在。（对此方法更多详细的讨论参见 Emery,1984。）

发展自信

正如班杜拉（Bandura）（1982）已表明的，增强患者的自信感可以减少焦虑。患者和治疗师可以共同努力开发提高患者在恐惧情形中自信的方法。患者信心的加强主要来自患者对成功经历的自我归因。一位害怕独处的女性，让自己越来越多地独自参加活动，最终单独在欧洲度过了两周的假期。

患者可以运用教育性手段——例如驾驶课程、演讲课程以及特殊教育——来获取技能。书籍和磁带有同样的功效。一位有社交焦虑症的患者阅读了戴尔·卡耐基的《人性的弱点》并实践了书中的一部分原则，结果他减少了自己的焦虑。甚至从理论上了解如何用积极的方式影响他人也能够增强他的自信。

应对冒险的能力也能增强患者的自信感。因此，通常情况下，鼓励焦虑患者为了冒险本身而去冒险是有益处的。冒险不一定直接联系到某种特殊恐惧。有些人做他们以前从未做过的事情：如一位女士第一次主动约会一位男士；另一个有考试焦虑症的人乘坐飞机兜了一圈——这是他一直以来害怕做的事情。自信的增长会扩散到他生活的其他方面。

最为普遍的自信匮乏是在社交领域。治疗师可以帮助患者培养一些为人处世的技巧。患者通常担心的是他不知道说什么，尤其在别人生气或者苛求的时候。治疗师可以这么说，在社交场合一个人基本上有四种选择——什么都不说，同意别人，不同意别人或者是转移话题——以及对每个选择作一定的延伸。

患者可能以为当别人跟他讲话时他必须作出回答。沉默是一个人作出的最为有力的回答之一，也让心理分析学者们多年来有事可干。大多数有社交焦虑的人错在说得过多：他们喋喋不休而且过分修饰，尤其是在约会场合。沉默可以让一个人比他最终显现出来的样子要显得更真诚、更有趣。

欧内斯特·贝克尔（Ernest Becker）（1971）指出紧张症患者在公立医院受到较多关注，主要是因为人们对于他们到底藏着什么秘密很着迷。健忘症患者也一样。贝克尔说："有了诸如沉默这样有用的途径，再差劲的人都可以是娴熟的演员。"他继续说道："如果我要为青少年们写一本关于诱惑的手册，第一条也是最重要的箴言就是：闭紧你的嘴巴。"（1971：108）。

给话太多的社交焦虑患者的家庭作业就是让他们只用"是"或者"不是"回答问题。这样做有困难，但当他能够圆满完成的时候，他感觉更加的自信和充满力量。

同 意

患者通常很担忧自己吸引了别人的注意力。矛盾的是，往往他对这种注意的抵制会吸引更多的注意。他可能会尽力使自己免于别人的批评或是赞美。治疗师可让患者看到处理这种情形更简单的方式是同意别人。

对于批评，为了让对方停止指责患者可以这样说，"谢谢你让我注意到这一点"。同样的，对于赞扬也可以这样说："谢谢，我自己也很喜欢。"患者和治疗师可以用角色扮演出各种各样的这类情形。

不同意

通常患者需要练习不同意别人。一种方法就是患者告诉别人他不同意，说两遍，然后就顺其自然。患者可能并不是很明白，人可以接受别人的不同意，然后依然做朋友。

做出乎意料的事

一个人可以做出乎意料的反应是转变话题——往往患者不知道他拥有这个选择，尤其是当对方看起来更强势的时候。治疗师可以指出，用问题来转移话题的有用之处：

在销售中，通常人们都知道，只要谁先回答了问题谁就失败了。所以观察一个推销员卖东西给另一个久经沙场的推销员很有意思。例如，"这房子你愿意出什么价钱呢？"回答是："如果你是我，你愿意出多少呢？"转移话题的方法之一就是用另一个问题来回答你不想回答的那个问题。治疗师对这个是非常在行的。

治疗师还可以教患者通过回答一个不相关的答案或者不下定论来转移话题（这是著名的催眠治疗师米顿·艾瑞克森的方法之一，他似乎能够应付任何的社交情况）。患者可以记住一些无关紧要的话语，便于在情况需要的时候使用。

艾瑞克森的高明之处在于无论什么社交情形发生时他都有能力自信地应对。例如，他的原则之一就是：永不甘受侮辱。他讲述了关于他的一个聪明的病理学专业学生的故事。这个学生对艾瑞克森很敌对，不愿意上精神病学的课。他本应该交一篇书评，但是他交了一张白纸，想以此种方式来侮辱艾瑞克森。艾瑞克森说："我没看你的书评，但发现你犯了两个错误：你没注明日期，也没写名字。所以，下周一交上来吧。记住，一篇书评就好比是阅读病理学载玻片一样。"（Roson，1982）。这个学生后来交了一篇很充分的书评。艾瑞克森的这个故事的意义在于通过出乎意料的行为可以让人掌控一个社交情形。

一个人可以与潜在对手共同来掌控某个情形。在一个让患者尴尬的社交情形中，可以让患者尝试做出乎意料的事。往往正是这个建议或者想法就能给患者带来新的信心。例如，一位患者和他的女同事发生了争吵。因为这不好的气氛，他害怕下个周一回到办公室。治疗师建议他试验一下用十分友好的方式去对待这位女性。他扮演了这个角色，说他从来没考虑过这样的方式。

治疗师应教会患者当面临异常情形时，停下来仔细思考，然后考虑并做一件出乎意料的事情。练习这个策略可以提高他的社会性信心。

把犯错误当做表演的一部分

另一个策略就是让患者把他们犯的任何错误当做是社会性表演的一部分。

治疗师：优秀的演讲者在演讲时犯的任何错误或是发生的任何没有预见到的事件都像是表演的一部分。强尼·卡森在独白中漏掉一句台词时就是用这种方式处理的。任何时候你犯了一些疏忽，做得好像那是你计划的一样。例如，如果你是一个有名的网球运动员，在一次全国直播的比赛中你不得不中途退场，你可以表现得仿佛这本来就是比赛计划的一部分。如果你在聚会上说了愚蠢或者尴尬的话语，表现得好像这本来就是你表演的一部分，其作用是看看大家的反应如何。如果你有抗羞耻的哲学见解，你社交中所有的失态都可以把它当成有意的抗羞耻练习。

这一策略与提高自我接纳这一整体目标一起使用效果更好。

15 重构患者的假设和相关主要问题

焦虑症患者最主要的适应不良的假设通常围绕以下三个问题——接纳、能力和控制，这三者是由患者的脆弱感产生并可能联系到特定的领域——自主或被动，私人的或是公众的（见第5章）。

如果从这三个问题的立场来看，可以更好地理解许多模糊的恐惧。例如，我们来看看三个都害怕患上绝症的人。第一位患者的主要问题是担心别人对他的接纳：她认为如果得了这种病，她的亲戚朋友就会排斥她，那她就会孤零零地死去。第二位患者的主要问题是关于能力：对他来说，患了癌症就意味着相比其他同伴他失去了"健康竞争力"。第三位患者是关于控制：他必须控制所有影响他的生活的因素，他的自尊与他掌控生活的能力紧密相连，患了癌症就意味着他失去了掌控。类似的，害怕亲密可以归结于一个人如果靠他人太近就会害怕其他人会排斥他，或者别人会控制他，或者他不能达到别人的期望或是行为标准。

识别假设

尽管认知疗法最开始的焦点是减轻患者的症状，后来转移到了改变引发焦虑的潜在观点。在收集自动思维的过程中，构成患者世界观的主题便开始显现出来。

治疗师采用演绎的方法：他最开始是收集情感和行为，接着是自动思维，然后是思维背后的假设，最后到达患者的主要关注点。在临床实验中，这个过程可能有所不同。治疗师可能会从相反的方向用到一些归纳的推理方法（例如，从主要问题到假设）。但是，在这两种方法中，这四种数据——情感、思维、假设、问题——都是互相牵制的。

让患者产生焦虑的假设开始活跃的时间是在患者遇到一个紧张性刺激或是一系列的紧张性刺激时，这种刺激触动了患者的主要关注点之一。患者的假设可能与任何一种问题相联系——健康、宗教、人际关系或者成就——并且通常使用一些极端的词语。

以下是一些构成这三个主要问题的假设：

接　纳

1. 我必须被爱我的人关心着。

2. 我需要别人理解。

3. 我不能独自留下来。

4. 别人不爱我，那我什么都不是。

5. 世界上最糟糕的事就是被拒绝。

6. 我不能让别人生我的气。

7. 我要取悦别人。

8. 我不能忍受被别人孤立。

9. 批评意味着个人的拒绝。

10. 我不能一个人。

能　力

1. 成就是我的一切。

2. 我必须成为一个大人物。

3. 成功就是一切。

4. 生活中只有成功者和失败者。

5. 如果我不是第一，那就是失败。

6. 如果我放松，我就会失败。

7. 无论我做什么，我都要是最好的那个。

8. 别人的成就有损于我的成功。

9. 如果我犯错误，那我就会失败。

10. 失败就是世界末日。

控　制

1. 我必须做自己的主人。

2. 只有我自己能解决我的问题。

3. 我不能忍受别人来告诉我该怎么做。

4. 我不能去寻求帮助。

5. 其他人总是试图控制我。

6. 我必须完美地拥有控制。

7. 要么完全自控，要么什么都控制不了。

8. 我不能忍受失去控制。

9. 规则和规定束缚了我。

10. 如果我让别人太接近我，他就会控制我。

患者的家庭以及个人经历支撑着他的假设。在患者看来，他的假设能够阻止不希望的事情发生并保证有价值的事件发生。一位认为自己需要爱的患者害怕没有了爱他就不能活，并且预计有爱就有了永恒的快乐。

治疗师可以采取不同的方法来识别患者的假设。标准的方法是形成一个关于他们的假设，然后在患者身上试验是否合乎情况。治疗师的假设是建立在患者的自动思维、行为、应对策略以及个人历史的基础之上。

由于治疗是集中于修改假设，因此假设往往被重建以便找到最合适的。

另外一个识别假设的方法是使用表象技术。当患者正在经历不幸时很管用。治疗师让患者闭上眼睛，想象记忆中跟他目前正在经历的不幸最为相似的最早经历。治疗师要给患者时间和鼓励来让他回忆起跟目前相似的经历。如果患者回忆不起来，治疗师可以说："好吧，我们做别的，但是如果你一旦记起来了，告诉我一声。"如果患者无法回忆起来，可以让他编造一个。

几乎每个案例中，患者都会对跟目前惊人的相似的不幸经历有一个生动的图像。通常他都有不止一个的大体上相似的表象。告诉患者集中注意力于最早的那个上面，然后用一句话来表述当时对他起作用的潜在信念。治疗师和患者需要花一定的时间才能以有意义的方式将这个潜在信念详细地表述出来。治疗师可以使用黑板（在上一章中讨论过）来详细说明潜在的信念。让患者提供跟他最早的经历联系在一起的感受和身体感觉，用来跟他目前正在经历的作比较。患者通常报告二者几乎相近。

一位患者每个圣诞节假期都会遭受一种末日感。他说这种感觉最早的记忆是他七岁那年目睹了他母亲在平安夜被带去了肺结核疗养院。如果不是治疗师让他搜寻出一个以前的表象，在情感上跟他目前对节日的惧怕感相似的经历，他就不会把这两件事情联系起来。

他的观点是"假期中会有糟糕的事情发生"。在会谈期间，他扩展了他的限制性的信念（"我曾有过一个糟糕的圣诞节并不表示我以后也会有"）。后来，他告诉治疗师，他过了一个最开心的圣诞节，也是第一个没有焦虑的圣诞节。

一个有严重演讲焦虑症的企业主管把他对即将到来的演讲焦虑与小时候的事件联系起来，小时候他害怕和学校伙伴一起运动，因为害怕自己表现得无能。识别他的这种基本信念（"我不能公开地表现出无能"）帮助他修正他仍然抱有的对公开地表现无能的惧怕。表 15.1 中列举了一些这个过程如何识别信念的例子。

表 15.1　识别基本信念

早期的记忆	目前的恐惧	潜在的信念
4 岁时，惹哥哥生厌。	害怕接近老板。	我不敢惊扰有权力的人。
1 年级时，被老师取笑。	害怕被法学教授威胁。	这些有权力的人会侮辱我。
6 岁时，被父亲打屁股。	害怕在工作中遇到困难。	如果我没能做到十全十美的话，就会被惩罚。
4 岁时，看到父亲酩酊大醉地回家。	害怕成为酒鬼。	我最终会像我父亲一样。
5 岁时，离家后，家里的狗死了。	害怕自己外出时家人会死去。	当我没有在其他人身边时，他们会有不幸发生。
6 岁时，继父强迫我在周末写作业。	老板会让我加班，剥削我。	这些当权者对我有绝对的权力。
5 岁时，回家迷了路。	害怕在高速路上迷路。	我必须时刻准确地清楚自己要去的方向。
5 岁时，偷钱被抓住。	害怕被控告不诚实。	我必须百分百地诚实。
6 岁时，被告知改掉左撇子，习惯用右手。	害怕被别人拒绝。	我必须改变，使别人能接受。
7 岁时，父母吵完架后，父亲一去不回头地离开了母亲。	害怕过分自信，别人会离开我。	如果我让别人生气，他们就会离开我。

这个过程帮助患者看到他过去的记忆如何给现在造成了问题，并且可能会阻碍未来的幸福。然后，治疗师可以指出，患者在一定年龄或者发展阶段，也就是当他缺乏足够的能力发现这个信念的限制性时，他学习了这个假设。尽管治疗师不可能知道患者的假设是否是产生于这个特定的事件，但把它看成至少是个形成因素也是有帮助的。大多数患者对这个过程和基本原理反应良好。患者经常把以前事件的幻象或者表象跟

目前的困境联系起来，其内容或者带来的感受跟目前的困境十分相似。

除了童年时期信念的内容，还有不成熟的思维过程，患者都可以让其烟消云散。治疗师可以让患者观察他在按照这些信念行事的时候是如何的在用一种不成熟的方式处理自己的经历。一位患者按照这种信念行动：如果她被拒绝了，她就一无是处。治疗师帮助她看清她是如何以一种具体的、全局的、非全既无的方式处理这个信息。治疗师必须时刻记住，是与不成熟的信念相联系的这个过程——不仅仅是信念的内容——造成了这个问题。

患者的基本假设通常容易被识别，因为他整个生命当中都在重复这种相同的模式。进一步地说，他的假设通常都有一段较长的可发掘的历史。一名 8 岁的患者能把他害怕丢钱的恐惧追溯到他的爷爷（他的爷爷是一位俄罗斯移民，他初来这个国家时，遭受了经济困难）。害怕丢钱是他的家族传统，可以追溯到 19 世纪。

主要问题

为了提高效率，治疗师需要强调患者生活中的基本问题。正如治疗师没有时间去纠正患者所有的自动思维一样，他也没有时间去纠正患者所有的假设。但是，他可以反复地集中在患者的主要问题上面，这些问题包含在前面已经提到的三个问题中——接纳、能力和控制。

患者的主要问题是指一种习惯性的、固着的以及很大程度上自动化地对世界的思考、行动、感觉和反应。一个主要关注自己的能力的人已经思考了他自己的能力数千次，谈了数千次以及按照这样的想法行动了数千次。

艾斯华伦（Easwaran）用大脑中的沟壑来打比方，描述了这个主要关注点是如何发展的："早期阶段，这个沟壑可能只有 1 英尺深左右。尽管有可能变深，但是也有可能流向别的方向。而且，渠壁仍然是很软很易摧的，它们有可能凹陷下去把沟壑填上一些。"（1981：92）患者对这个比喻反应很好。治疗师可以指出患者对这事是有选择的。例如，每次他把他的经历构建为一种拒绝，那他就把沟壑挖深了。艾斯华伦总结道："这几乎是关于神经病学的，我们调试自我意识中的思维模式。最后思维中会有一个大沟壑。"（p.92）。到这时，任何事情都有可能引发条件反应。

患者一直以来过度地实践和学习他的主要问题，这已经形成了他自己的一种生活了。一位患者的主要关注点是控制，主要表现在她的身体健康方面：认为她的身体出了问题的想法经常自然而然地冒出来，她就会被驱使着去控制这种危险。这种强烈的关注支配着她感受这个世界的方式。她看到健康处处受到危害，她会把注意力集中于媒体报道的那些健康危害，并转向关于疾病的任何一种讨论。她会检查自己的身体和她的内在感受，试图找到一些健康危害。正如酗酒者们会为了任何理由喝酒一样，患者把任何事件的发生都当做她集中在关注点上的理由。任何时候她都会感到焦虑，当医生说"有点问题时"（对她来说，这就意味着她如果不采取控制的话她就会得绝症），当医生说"没有问题时"（"他一定是漏掉了什么"），当她没有去看医生时（"我还没有去医生那检查这个，我得为它做点什么"）。

通常患者都会围绕他的主要关注点发展出一种生活方式。一位主要关注接纳的患者花大量的时间和精力于发展和维持一系列她希望自己被接纳的人际关系的人，她和许多她不喜欢的人维持人际关系，因为她把所有的人际关系当做不被拒绝的保险单。她一直忙于为所有的保险付费。

积极和消极的强化

这些主要问题给人带来益处。由于一个人害怕自己无能，他有了动力去在职业上作出超出预期的成就。他长时间地工作，并把闲暇时间也用来工作，为的是让自己的工作更出色。但他经常感到不安和焦虑，尽管他确实在事业上很成功。

患者可能会摇摆于无聊期和焦虑期之间。当他的主要关注点没有受到什么威胁时，他感觉无聊；当有这种威胁时，他感到焦虑。主要关注点受到的威胁成为他生活的主要动力源，自相矛盾的是，往往也是最大的快乐源泉。

一个主要关注点常常被消极地强化（随着一个令人讨厌的体验的移除而被强化），所以当恐惧的事件没有变成现实的时候患者感到暂时的兴高采烈。一位主要关注被别人接纳的患者，在别人赞美了他的外表之后会通过吃一些减肥食品来表示庆贺。赞美消除了他又老又丑的恐惧。

患者还可以就主要关注点获得社会强化。他常常参与一些跟他有共同关注点的正式或非正式的团体。一位主要关注能力的患者用他的聪明来支撑自尊。他成为门萨（Mensa）以及其他一些尊崇智商的正式或非正式团体的会员。工作狂得到的社会强化已被证实。极度关注控制的人会从饮食和锻炼方面的自律上得到强化。

患者的主要关注点往往是系统性的并且席卷他的整个心理系统。他的关注点会带来身体、情绪以及行为上的反应，最终又反馈到原始关注点上。患者对控制的主要关注使得他在见到权威人物时紧张，反应欠佳，他认为权威人物都在试图控制他。他的反应，反过来又强化了原始关注点，即当涉及权威人物时他就不能控制自己的生活。

双重心理

患者通常都会牵涉一些重要他人，这些人强化并验证他的关注点。一个害怕被别人控制的人会与一个想控制的人交际。一个人对依恋有一种矛盾心理，因为抚养他长大的父母就有矛盾心理，他会和一个跟他同样具有矛盾心理的人交际。人通常会进入其他一些能重新确认他的基本关注点的情形。例如，看起来对于拒绝存在最大问题的人会进入一些拒绝可能性很大的领域，例如销售、写作或者娱乐。

患者的主要关注点是与他自身的双重表象相联系的（Horney，1950），双重表象代表了两种极端：一种表象是轻视，围绕着低人一等的感觉或是不足；其相反的表象是对轻视表象的过度补偿或者是纠正。拒绝的表象结合了一个无条件接纳的表象；侮辱的表象结合了优越感的表象；被控制的表象则结合着一个掌控的表象。双重表象是逆向相关的。轻视别人的表象越强烈，那另一个相反的表象就更强大，以给予补偿。

患者在生动的幻象中经常能经历这种双重表象。一位主要问题在于能力的患者拥有一个乞丐的表象，作为补偿，同时有一个极端富有的表象。另一位患者有98磅重的懦夫的轻视表象，同时有一个相反的表象，即一个明星运动员。患者的双重表象体系是许多焦虑的来源：他在两种惧怕之间转换，一种是害怕他的被轻视的表象变成现实，另一种是害怕能让他自我感觉良好的理想表象不能实现。

实现一个人的理想表象并不能减轻焦虑。一位幻想自己成为职业歌手的患者，作为补偿，另一个表象则是不被接纳。他在歌唱领域确实小有成就。但是，他却更不安心了，因为与他预期相反的事情发生了：许多人嫉妒他的成功，他在实现目标以后，遭到比以前更多的拒绝。他仍然开始恐惧失去新确立的地位。

一个人的问题越是严峻，他就会越焦虑，就越是会拒绝修改它。将生活剧烈地投入在一个或两个主要问题的人，会由于这种投入而很难与之相处。

主要关注点的发展

治疗师可以和患者一起检查患者是如何发展他的主要关注点以及如何与焦虑发生联系的。在早期治疗中采取这种方式是有益的。尽管在最开始时不会着力于修正问题，但是治疗师会阐述对患者情况的理解并定出计划来指导治疗。

图15.1说明一个由于身体不吸引人而担心被人拒绝的患者，她认为自己太瘦，胸部太小，没有男人会全心地接受她。最里面的圈代表了她的核心误解以及主要关注面。为了补偿她这种"缺陷"，她觉得自己应该被一个吸引人的完美男人爱着，无条件地接纳自己。但是她和男人的关系又被她自己的几种信念所破坏。一种信念就是所有具有吸引力的男人都只是想和她发生性关系，而不是真正接纳她。另一个信念是真正

关心她的男人又没什么吸引力。第三个信念是她必须避免让男人看到她一丝不挂。由于这个原因，她和几个男性都发生过性关系但是没有全部脱光。她不去健身房或者沙滩，以此避免暴露她的身体。她认为自己永远都找不到"完美男人"。

治疗师可以用图 15.1 那样的图形来告诉患者他的信念和假设是如何保护了他的主要关注点中的核心误解。表面上看来，所有的假设螺旋式下降地证明这个误解。图中，假设回到了同样的结论，"我的身体不被人们接纳"。

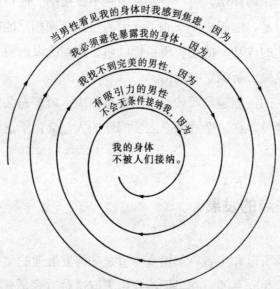

图 15.1 主要关注点以及信念和假设的螺旋下降

治疗师可以告诉患者，由于在早年自我意象遭受打击，一个人可能形成对自己不尽如人意的观点。对于自己的核心误解可以被看做一种毒药，它会终生影响一个人的系统。每个重申核心信念的经历都会加强这个系统。人为了与消极的核心信念斗争，会形成一个相反的幻象或者计划来战胜最初的缺陷。但是，过度补偿或者解毒剂会使得原来的误解一直存在。

治疗师可以把这种误解构建为患者在得到所有信息之前所作的一个决定。这可以被看做是适应已经无用的事件的一种方式。治疗师可以用各种各样的比喻来阐明患者所尝试的治疗是如何延续了这个问题，如：
"如果你用海洛因来治疗头痛，它的副作用会让你觉得你仍然有头痛，
因此你会服用更多的海洛因来治愈其副作用。"

　　通常患者都能识别其核心误解或者主要问题的根源。如果问题在于
接纳，那么根源可能在于挑剔或者不善于接纳的父母；这个核心信念是
"我有缺点，所以不能被接纳"。当能力是关注点时，其核心信念则是
"我低人一等"。这通常能追溯到失败或者类似失败的经历，"我没有
控制力"这个定论往往是根源于一对专制的父母。

　　有时候这种"有毒的"信念的根源可以是文化影响或者社会影响。
一个人在年轻时被歧视就因为他是犹太人，他形成了一种低人一等的自
我意象。他通过在学校里极度优秀的表现来过度补偿这种自我意象。他
认为他必须继续这种优秀的表现来战胜低人一等的耻辱。他获得了许多
成功，但是却永远没有他所需要的那么多。他的生命，绝大部分，都是
一系列的焦虑和抑郁的时段。当他想到自己不能成功时就感到焦虑，当
他想到已经失败了时就感到抑郁。在他后来的生命中，他需要越来越多
的成功以及几乎每日的表扬和关注，以此来击退他的消极情感。他永远
得不到足够多的那些他实际上并不需要但是他认为他需要的东西。

　　自我实现预言　患者通常在无意中创造一个真实的情形来重新确认
关于他自己的基本假设。焦虑本身常常能带来患者所惧怕的，正如发生
在演讲中的焦虑一样：他害怕自己表现不佳，他的焦虑会导致他这么去
做。正如圭达诺（Guidano）和利奥蒂（Liotti）所描述的，患者不断重
复的过程"塑造"着外部环境，直到他创造出一个满足他或她的个人身
份或生活程序的"合适的环境场所"（1983：90）。

　　有一位患者，别人都认为他在工作上很出色，但他害怕自己会被解
雇。最终，别人会出来抢了他的工作的这种怀疑导致他被解雇。另一位
患者，认为自己永远不能和别人建立交际，他搬到一个人烟稀少的地方
居住。尽管他的推理是循环的并且他很孤独，但他的推测是正确的，周
围他不能够去与之建立友谊的人很少。

　　治疗师可以帮助患者看到他是如何使这个世界陷入他所设计的模式

中。这里的策略是让患者逐渐地改变生活方式来使其能更多地了解自己，学习达到目标的更好方式。

选择性概括　反复的思维错误是学习的主要障碍（Beck，1976）。当一个人吸收信息的方法是错误时，他继续相信这种错误假设并按照它来行动。他假设这个世界会以特定的方式呈现出来，并且他吸收信息的方式再次肯定他的基本假设。

患者往往学习失败了，因为他只倾向于支持他原始假设的材料。一位认为自己生活在一个充满敌意的世界里的患者，严密地关注有关危险信息的新闻并谈论关于危险的话题。这种对犯罪、污染、战争以及流行病的选择性集中注意会再次确认患者的观点，他活在危险的世界里。

随意推理　随意推理常常导致一个人原本害怕的事件变成现实。如果一个人期望其他人以某种方式行动，通常其他人就会实现这种期望。例如，一个认为不能去相信他人的人通常就表现得不值得信任。一位患者害怕他的生意伙伴会窃取他的财产。为了保护自己，他开始窃取这个生意伙伴的财产。他的伙伴发现了，然后开始窃取这位患者的财产。恐惧并不一定要采用这样的模式来强化错误信念；一个人可以有多种方式确认他的歪曲。一位学生在半期考试中得了 C，然后错误地预计他会挂科、辍学、成为一个乞丐。他开始过度用功学习，最后得了 A$^+$。他的结论：只有通过他的努力才能把他从变为"乞丐"拯救回来。

现实检验的失败　大部分治疗的目标是建立正确的学习经历。整体目标是让患者建立起一个心理定势，要做现实的检验者而不是现实的逃避者。在大部分的这种学习经历中，患者需要接近他的恐惧。在之前那个学生身上起效的策略就是帮助他建立一种冒险和"生活得更具危险性"的态度。他后来在学习上投入更少了，却发现他仍然能取得好成绩。

循环推理　沉浸在循环推理中的患者有效地阻碍了学习。患者通常有封闭的逻辑形式："我在那儿受不了了，因为我不能忍受我不去忍受它"；"我不能忍受焦虑，因为我很焦虑"；"我很焦虑因为我快疯了，我快疯了因为我很焦虑。"

二分推理　患者通常把他们的经历用"非／即"的方式构建，这种方式他们并没有学会。如果一份工作或者一个人不完美，那么就是完全不可接受的。

奇幻思维　学习的最普遍障碍就是奇幻思维，这种思维被迷信行为再次肯定。（"我有一个飞机坠毁的表象，所以我取消了旅行"；"我知道他会生我的气，所以我绝不回电话"；"我坐在治疗师办公室的这张椅子上，从来都没有糟糕的事情发生，所以我每次都坐这张椅子"。）

过分概括　患者通常拿来一条或者两条证明威胁的信息，然后过分概括。因此，害怕抢劫的患者会从一次抢劫事件的报道中概括出"每个人都会被抢劫"。

错误归因　一个人可能会把自己的问题归结到错误的原因。一位患者把他所有的考试焦虑归因到即将来临的考试上，而实际上他以前一直学习不够努力。另一位患者把他社交生活的缺乏归因为他不喜欢单身酒吧。

在患者的焦虑中可能缺乏因果意识或者是具有对因果的固定看法。一位母亲很焦虑她对孩子的抚养有什么可能的后果（"我的儿子会变得情绪不安"）。她夸大了危害的程度以及她在形成危害中的作用。她认为如果有什么负面的结果，那一定是她的原因。她的潜在信念是在结果和行为之间存在直接的因果联系。

固定观念　一个人缺乏灵活性也无法学习。治疗师可以指明所有的信念在一定程度上都是有限制性的：它们所排斥的现实比它们所包含的要多。

治疗师：如果你说"我是美国人"，你是在排斥关于自己的很多可能。并且如果你以忽视其他为代价过多地强调这个观点，你可能在为作为美国人的狂热上面弄巧成拙。

目的是让患者看到，从长远来看，死守一个信念并不是一种力量，而是一个弱点，因为它让一个人不能更有效地应对现实。间接地强调灵活性的重要性，这种方式常常能起到作用。一位刻板的患者，她坚持认为她应该恪守所有的承诺，否则应该严惩自己，治疗师对她说：

> 几乎每种美德，如果运用到极端的程度，都会成为一种恶习。通常如果人们在沙漠里迷路了，一旦找到水时就会喝到再不能喝下为止。在某个时候，你的生活可能需要这样的模式，但是现在你仍然需要吗？

当患者把自己学习的障碍视为一种德行，治疗师和患者把这种德性重新命名显得有所帮助。患者可能把这种障碍看做是"有原则""坚持"或者"坚强"。与患者关系较好的治疗师可以用这个词"固执"来取而代之。

算命　焦虑症患者几乎一直在假设一个消极的结果，若和他的这种想法"这样子我就不会失望"放在一起，前者就可能被合理化了。事实上结果是如果他所惧怕的事件没有发生，患者就把幸运归因为他之前所作出的担心。偶然的坏结果支持担心的过程以及对危险的假设。

患者可能不会从经历当中学到什么，因为他把灾难没有发生归因于一些幸运的事。一个害怕"在贫民窟告终"的人说："我要是没有纯属偶然地找到做生意的绝佳位置，我就不会这么成功了。"

自我宣传　人们通常把自己困在自己的厄运预示里，创造一种让自己开始相信自己的宣传氛围。例如，一位患者与太多的人都讨论过健康危害，以至于当别人一提到这个话题的时候他很难让自己远离关于健康危害的谈话。

羞耻与骄傲　羞耻是阻碍学习最强烈的情绪之一。学习新的技能通常就伴随着运用技能欠佳，许多人拒绝去尝试是由于掺杂了羞耻感。往往患者甚至对治疗师都不会说出他们对于羞耻的一些最深层的担忧。教会患者战胜羞耻感是帮助他成为一个更好的学习者的主要方式。

一位患者对自己的假发有一种痛苦的自我意识，认为："如果我没戴假发出去，每个人都会排斥我、羞辱我。"由于他的羞耻感，他不愿意去验证这个假设。

骄傲，羞耻的反面，同样也是阻碍学习的普遍障碍。有情绪问题的人最典型的特征之一就是他们对于应该做什么来解决他们的问题有固定观念。这种观念在具有特殊人物综合征（Raimy，1975）的人身上得到夸大：即，他坚信自己的天生优势。往往在某个领域他是很聪明很成功的，但是他的骄傲阻碍了他在自己的问题领域中的学习。治疗师可以就实际而言讨论羞耻和骄傲，并指出如果一个人不从经历中学习，那么注定会让这样的经历重演。治疗师还可以把谦虚（接受他能向任何人学习的意愿）作为榜样。

贪婪　一个人想要更多安全感的愿望会营造更多的不安全感。例如，一位患者希望他身体健康有一个绝对的确认。医生的健康证明书，如果不是有意的，会带来让他更不安心的后果。

一位患者形成了一种不完成工作或者不实施计划的行为模式。他一旦到一个他觉得他不会做的部分，他就以这样的理由"新工作或者新计划能带来更多的金钱，机遇和创新"换工作。他的贪婪结合了对自己胜任不足的恐惧。

感觉自己无能力的人在自我接纳和感觉被他人接纳上存在困难，他也可能感觉"失控"。除了这种相互关系，患者会较多地突出表现一个问题，而不是其他问题。基于这个原因，应该分别讨论主要问题。

接　纳

担心接纳的人其核心信念是他在某些方面可能有缺陷，因此无法被别人接纳。这种担心的形成可能是由于欠缺父母对他的认同，或是具有某种瑕疵或者缺陷让他无法被同龄人接纳。例如，一位女士在童年时失去了一只眼睛，由于这种缺陷，她在生命的大部分时间里感到无法被他人接纳。

患者用各种各样的策略来让别人接纳和喜欢他。他过度补偿其实是渴望让别人无条件地喜欢他。他往往很害怕被拒绝。这就是为什么这类人很关注被别人喜欢以及取悦别人。因为他感觉自己不被接纳，所以很害怕独处。他常常被孤立所困扰，且不断地寻找依恋。

这种人常常为他的缺陷感到焦虑，并且害怕他人发现这些缺陷。一位接纳自我有困难的女士以她的体重和没有一份好工作作为无法被接纳的原因。她认为别人也会拒绝她。她尝试过分取悦他人，其效果是赶走了别人。

患者夸大社会接纳和拒绝的范围和重要性。他将其过分笼统的概括并平均化：即他把每个人的接纳都视作必要和同等重要的。一个邮递员、推销员、一个社会组织的全部成员或者一个街上的行人对他的接纳和与他亲近的人对他的接纳是同等重要的。后果都被视为绝对的，接纳或者拒绝被当成是永久性的。

因为他人的看法直接影响他的自尊，所以他依赖于别人给予的反馈。他不断地观察以了解别人是否在接纳他。如果他人看起来在接纳他，他就会变得更加自信并且通常就会表现更好。

如果别人看起来在拒绝他，他的自信就下降并且表现也变差。因为他的自尊对暗示十分敏感，尤其是当他的行为表现在变化时，他体验到抑制增加。这表明他的自尊从根本上是不稳定的——至少在这种环境下。他的一部分依赖是用来证实是否"我做对了"。如果他收到友善的或者被理解为友好的纠正信号，他不会失去自尊并且纠正他的表现。

他不能摆脱别人的看法的原因之一是他的常规想法——他坚信，社会接纳如果对于他的存在是必不可少的话，那么对于他的幸福则是必需的。赞扬和社会成功可以暂时增强并巩固他的自尊；但是由于他的自尊是依赖于社会输入，因此是不稳定的。他人的输入可以从正反两方面影响他的自尊。换句话说，他的自尊是不可靠的。

例如，一位年轻人因为没被邀请到一个聚会而感到受伤。他觉得举办聚会的人有意地排除了他并且是有意识地歧视他。进一步的探讨，事情变得明了，聚会是为那些给某个特定慈善机构捐了款的人举办的，而他根本就与被邀请的人毫无干系。治疗师可以把这件事视为一个机会，给患者提供一种可选择的观点：

所有人都有他们的参照系。当你的参照系与社会现实不符合时，它

会导致各种症状——伤感、焦虑、悲伤、抑郁。当你的参照系和普遍认可的交互作用方式不同时，这会导致与人交往的问题——例如，过度担心、不自信、回避。

成长过程中的艰难一课是了解存在着一个和你毫不相干的外部世界。许多人倾向于把他们的一孔之见固定在大范围的外部事件上，并且把他们和自己联系在一起。他们就会，例如，像你在例子中做的那样，得出一个结论认为其他人的行为的力量影响你的幸福，而实际上，这些行为跟你完全不相关。

像这位年轻人这样的患者会插手一些和他们关系甚远的事情——例如西伯利亚的陨石坠落。为什么他们把这些事件和自己联系起来？因为他大量地投入于被别人接纳这点上，导致他病态地通览社会环境寻找接纳和拒绝的迹象。在某种程度上，相对不成熟的参照系决定了对接纳的集中注意。人还没有进步到能够远离世界，完全地依靠自己单独地判断社会事件的地步。

渴望被当做最喜欢的孩子对待，往往就体现了对于接纳的过度关注。如果一个人在社会环境中没有得到特殊对待，他认为自己被轻视或者被拒绝了。如果他其实没有参与到这个情形，他期望别人能在别的任何事情上考虑他；并且他认为别人不这么做就会给他带来危险的后果。

当他感到这种忽视的时候，他把消极的动机和意图都归结到其他的相关者身上——尽管，按理说其他人根本对他没有动机，因为他不在他们的即时考虑范畴以内。例如，一位开业税法律师听说当地大学的一位教授被指派到另一所很远的大学上课。尽管患者自己从来没参与过学术工作，他却很沮丧很焦虑："为什么他们不选我？毕竟，我也是税法方面的专家。可能这表明了他们不喜欢我。这会导致什么？"

这个人时刻警惕着去满足和保护其他人对他的看法。他特别组成了一套特殊规则来保护自己的社会形象。由于他自己的那套规则和正常行为不一致，他可能会害怕他人以某种方式损害到他的利益。

由于他的未来取决于这样的假设，例如"如果我要有所成就，我必须要被他人接纳"，他可能会恐惧那些别人可能轻视他的情形。他在应对权威人物时往往有明显的困难，因为他害怕拒绝的后果。他把上级的某项政策或者行动都视为给他带来危险；而在现实中，这样的行动没有影响他。他把从混乱情形中理出秩序的尝试，以及用合乎逻辑的方式规范行为的尝试都错误地看成是对其自尊的威胁。同时，取悦权威人物能使他快乐。

他常常按照这样的规则行事，即别人是他利益的更高评判者。从这个意义上看，他以一个假设的孩子的角色来面对同龄人、配偶、孩子或者学生。例如，一位男士在做任何计划之前都会先咨询他的妻子。他的理由是，她才知道怎样是对他最好的。他相信不询问她的话只会带来不必要的麻烦或者拖延。

这样的人的鲜明特征就是他经常对他人过度移情。由于他的敏感，他认为他必须一直考虑周到、友善、敏感以及大方。当他注意到这种过度关注时，他把它合理化为别人需要他的注意来活下去。

能　力

主要问题是关于能力的患者害怕自己不合格。他的核心信念是自己低人一等。通常他成长于这样的家庭环境，由于种族、宗教或者社会阶级的原因，感觉比他人低一等。其他时候，这种低人一等的感觉来自于跟兄弟姐妹的比较或者真的不足之处，例如，体育或者功课很差，或者父母告诉他"什么都做不好"。他也可能鲜有精通或者成功的经历。他经历的任何大的挫折都加强了他的这种信念。

另一方面，患者可能会害怕无法完成那些要求达到他目标的工作。他的解决办法是劝导别人来帮助他，并且他常常形成工作关系上的依赖。这个人非常害怕不能够完成项目。他常常被拖延困扰，并且不敢冒险。

这类患者害怕他们的无能会暴露——例如，在与权威人物交流的过程中。如果领导指出他错了，在一定程度上他觉得领导是对的。比尔（保险核算人）的老板指责他没有填完承诺的一个报告。尽管比尔相信他已经实现了之前承诺的，他还是叨唠地表示有所怀疑。他不成熟的部分让他相信老板是对的——尽管他手握铁证。比尔感到紧张不安，他试图把这件事跟老板讲清楚。老板"用话语让他窒息"，他无法为自己辩护一句话。谈话结束，比尔立刻被解雇了。他回到家里，他感觉非常愤怒，希望老板死了才好。另一方面，他被老板所吸引了。他觉得他应该吸取老板的强势、自信、地位并且弥补他的弱点。他不能想象自己做反对老板的事情。

当治疗师建议他面对老板时，比尔开始变得极度焦虑。他不能准确地找出他焦虑的原因。但是，他体会到一种难以忍受的令人窒息的感觉，让他感到软弱、无助，说不出话来。他把自己的这种感觉跟作家麦尔维尔（Melville）的作品《水手比利·巴德》（Billy Budd）中的主角比利作了比较。比尔甚至不敢想象和老板进行一次开放式讨论。有趣的是，比尔在其他各种关系中都能应付自如——除了应对上级领导。他是三兄弟里最小的，他的长兄在很多方面就类似于一个权威人物角色，患者小时候经常被他长兄嘲笑或者指责。治疗师给患者表明有可能他仍然保持着童年时候的态度和反应群集，面对权威人物时就被激活了并且已经变成自发的反应。

治疗由一系列的认知演练组成，包括让比尔和权威人物讲话并探求他对待权威人物的态度。治疗师指出，尽管比尔认为他不能够对老板谈话自如并且显得像个傻子，但他还是有可能清楚地表达自己，虽然紧张。比尔发现，只要他受到自己不自觉地退缩、顺从、放弃自我的行为控制，他的这一观点就奏效了——认为老板是全权的强势而自己是个无助的全无用处的人。

关注这个问题的患者通常提到他们在跟雇佣者、主管人员或者任何他们感觉更有能力的人讲话时，感觉自己像个骗子或者冒牌货。他认为自己真的低人一等、更弱小、更没有价值：当他和平常的行为不一样时，他感觉自己是在试图愚弄别人。这种骗人的感觉被带到了很多社交场合。

例如，一位56岁成功的商人，他说经常感觉他好像是在欺骗其他的商人，当他们在一起时，他害怕这一点被发现。他经常这样想："我的能力不足以应对这样的场合。"或者他还没完全长大，不能应付与别人的交际。

许多患者告知他们有这样的表象，自己是个处在卓越者的世界中的孩子。他们认为，等以后自己长大了，就能应对这些情形了。但是，对这种情形的回避会让他们得不到能给予他们更多自信的经历。

由于患者经常认为自己缺乏能力并且表现在行为上，他不停地寻找别人看到他无能的迹象。基于这一点，患者可能会从字面意思来理解别人的话——即使表述往往是幽默的、非评价性的，尤其是涉及焦虑症患者的敏感区域时。一位女士的朋友就她的车技开了个玩笑，她断章取义地认为自己被批评为一个"健忘的人"。

有的患者有这样的表象，自己是个受惊吓的动物。一位患者这样想："我是只受惊的兔子，弱小而被动。"他把自己看做是低于人类的。一位先生把自己视作受惊的狗，并且看到自己被他人拎着耳朵提起来。正如前面提到的，治疗师需要询问存在这种表象的可能性。

在社交场合，关注能力的患者通常对自己有一种不确定的感觉，好像自己不属于这个场合。他夸大了这个场合对人的要求，并且忽视自己的社会技能和能力或者作最低的估计。这种人通常根据别人的反馈来评判别人是否认为自己有能力。如果反馈是负面的，他的表现可能会下降。他变得笨拙、受伤，甚至可能沉默，因为负面反馈带来的象征性意义。事实上，如果他相信自己能够应对，那么他就能做好。换句话说，别人的负面反馈使他相信自己不能去应对。感知到被别人贬低的力量可比作催眠师施加给被试的力量。社交焦虑症的患者可以被催眠到相信他自己不能开口，不能清楚地思考，不能站直的状态。从某种意义上说，他被催眠了，认为自己的大脑和发音器官都被麻痹了。

个体通常陷入一种循环推理。一位年轻人说去参加聚会的想法让他感到害怕，因为他不知道该怎么行动，并且因为他害怕甚至会更加地手脚不灵活；所以他不参加聚会。他越是逃避这样的社交聚会，他越是害怕。以下是他和别人打交道时一些自动思维的例子："我做不到。我会失败、出错，保持沉默"；"他们在评判我不足胜任，不能干，不适合"；"他们不赞同我的紧张以及我讲的话"；"不赞同不仅意味着失去赞同，还是一个明确的预兆，即我没有能力和别人相处"；"我没有能力继续下去"；"我没法正常地表现"。

针对这位患者的策略是：①帮助他把自身的价值与他的社交表现和成就分开。②帮助他接纳自己和自己能力范围内本来的样子。③把他所应该负责的和其他人应该负责的分开。治疗师要纠正的不只是个人的歪曲，还有文化的歪曲。总的目标是让患者为了自己而不是为了增强他的自尊去做一件事情。

控　制

关注控制的人其恐惧围绕着被他人或是他所不能掌控的外部事件支配的可能性。这种恐惧有多种表现形式。它可能是与以下情形有关：对权威人物或是重要他人失去控制、对疾病失去控制、对金钱失去控制。患者形成这种关注的原因通常是处在一个他感觉自己几乎没有控制的情形中。这可能与专横的父母有关系，或者成长在一个缺乏控制是个很重大的问题的环境当中。我们还观察到另外一种行为模式，这个人总是没能得到父母一致的回应，因此不得不生活在模棱两可中。他通过试图控制自己的生活，常常包括他周围人的生活来过度补偿。他没法容忍模棱两可，因为他不能控制其结果。

患者通常害怕他会"失控"。焦虑发作尤其让人害怕，因为他不能控制自己的感觉。患者可能会集中在害怕发狂，或是集中在害怕失去对经济或健康问题的失控。由于他对恐惧的过多关注，他和别人相处往往有困难。别人把他看做"控制的"以及"操纵的"，因此不那么愿意与他合作。患者通常不会把他的问题表现为对失控的恐惧，而是描述为是情形或者事件本身造成的——人群、老师、牙医。但是，治疗师能容易地发现患者并不是害怕物体、事件或者情形的危险，而是害怕失去控制的后果。例如，一位自己把问题确定为"害怕人群"的患者，实际上并不认为危险会以某种神奇的方式从人群里冒出来锁定在他身上。他事实上害怕的是在人群里他该做什么行为：他有可能以某种方式失控——昏倒或者呕吐，变得歇斯底里或者大喊大叫。在治疗中，因此有必要去挖掘位于原始逻辑的核心，设计一个抵制其效应的策略。

就像关注接纳或者能力的人一样，害怕被控制的人可能会害怕权威人物。然而，在这种情况下，害怕的却是权威人物会试图掌控他并让他做一些他不想做的事情。这种人相信支配层次决定了谁是"主人"或者"奴隶"。很容易看到这种信念系统是如何导致焦虑的。例如，一位患者必须要得到他的教授写的推荐信，为了要推荐信他必须作出很大的努力来克服恐惧。他以为教授的态度会是："你申请了一所错误的学校，你应该去我给你推荐的那所学校。"

在人际交往中，控制感、效率和个性与得到社会支持（关怀、喜爱和赞同）同样重要。对特定个体而言，拒绝可能暗示着失去控制和社会支持："我没有控制力，除非其他人承认我有。"这里的问题在于感知到的他人态度："如果他不答应我的请求，意味着我没有掌控自己的生活。"感知到的缺乏控制会威胁患者的自我意象。

人们必须能够开口并清楚地讲话才能进行社交。如果一个人做不到，意味着他不能控制自己的机体运转——一个毁灭性的现象。更进一步地，如果一个人有不自觉的摇摆或者颤抖姿势，这是缺乏控制的进一步证明。别人能够感知到这些缺乏控制的表现。因此，这个人就害怕行为不能正常运行，而且还有更大的恐惧，即其他人会认为他软弱，进而继续控制他。

关注控制的患者通常在第一次会谈时就会表现出这种关注。他会提出特殊的要求（例如调节灯光、布局或者其他的调整），采访治疗师（"你是什么职称"），不回答问题以及为治疗加上限制。一位女士说："我得小心点，因为大部分治疗师都想勾引他的患者。"这个人可能也会表现出对缺乏自律的焦虑。一位患者非常的焦虑，因为她不能控制住自己抽烟。自相矛盾的是，她试图控制自己反而让她感觉更加失控，当焦虑的时候她强迫自己去放松结果反而更焦虑。同样的，一个人越是想去控制别人，他越是感觉失控。

例如，厌食症，看起来是对肥胖的恐惧，然而更多时候其真正的恐惧是失控。通常一个人感觉他生活的某个方面失控，他会通过在其他方面高度地控制来过度补偿。一位患者在个人生活和事业生活方面一片混乱，开始迷恋起跑步。

关注控制的人会用不同的策略来重获控制：一种是对他觉得试图控制他的人发火；另一种是放弃所有的控制。一位患者担心他对自己的财政失去了控制。当他感觉自己花了太多的钱并失去控制的时候，他会花更多的钱。这给他一种短暂的处于控制中的感觉。

人类社会化似乎规定了如果人们以特定的方式对待另一个人，那么他必须以同样的方式回应以保持面子。由于这个原因，社交让有的人感觉被束缚。贝克尔描述过这个过程。"父母早期的命令'对这位先生说谢谢'不是一种逢迎的教诲，这是控制的一种练习：现在该'这位先生'给出一个合适的回应或者礼貌地结束这个社交情形了"（1971：97）。在社会等级结构中，即使是低层的人也可以用合适的言语表达控制上层的人。贝克尔描述这个过程，"一位军官会大声对他的士官说，'不要叫我长官！'这是对于被一个极端限制性的身份定义控制所做的抗议。人太容易被束缚在另一个盒子里了"（p.97）。

关注控制的人对于控制的这些形式高度敏感。尽管没被说出来，但是害怕被控制是他逃避社交聚会或者在聚会上感到不自在的原因。与其他主要问题一起，患者往往建立一个自我实现的预言：在被别人控制之前，试图控制别人，这通常导致别人使用反控制。

动机和主要关注点

已知道患者主要问题的性质，在帮助他修改这些问题的时候治疗师需要有一些现实的期望。患者通常不情愿抛弃他的主要关注点。他想摆脱主要关注点所产生的焦虑或者产物，但不是关注点本身。例如，患者想摆脱对拒绝的恐惧，但是却不想摆脱被几乎每个人完全接纳和赞同的愿望。帮助他修改关注点的必要要素是劝说他，使其想要抛弃这种愿望。

可以向患者表明其主要关注点的代价超过其益处。通常关注能力的人直到患上心脏病或者必须付出其他高代价他才停止过度工作，正如有的人直到患上癌症才停止吸烟。治疗师可以帮助患者看到，通过把主要关注点变成次要，他可以活得更好（"我希望被接纳"与"我需要被接纳"），或者通过转变优先内容（"我必须做个成功人士"与"我要把精力集中于享受生活"）。

当患者不情愿修改他的主要关注点时，例如必须要成功，治疗师可以指出这种选择的后果，甚至可能帮助患者实现他认为"必须"达到才能幸福的目标。例如，一位女士说，她必须成为一个成功的作家才能快乐。她需要这种成就来弥补她很低的自尊。她有21年焦虑和抑郁的历史，包含了她成为成功作家的需求。治疗师把主要关注变为次要关注并把焦点转移到"为了写作而写作"上，两次尝试都没有什么效果。治疗的焦点因此转移到了她如何能最有效地达到目标。这个转换的基本理论依据是她必须要么获得一些成功，要么就是经历更多的失败之后才会愿意去修改她的主要关注。

一旦患者看到了修改主要关注的好处并且想去修改它，治疗师有一些现存的策略和技巧可以使用。以下是其中的一部分：

1. **重复的作用**　治疗师必须避免"教师的谬论"：告诉患者正确的假设使得他丢弃以前的那个是远远不够的。治疗师必须不断地让患者集中在这个假设上。治疗师要从各种不同的角度来攻击关注点：有时候，可以是直接攻击（"让我们来看看这个观点的代价和益处"），在另外一些时候可以是间接地（用比喻或者教育性的故事）。一般而言，治疗师绝不能害怕重复自己。

治疗师同样需要得出患者在使用重复中的帮助作用。一位患者对自身能力有一系列的固着关注，导致了社交焦虑（"我必须一直看起来比别人好"），她把一系列更加适应的观点写在3英寸×5英寸（1英寸=2.54厘米）的卡片上，半年来每天至少看一遍。这个，结合其他的治疗策略，让她在评判自己时变得更加合理了。

2. **选择 vs. 改变**　由于患者已经对自己的假设很了解了，几乎不可能让他改变它们，即使是他想要改变。

治疗师：你想"我会试着改变"，然后当同样的信念再次出现时，你对改变感到气馁。更好的策略是思考选择。你最重要的问题很难解决，因为你已经如此过度的学习它了，它会自动地再次出现。但是，你是一直有能力选择不同的关注点；你可以注意你正在做的事情。因此当旧的观念再次出现并且你能意识到自己，你可以仅仅选择用一个新的信念代替它。如果你一直继续选择新的信念，这个选择最终变成自动了。

3. **行动的作用**　每个主要关注点都会导致一系列的行为，这些行为再次肯定了主要关注点。治疗师需要强调行动对于维持旧作用的重要性，指出患者通过不断地做与倾向相反的行为可以削弱旧的信念。一位害怕被男性拒绝的女性被给予的任务是以某种方式去接近男性至少一百次。她可以跟她办公室的男性打招呼，在公交车上坐在男性旁边等。她花了八个月的时间来完成这个任务，并且告知这个对于修改她认为与男人在一起很危险的信念很有帮助。

4. **生活方式的改变**　治疗师可以建议患者通过调整他的生活方式来修改主要关注点。一位治疗师劝说一个过度关注他自身健康的人停止以下行为：阅读健康书籍、听"健康"磁带、参加信仰治疗、见无数个营养学家、进行永无止境的关于健康和疾病的对话。或者，治疗师可以鼓励患者去结交与他有不同的主要关注点的人。一个主要关注点是关于控制死亡的患者停止了去参加家族会议，并参加了一些其他兴趣的团体。

假设和主要关注点的重建自然来源于认知疗法的发展前期，例如自动思维和表象以及适应不良行为的识别。重建假设的过程反映出了，治疗师和患者对关于患者的目标、策略和生活选择的焦虑反应不断增加的理解。同时，这个过程可能对患者习惯性的思维和行为展开新的挑战。

后 记

　　尽管认知疗法作为对抑郁的治疗法已经得到了可观的研究关注和支持，但是对于它治疗焦虑障碍的有效性的研究却相对较少。这些研究的结果总体来说令人鼓舞。A.O.DiLoreto（1971）对比了系统脱敏疗法、来访者中心疗法、合理情绪疗法（认知 - 行为疗法的近亲）以及安慰剂控制法对人际焦虑的治疗效果。所有的治疗法都比安慰剂更能有效地减少焦虑，合理情绪疗法最大程度地增加了治疗环境以外的人际活动。合理情绪疗法和来访者中心疗法对于减少焦虑的有效性大概是系统脱敏疗法的三分之二。

　　坎特和戈德弗里德（1979）评估了对社交焦虑的另一种认知方法，他们还总结了系统理性重建比自制脱敏法能更有效地减少焦虑和非理性信念，尽管这种治疗法对行为和生理方法产生了同等的效果。

　　坎特等人（1980）的一项研究对比了在减少中等至严重水平的社交焦虑方面五种认知和行为导向策略。对于每种测量（除了脉搏率）结果，全部的疗法都比候选控制组要优越。但是，在减少自我报告负面影响、恐惧和回避行为方面，认知疗法、合理情绪疗法和压力接种训练法大体上更有效。三种疗法——认知疗法、行为自信训练和人际认知问题解决技巧训练——对焦虑的行为测量（定时行为）产生了相等而且是良好的效果。

　　戈德弗里德、林内翰（Linehan）、史密斯（Smith）（1978）和霍尔罗伊德（Holroyd）（1976）曾经研究过考试焦虑的认知方法。戈德弗里德和他的研究同伴发现，系统合理的重建胜过了长期暴露在逐渐减少的考试焦虑中。同样的，霍尔罗伊德证明了在减少考试焦虑和提高平均成绩上，认知疗法比系统脱敏法更有效。肯德尔（Kendall）和克瑞斯

（Kriss，1983）回顾了在与焦虑有关的情形下认知 - 行为干预的其他研究。

　　虽然认知疗法的效用在广泛性焦虑的治疗中似乎有希望，但它在目前的研究中，对恐惧症的治疗的贡献并不明确。例如，威廉姆和拉普帕波特（1983）发现，给严重的驾驶恐惧症患者提供应对性自我语言，并没有提高暴露疗法的效果。梅尔坎浦（Emmelkamp，1982）治疗广场恐惧症的专家，他发现与一种认知重建方法相比，体内暴露的事后测验结果更好，然而在接下来的一个月里两组之间的这种差异减少了。尽管如此，这些研究没有反映出认知疗法的实践。如同在近期文献中其他认知取向的治疗策略的试验一样，这些恐惧症研究测试认知疗法中人为地设置的变量和有限变量的功效。

　　在本书描述治疗焦虑障碍的方法中，更多适当的试验是基于贝克和埃默里（Emery，1979）所发展出来的指南。虽然这类型的控制式临床研究已经启动，但我们敢断定此时成熟的研究还并未开展。我们认为，在现有的数据和大量临床经验的基础上，治疗焦虑和恐惧症的认知疗法是一个对临床研究有着巨大潜力的重要领域。

附录 I

当焦虑患者前来治疗的时候，可把下面这个帮助自我的议程分发给他们。阅读这本册子能帮助他们更好地理解认知疗法。

应对焦虑

做人就会有情绪问题。有时你能自行处理，或者在家人朋友的帮助下处理这些问题。但是，你不能等到身体疾病到了关键时期才咨询医生。有时候在情绪问题变严重以致失能之前，寻求专业帮助来克服它们对你是有好处的。寻求帮助的决定是智慧的象征，是常识，是相信自己有创造性的潜能。为了最大限度地获得治疗的经验，在你第一次治疗前阅读这本小册子。你也许会找到一些问题的答案，这些建议会是有帮助的。

焦虑的征兆

"如果这次考试失败了怎么办呢？我的事业还没开始就要被葬送了。只要一想到这个考试，我就觉得特别不舒服，都没办法学习了。但是我必须学习啊，不然……"

"明天不能做那个演讲，因为我知道我会紧张到忘了自己要讲什么。我都能想到那会怎么样——所有人都看着我，他们都知道我有多紧张，会显得多笨拙。"

"那个工作就是为有我这样资格的人量身订制的，我应该去申请这个工作，但是工作地点在32楼。我没办法忍受每天在电梯里上上下下。如果我突然恐慌，我可能会尖叫或觉得不舒服。那样好可怕，而且很丢脸。"

"每次只要我离开家，我的心跳就开始加速。我确信我有心脏病。就跟我爸爸一样，他死于心脏病。"

就是这些想法和情绪猛烈袭击那些患有焦虑症和恐惧症的人。因为焦虑症和恐惧症的根源都是恐惧，两者都显示出对个人幸福的某种危险或威胁的恐惧感。这些威胁感主要表现为大范围的身体症状——焦虑的"身体语言"——它们本身就令人痛苦：呼吸加快、心率加速、眩晕、作呕、头痛、出汗、口干、舌燥、肌肉酸痛等。焦虑状态被延长时——或是慢性的——这些可怕的、不能控制的症状就可能以看似真正的疾病或伤残的形式出现。

严重的焦虑症患者应该了解并且在关键时刻记起的一个最重要的事实是，他所遇到的症状都没有危险。脉搏加快或心跳不已、眩晕或作呕、想尖叫、哭喊或拍桌子——这些身体或情绪反应都不表示这个人病得很危险或是"发疯"。它们只是令人不愉快而已，让人不舒服而已。但是直到这些症状消失，它们都是可以让人容忍的，而且它们也将消失。

焦虑和恐惧症的性质

尽管恐惧症会导致强烈的焦虑并伴有各种身体及情绪症状，但恐惧症患者在一定程度上且不会太容易就可以避免那些他们作出反应的特定物体或情形。只要他所害怕的事件、物体或情形不是这个人生活所需的一部分，他就能摆脱恐惧症的焦虑影响。例如，一个人非常恐惧飞行，他可以计划用陆上交通工具来旅行。

然而，遭受焦虑的人不是每次都能找准焦虑的根源。而且即使他能识别原因，他也不能避免遇见它；要么就是生活环境的需要迫使其面对这种恐惧的环境，要么就是他自己完全内化自己的恐惧感，以致这种恐惧的根源就在他自己身上。

有时一个人体验恐惧是有必要的，这样就能承认现实危险的威胁，当遇到时就会有所准备。一定程度的焦虑可能伴随着恐惧。但是一个人焦虑或恐惧反应过度，他就不会对情形中的真实情况作出反应。他可能预感自己的健康有危险，就算这危险几乎不可能发生。如果他正面临某种挑战——一次考试或一次面试——他就会夸大这些困难，并且老是想着这些消极结果带来的恐惧。同时他会低估、忽视或不相信自己有应对所恐惧事物的能力。换句话说，就是他误解或扭曲了事实，以致自己陷入对这些危险的焦虑中。而这些危险要么并不存在，要么如果他不被自己的焦虑反应弄得如此无能，这些危险他是能够有效应对的。

严重焦虑的人非常关注自己不愉快的身体情绪反应，更糟糕的是，他可能开始恐惧和害怕这些症状本身，甚至比害怕那些触发这些症状的情形更加严重。他越心烦，他的症状就越被夸大，使自己卷入了情绪与身体折磨不断加重的自持性旋涡中。

研究的新认识

既然这种焦虑是基于对现实的歪曲，已有研究发现某种思想或心理图像会自动地伴随焦虑体验产生。这些思想或认知通常集中在未来："我会被开除""我会失去控制的，会丢脸的""我会死于心脏病""如果我去医院，我会被吓晕"。

研究这一问题的学者从这些自动思维与没有根据的焦虑体验之间的联系中发现，如果检测这些认知，然后对其重塑使之与现实相符，那么这种焦虑自己就会被减弱甚至根除。患者的经验已经证明了这种方法的有效性，这种方法就是所谓的认知疗法，因为它是关于一个人思维模式影响其情绪和行为的方法。

所应用的认知方法

从以下这些趣闻中，你可以了解一个人焦虑的"内部声音"是如何摧毁一个人正常工作的能力。一个孤独的年轻人想要约一个女孩子。但是每次他有机会约的时候，焦虑的想法就冒出来："她会觉得我这么紧张是很傻的，她会拒绝我的，如果那样的话我会觉得痛苦，我甚至会哭。那样更丢脸了！"这样的想法充满他的脑海，他舌头紧绷、口干，就算他努力尝试，也说不出一个字来。失去了这个约会的机会，这个年轻人又会后悔为什么没做到。他认为"我是个失败者"。

认知疗法怎样来帮助这个年轻人，还有你们中那些被焦虑想法和想象困扰，觉得自己没有能力过有价值生活的人？认知疗法帮助你识别思维中的错误——关于如果你敢于做你真正想做的事，那将会发生什么。通过治疗，你将学会应用自己的推理技术和对生活中那些导致焦虑的情形的观察力。像一个科学家一样，把自己当成老鼠，把生活当成实验室，你将学会如何"彻底检验"自己的想法，来判断它们到底有多实际。当你逐渐消除自己思维中的歪曲与不准确的想法，你就能用一种可行的、没有焦虑的方法来处理这些生活情形。

认知疗法的步骤

第一步　就是要在觉得焦虑的时候识别自己的自动思维。为了很好地识别它们，请记住它们的这些特点：

1. 这些思维好像是凭空出现的。它们不是通过有意识地回忆，或试图推理，或产生一个逻辑模式而汇集起来的。

2. 在治疗师的帮助下，你就会意识到这些思维是不合理的。然后你就会学会用逻辑和事实来打败它们。

3. 即使这些念头是不合理且错误的，但当你正在经历它们的时候，它们看似真实而可靠。你通常会把它们当做真实的想法一样接受，就像"电话正在响——我应该去接电话。"

4. 这些思维没有起到任何作用，还会干扰你控制自己行为的能力。因此，你越接受它们，你就越觉得焦虑。

当你开始觉得焦虑，你要试着去记住你对自己说过的话或脑海里的那些心理图像或幻象。你的自动思维可能已经被一个即将来临的挑战激发出来了——要参加一次考试、要参与社交活动、预约面试——或者，它们也许与远处或不确定的未来中的某件事情的可能性有关，例如，心脏病发作、交通意外或者成为犯罪的受害者。

第二步 在你已经学会识别这些认知之后，将它们记录在笔记本里。在治疗师的帮助下，你将学会挑战它们，学会用自己的逻辑和现实中的特定知识来思考它们。治疗师也许会给你示范，如何用图表记录自己焦虑的频率和持续时间。当你意识到焦虑体验是有时间限制时，你就不会被"自己永远会这样"的错误想法所惊吓住了。

第三步 就是为自己的思想和信念（针对会发生的事情）制定检验策略，并坚决执行。例如，刚才提及的那位年轻人将计划约一个女孩子，不是真的要去约会，而是为了检验自己约她的能力，验证自己对被拒绝的可能性的夸大想法，看看拒绝是如何影响他的。

第四步 就是讨论检验结果。这个年轻人可能发现因为他只是在"测试一、二、三"他对结果的焦虑几乎没有了，就算是消极的结果也不会像他想的那样可怕。

第五步 或者叫推论技术，就是角色扮演。为了帮助你练习应对困难的各种方法，治疗师会假定一个"焦虑的你"，这样你就可以身在"对方的观点"来看这件事，你就可以在特定情形下，挑战你自己对所发生事件的一些陈述和观点。当你熟练掌握在治疗中学到的方法时，产生焦虑的思维就会消退，你就会体验到一种自信感和愉悦感，相信自己能够处理好自己的反应，迎接生活。

思维错误

记录产生焦虑的思维时，会发现思维错误可分为以下类别：

1. **夸大** 一个女人相信她的丈夫将要离开她，因为她太老了，对他不再有吸引力。她的焦虑致使她关注自己脸上和脖颈上的每一条新皱纹，头上的每一根银发，不适宜地将自己跟每一个她见过的年轻女人相比。她无法认识自己的长处，变得非常失落，以致不知道去充分利用这些长处。然后，她就开始怀疑丈夫对自己的爱和忠诚，甚至都没有想过事实是他也开始出现衰老的迹象。

2. 灾难化　当焦虑的人预感到危险或困难时，他们会将全部的灾难当做可能的结果。一位焦虑患者面临一个相对简单的外科手术时，他会担心结果是死亡或是失去能力。

3. 过度概括　一次消极的经历，例如升职被拒，会被解读为一种定律，控制他的整个生活方式（"我在生活中永远一无是处，我不称职"）。

4. 忽略积极的方面　焦虑的人会忽略自己能够成功应对的所有迹象，忘记了过去所有的积极经验，并且只预感到未来不能克服的问题和不能忍受的痛苦。例如，一个焦虑的学生就会忽视过去考试中的高分数；他忘了这次考试只是很多考试的一次，不会"成就或毁灭"他的职业。

家庭作业

治疗的一个重要部分就是布置家庭作业。既然你正学习应对焦虑的方法，在整个生活中都会应用到，那么完成家庭作业不仅能增强在治疗过程中制定策略的运用能力，还提供了在真实生活情形里检验自己想法的方法。除了控制和记录自己的自动思维外，你还将学习如何用一种能促使你控制焦虑的方式面对产生焦虑的情形，甚至可以将它们"扼杀在摇篮里"。 这里有一些观点，你可以记在心里，练习新技术的时候可以用到。

1. 在遇到产生焦虑的情形之前，想想我们称之为"救援因素"的东西。你有什么东西会跟随你呢？焦虑的学生可以将注意力集中在他的好分数上、考试准备上，或者过去考试的好成绩上。

2. 为了避免过分概括，仔细考虑下可能有的最坏的结果。例如，如果一个学生考砸了，难道真的就意味着学习生涯就此终止？难道他没有更多的机会去证明自己的基本能力吗？通常你会发现你可以容忍或"经受得住"这最坏的结果。既然最坏的结果不大可能，你将能够接受发生的事情。

3. 如果你心里开始充满那些灾难、痛苦或羞辱的想象，那就将它们列个表，以逻辑的思维方式和为它们确定可能性来考虑每个想象或幻象。当你开始发现这些有多么的不合逻辑，多么不可能时，你将学会在它们来临的时候挑战它们，而不用写下来。

4. 如果对自己焦虑的根源有一些基本的信念，要特别注意拿出事实来检验它们，因为知识是恐惧的解药。如果你有电梯恐惧症，拿出你所收集到的有关电梯安全的事实：建筑结构、检查、事故率、警报系统，还有其他类似的事实。如果你害怕心脏病发作，就去做全身检查，日常行动遵医嘱。

5. 如果你感觉被淹没在真正面对触发焦虑的情形中，逐渐地去应对。例如，如果一个男人太过焦虑，没办法约会别人，他首先可以找一个有正当理由拒绝他的人（例如约会已经订婚或结了婚的人），可以告诉她，自己只是在"练习"。一些人害怕走进高楼里，可以在朋友陪同下一次上几层楼梯，然后单独上楼。

6. 当你已经处在挑战情形中并且焦虑已经开始时，练习转移技术。将注意力集中在那些跟你的焦虑没有任何关系的细节上。如果你在考试，那就看看你钢笔上的名字或者看看其他同学的鞋。在社交情形下，可以研究建筑物形式、家具式样或者是团队里其他成员的任意表面事实。

治疗师会帮助你将这些技术应用于生活情形中，也会鼓励你尝试更多方法来控制焦虑，例如用铃声或手击掌来增加感官输入；用愉快的幻象来代替令人心烦意乱的幻象；为了免受不愉快幻想的影响，你还可以故意练习唤起一个不愉快幻想的能力，就好像面对一个你不喜欢的电视节目一样。在治疗过程中，你要不断演练这些技术，这样你才能独自依靠这些技术来应对焦虑。

既然你已经开始治疗了，下面有一些一般观念你应该记住。

开始是很重要的。一旦你开始了，一旦你做好决定并开始实施，你就应该注意到更大的控制自己的能力。

设立目标推动你的计划。如果你脑里对你应如何改变和你想要的没有焦虑的生活有一个清晰的图像，那么你将会明白你在朝着什么而努力。将你的想法告诉治疗师，这样他或她能帮助你实现目标。

记住"解铃还须系铃人"。 如果发生重要改变，就需要努力。你已经遭焦虑反应折磨好长一段时间了。要想去掉过去那种思维方式，找出新的方法来对抗和完全根除它们，这是需要时间和努力的。

记住需要别人时，还可以借助他人之力来帮助自己。你自己的大家庭、亲戚、朋友、生意上的伙伴、教友、医生，还有其他关心你健康的人，他们都是你治疗过程中的潜在参与者。学会争取他们的理解与帮助。通常这些"重要他人"在被叫去帮助另一个人的时候，他们也经历了自己生命中的有利变化。

在使用治疗中学到技术时一定要认真。虽然治疗本身是有时间限制的，但是你所学的方法是可以终生使用的。没有人能永远远离情绪问题，但是你可以发现他们产生的焦虑根本没必要主导你的生活。

最后，允许自己为找到迎接生活挑战的新方法而兴奋。你在寻求帮助时已经展现了足够的主动性，这一事实表明你自己的希望和期望有了生动的闪光点。随着治疗的推进和焦虑的消退，希望的闪光点会为日常生活点燃新的激情。相信它，并且准备迎接它。

附录 II

应对焦虑，记住 A-W-A-R-E

走出焦虑状态的关键就是完全接受它。保持原状，接受焦虑会让它自动消失。为了更好地处理焦虑，你可以使用感知（AWARE）策略五步法。使用这种策略，你就能接受焦虑，直到它消失。

1. **接受焦虑**（Accept the Anxiety） 韦氏词典将接受定义为"同意接受"。同意接受你的焦虑，欢迎它。在焦虑出现时，大声地对自己说出"你好"，说"我会慢慢接受的"。

依靠经验来决定怎么办，不要与之斗争。用接受来替换你的拒绝、愤怒和讨厌。抵抗只会让你延长它导致的不愉快感。相反，让焦虑顺其自然。不要让它影响到你的思维、感觉和行动。

2. **监视焦虑**（Watch the Anxiety） 不给与评价——不好、不坏地审视它。不要把它当做不受欢迎的客人来看待。相反，按 0 到 10 给它打分，看它是如何起伏的。带着自我观察来看它，观察焦虑的顶峰和低谷。公正地监视。记住，你不是你的焦虑。你越将自己与这个体验分离，你就越能独立地注视它。

观察自己的想法、情感和行动，就好像你是一个友好的，但是不会过度关心的旁观者。将基本的自我与焦虑分离开来。简单地说，自我是处在焦虑状态里，但不是焦虑本身。

3. **带着焦虑行动**（Act with the Anxiety） 将情形正常化。像根本没焦虑那样行动，正常工作，必要时放慢速度，但是一定要继续。慢慢呼吸，正常行动。

　　如果你回避这个情形，焦虑就会降低，但是你的恐惧会上升。如果你继续待在这个情形中，你的焦虑和恐惧都会降低。

　　4. **重复以上这些步骤**（Repeat the Steps）　继续①接受焦虑，②监视焦虑，③带着焦虑行动，直到焦虑降低到一个合适位置。如果你继续接受、监视、带着它行动，焦虑就会下降。就是重复这三个步骤：接受、监视、带着它行动。

　　5. **期待最好的**（Expect the Best）　你最恐惧的事情几乎很少发生。但是下次焦虑的时候不要惊讶。相反，你对如何解决它而感到惊讶。只要你是活着的，你就会有某些焦虑。不要有你已经轻松战胜了焦虑的这种奇幻信念。期待未来的焦虑，摆正自己的位置，当它再次出现的时候，接受它。

参考文献

Agras, S.; Sylvester, D.; and Oliveau, D. 1969. "The epidemiology of common fears and phobias," *Comprehensive Psychiatry*10:151-56.

Ahsen, A. 1965. *Eidetic Psychotherapy.* Lahore, Pakistan: Nai Matbooat.

Alcock, J. 1979. *Animal Behavior: An Evolutionary Approach.* 2nd ed. Sunderland, Md.: Sinauer Associates.

American Psychiatric Association, 1980. *Diagnostic and Statistical Manual of Mental Disorders (DSM- Ⅲ),* 3rd ed. Washington, D.C.: American Psychiatric Association.

Amies, P. L.; Gelder, M. G.; and Shaw, P. M. 1983. "Social phobia: A comparative clinical study," *British Journal of Psychiatry* 142:174-79.

Angelino, H.; and Shedd, C. I. 1953. "Shifts in the content of fears and worries relative to chronological age," *Proceedings of the Oklahoma Academy of Science* 34:180-86.

Appleby, I. L.; et al. 1981. "Biochemical indices of lactate-induced panic: A preliminary report," in D. F. Klein and J. G. Rabkin, eds., *Anxiety: New Research and Changing Concepts,* pp. 411-23. New York: Raven Press.

Assagioli, R. 1973. *The Act of Will.* New York: Viking Press.

Bandura, A. 1977. "Self-efficacy: Toward a unifying theory of behavioral change," *Psychological Review* 84:191-215.

Bandura, A. 1982. "Self-efficacy mechanism in human agency," *American Psychologist* 37:122-47.

Beck, A. T. 1967. *Depression: Clinical, Experimental, and Theoretical Aspects. New York: Harper & Row. Republished as Depression: Causes and Treatment.*

Philadelphia: University of Pennsylvania Press, 1972.

Beck, A. T. 1970. "Role of fantasies in psychotherapy and psychopathology," *Journal of Nervous and Mental Disease* 150:3-17.

Beck, A. T. 1971. "Cognition, affect, and psychopathology," *Archives of General Psychiatry* 24:495-500.

Beck, A. T. 1976. *Cognitive Therapy and the Emotional Disorders.* New York: International Universities Press. Paperbound edition published by New American Library, New York, 1979.

Beck, A. T. 1983. "Comparison of sociotropy and autonomy in agoraphobics and other psychiatric patients." Unpublished study.

Beck, A. T. 1984*a*. "Cognitive approaches to stress," in C. Lehrer and R. L. Woolfolk, eds., *Clinical Guide to Stress Management.* New York: Guilford Press.

Beck, A. T. 1984*b*. "Cognitive therapy of depression: New perspectives," in P. Clayton, ed., *Treatment of Depression: Old Controversies and New Approaches.* New York: Raven Press.

Beck, A. T.; and Emery, G. 1977. *Cognitive Therapy of Substance Abuse.* Philadelphia: Center for Cognitive Therapy.

Beck, A. T.; and Emery, G. 1979. *Cognitive Therapy of Anxiety and Phobic Disorders.* Philadelphia: Center for Cognitive Therapy.

Beck, A. T.; Laude, R.; and Bohnert, M. 1974. "Ideational components of anxiety neurosis," *Archives of General Psychiatry* 31:319-25.

Beck, A. T.; and Rush, A. J. 1975. "A cognitive model of anxiety formation and anxiety resolution," in I. D. Sarason and C. D. Spielberger, eds., *Stress and Anxiety,* vol. II, pp. 69-80. Washington, D.C.: Hemisphere Publishing.

Beck, A. T.; et al. 1979. *Cognitive Therapy of Depression.* New York: Guilford Press.

Beck, A. T.; et al. 1983. "Development of the sociotropy-autonomy scale: A measure of personality factors in depression." Unpublished manuscript.

Becker, E. 1971. *The Birth and Death of Meaning: An Interdisciplinary Perspective on the Problem of Man.* 2nd ed. New York: Free Press.

Bedrosian, R. C. 1981. "Ecological factors in cognitive therapy: The use of significant others," in G. Emery, S. Hollon, and R. C. Bedrosian, eds., *New Directions in Cognitive Therapy*. New York: Guilford Press.

Berecz, J. M. 1968. "Phobias of childhood: Etiology and treatment," *Psychological Bulletin* 70:694-720.

Bowlby, J. 1970. "Reasonable fear and natural fear," *International Journal of Psychiatry* 9:79-88.

Bowlby, J. 1981. "Cognitive processes in the genesis of psychopathology," Invited Address to the Biannual Meeting of the Society for Research in Child Development. Boston, April 1981.

Burton, R. 1927 [1621]. *The Anatomy of Melancholy*. Edited by Floyd Dell and Paul Jordan-Smith. New York: Farrar & Rinehart.

Buss, A. H. 1980. *Self-Consciousness and Social Anxiety*. San Francisco: W. H. Freeman.

Cannon, W. B. 1929, *Bodily Changes in Pain, Hunger, Fear and Rage: An Account of Recent Researches into the Functions of Emotional Excitement*. 2nd ed. New York: Appleton-Century-Crofts.

Carnegie, D. 1936. *How to Win Friends and Influence People*. New York: Simon & Schuster.

Chambless, D. L.; and Goldstein, A. J., eds., 1982. *Agoraphobia: Multiple Perspectives on Theory and Treatment*. New York: John Wiley.

Costello, C. G. 1982. "Fears and phobias in women: A community study," *Journal of Abnormal Psychology* 91:280-86.

Crowe, R. R.; et al. 1983. "A family study of panic disorder," *Archives of General Psychiatry* 40:1965-69.

Darwin, C. R. 1872. *The Expression of the Emotions in Man and Animals*. London: John Murray.

Deikman. A. 1976. *Personal Freedom*. New York: Grossman.

Deikman, A. 1982. *The Observing Self*. Boston: Beacon Press.

DiLoreto, A. O. 1971. *Comparative Psychotherapy: An Experimental Analysis.* Chicago: Aldine.

Dixon, N. F. 1981. *Preconscious Processing.* New York: John Wiley.

Doctor, R. M. 1982. "Major results of a large-scale pretreatment survey of agora-phobics," in R. L. DuPont, ed., *Phobia: A Comprehensive Summary of Modern Treatments,* pp. 203-14. New York: Brunner/Mazel.

Doctor, R. M.; Gaer, T.; and Wright, M. 1983. "Success at one year follow-up for agoraphobia treatment," Paper presented at the Fourth Annual Phobia Conference, White Plains, N.Y.

DuPont, R. L., ed. 1982. *Phobia: A Comprehensive Summary of Modern Treatments.* New York: Brunner/Mazel.

Easwaran, E. 1981. *Dialogue with Death: The Spiritual Psychology of the Katha Upanishad.* Petaluma, Calif.: Nilgiri Press.

Ellis, A. 1962. *Reason and Emotion in Psychotherapy.* New York: Lyle Stuart.

Emery, G. 1984. *Own Your Own Life.* New York: Signet.

Emery, G.; and Lesher, E. 1982. "Treatment of depression in older adults: Personality considerations," *Psychotherapy: Theory, Research, and Practice* 19:500-505.

Emmelkamp, P. M. G. 1982. *Phobic and Obsessive-Gompulsive Disorders.* New York: Plenum.

Emmelkamp, P. M. G.; Kuipers, A. C.; and Eggeraat, J. B. 1978. "Cognitive modification versus prolonged exposure *in vivo*: A comparison with agoraphobics as subjects," *Behaviour Research and Therapy* 16:33-41.

Engel, G. L. 1962. *Fainting: Physiological and Psychological Considerations,* 2nd ed. Springfield, Ill.: Charles C Thomas.

English, H. B.; and English, A. C. 1958. *A Comprehensive Dictionary of Psychological and Psychoanalytical Terms: A Guide to Usage.* New York: Longmans, Green.

Epstein, S. 1972. "The nature of anxiety with emphasis upon its relationship to expectancy," in C. D. Spielberger, ed., *Anxiety: Current Trends in Theory and*

Research, vol. Ⅱ , pp. 291-337. New York: Academic Press.

Feather, B. W. 1971. "A central fear hypothesis of phobias." Presented at the Louisiana State University Medical Center Spring Symposium, "Behavior Therapy in Theory and Practice," New Orleans.

Fowles, D. C. 1982. "Heart rate as an index of anxiety: Failure of a hypothesis," in J. T. Cacioppo and R. E. Petty, eds., *Perspectives in Cardiovascular Psychophysiology*, pp. 93-126. New York: Guilford Press.

Fox, N. A.; and Beck, A. T. 1982. "Communication anxiety and personality factors: Results of a pilot study." Unpublished manuscript.

Freud, S. (1915-1917) *Introductory Lectures on Psychoanalysis*, in *The Standard Edition*, vol. 16, pp. 243-96. J. Strachey, trans. London: Hogarth Press, 1963.

Freud, S. (1926) *Inhibitions, Symptoms and Anxiety*, in *The Standard Edition*, vol. 20, pp. 75-175. J. Strachey, trans. London: Hogarth Press, 1959.

Freud, S.; and Breuer, J. 1966. *Studies on Hysteria*. New York: Avon Books. Originally published in 1895.

Friedman, P. 1959. "The phobias," in S. Arieti, ed., *American Handbook of Psychiatry*, vol. Ⅰ , pp. 292-305. New York: Basic Books.

Furse, M. L. 1981. *Nothing But the Truth?: What It Takes to Be Honest*. Nashville, Tenn.: Abingdon.

Gallup, G. G., Jr. 1974. "Animal hypnosis: Factual status of a fictional concept," *Psychological Bulletin* 81:836-53.

Gardner, F. L.; et al. 1980. "A comparison of cognitive and behavioral therapies in the reduction of social anxiety." Poster session, Annual Meeting of the Association for Advancement of Behavior Therapy, November 1980.

Gellhorn, E. 1968. "Attempt at a synthesis: Contribution to a theory of emotion," in E. Gellhorn, ed., *Biological Foundations of Emotion*, pp. 144-53. Glenview, Ill.: Scott, Foresman.

Gilson, M. L. 1983. "Depression as measured by perceptive bias in binocular rivalry." Ph.D. dissertation, Georgia State University.

Gittleman, R. "The relationship between childhood separation anxiety disorder and adult agoraphobia." New York State Psychiatric Institute, for presentation at the 14-16 September 1983 conference.

Goldfried, M. R.; and Davison, G. C. 1976. *Clinical Behavior Therapy.* New York: Holt, Rinehart & Winston.

Goldfried, M. R.; Linehan, M. M.; and Smith, J. L. 1978. "Reduction of test anxiety through cognitive restructuring," *Journal of Consulting and Clinical Psychology* 46:32-39.

Gorman, J. M.; et al. 1983. "Effect of acute B-adrenergic blockade on lactateinduced panic," *Archives of General Psychiatry* 40:1079-82.

Graham, D. T. 1961. "Prediction of fainting in blood donors," *Circulation* 23:901.

Griffith, S. B., 1982. *Sun Tzu: The Art of War.* London: Oxford University Press.

Grosz, H. J.; and Farmer, B. B. 1972. "Pitts' and McClure's lactate-anxiety study revisited," *British Journal of Psychiatry* 120:415-18.

Guidano, V. F.; and Liotti, G. 1983. *Cognitive Processes and Emotional Disorders.* New York: Guilford Press.

Heider, F. 1974. *Thought and Feeling: Cognitive Alteration of Feeling States.* H. London and R. E. Nisbett, eds. Chicago: Aldine.

Hibbert, G. A. 1984, "Ideational components of anxiety: Their origin and content," *British Journal of Psychiatry* 144:618-24.

Hoch, P. 1950. "Biosocial aspects of anxiety," in P. Hoch and J. Zubin, eds., *Anxiety*, pp. 105-16. New York: Grune & Stratton.

Holroyd, K. 1976. "Cognition and desensitization in the group treatment of test anxiety," *Journal of Consulting and Clinical Psychology* 44:991-1001.

Horney, K. 1950. *Neurosis and Human Growth: The Struggle toward Self-Realization.* New York: W. W. Norton.

Jannoun, L.; et al. 1980. "A home-based treatment program for agoraphobia: Replication and controlled evaluation," *Behavior Therapy* 11:294-305.

Jersild, A. T.; Markey, F. V.; and Jersild, C. L. 1933. "Children' s fears, dreams, wishes, daydreams, likes, dislikes, pleasant and unpleasant memories," *Child Development Monographs*, no. 12. New York: Teachers College, Columbia University.

Kanter, N. J.; and Goldfried, M. R. 1979. "Relative effectiveness of rational restructuring and self-control desensitization in the reduction of interpersonal anxiety," *Behavior Therapy* 10:472-90.

Kelly, G. A. 1963. "Theory of Personality," *The Psychology of Personal Constructs*. New York: W. W. Norton.

Kendall, P. C.; and Kriss, M. R. 1983. "Cognitive-behavioral interventions," in C. E. Walker, ed., *Handbook of Clinical Psychology*, vol. 2, pp. 770-819. Homewood,Ill.: Dow Jones-Irwin.

Klein, D. F. 1981. "Anxiety reconceptualized," in D. F. Klein and J. G. Rabkin, eds., *Anxiety: New Research and Changing Concepts*, pp. 235-63. New York: Raven Press.

Klein, D. F.; and Rabkin, J. G., eds. 1981. *Anxiety: New Research and Changing Concepts*. New York: Raven Press.

Klein, D. F.; Rabkin, J. G.; and Gorman, J. M. "Etiological and pathophysiological inferences from the pharmacological treatment of anxiety," in A. H. Tuma and J. D. Maser, eds., *Anxiety and the Anxiety Disorders*. Hillsdale, N.J.: Lawrence Erlbaum Associates, in press.

Kraepelin, E. 1907. *Clinical Psychiatry*. A. R. Diefendorf, trans. New York: Macmillan. Reprint, Delmar, N.Y.: Scholars' Facsimiles and Reprints, 1981.

Kraft, T.; and Al-Issa, I. 1965a. "The application of learning theory to the treatment of traffic phobia," *British Journal of Psychiatry* 111:277-79.

Kraft, T.; and Al-Issa, I. 1965b. "Behavior therapy and the recall of traumatic experience—A case study," *Behaviour Reserach and Therapy* 3:55-58.

Lader, M.; Gelder, M.G.; and Marks, I. 1967. "Palmar skin conductance measures as predictors of response desensitization," *Journal of Psychosomatic Research,* 11:283-290.

Lazarus, A. A. 1968. "Learning theory and the treatment of depression,"

Behaviour Research and Therapy 6:83-89.

Lazarus, A. A. 1971. *Behavior Therapy and Beyond.* New York: McGraw-Hill.

Lazarus, A. A. 1978. *In the Mind's Eye.* New York: Rawson.

Lazarus, R. S. 1966. *Psychological Stress and the Coping Process.* New York: McGraw-Hill.

Leventhal, H. 1982. "The integration of emotion and cognition: A view from the perceptual-motor theory of emotion," in M. Clark and S. Fiske, eds., *Affect and Cognition: The 17th Annual Carnegie-Mellon Symposium on Cognition.* Hillsdale, N.J.: Lawrence Erlbaum Associates.

Levitt, E. E. 1972. "A brief commentary on the 'psychiatric breakthrough' with emphasis on the hematology of anxiety," in C. Spielberger, ed., *Anxiety: Current Trends in Theory and Research,* vol. 1, pp. 227-34. New York: Academic Press.

Lewis, A. 1970. "The ambiguous word 'anxiety,' " *International Journal of Psychiatry* 9:62-79.

Liebowitz, M. R.; and Klein, D. F. 1982. "Agoraphobia: Clinical features, pathophysiology, and treatment," in D. L. Chambless and A. J. Goldstein, eds., *Agoraphobia: Multiple Perspectives on Theory and Treatment,* pp. 153-81. New York: John Wiley.

Lorenz, K. 1981. *The Foundations of Ethology.* K. Z. Lorenz and R. W. Kickert, trans. New York: Springer Verlag.

Mahoney, M. J. 1974. *Cognition and Behavior Modification.* Cambridge, Mass.: Ballinger.

Marks, I. M. 1969. *Fears and Phobias.* New York: Academic Press.

Marks, I. M. 1981. *Cure and Care of Neurosis: Theory and Practice of Behavioral Psychotherapy.* New York: John Wiley.

Marks, I. M.; and Lader, M. 1973. "Anxiety states (anxiety neurosis): A review," *Journal of Nervous and Mental Disease* 156:3-18.

Marquis, S. N. 1976. "Estimating the probability of catastrophes: Basic arithmetic for therapists." Paper presented at the Tenth Annual Meeting of the Association for Advancement of Behavior Therapy, New York, December 1976.

Mathew, A. M.; Gelder, M. G.; and Johnston, D. W. 1981. *Agoraphobia: Nature and Treatment.* New York: Guilford Press.

Mavissakalian, M.; and Barlow, D. H., eds. 1981. *Phobia: Psychological and Pharmacological Treatment.* New York: Guilford Press.

Meichenbaum, D. 1974. *Cognitive Behavior Modification.* Morristown, N.J.: General Learning Press.

Meichenbaum, D. 1977. *Cognitive Behavior Modification: An Integrative Approach.* New York: Plenum Press.

Melges, F. T. 1982. *Time and the Inner Future.* New York: John Wiley.

Miller, L. C.; et al. "Factor structure of childhood fears," *Journal of Consulting and Clinical Psychology,* 39 (1972):264-268.

Montague, A. 1981. *Growing Young.* New York: McGraw-Hill.

Nichols, K. A. 1974. "Severe social anxiety," *British Journal of Medical Psychology* 47:301-6.

Öst, L-G.; Sterner, U.; and Lindahl, I-L. 1984, "Physiological responses in blood phobics," *Behavior Research and Therapy* 22:109-17.

Oxford English Dictionary. 1933, vol. 4, p. 114. Oxford: Clarendon Press.

Peterson, C.; and Seligman, M. E. P. 1984, "Causal explanations as a risk factor for depression," *Psychological Review* 91:347-74.

Pitts, F. N., Jr. 1969. "The biochemistry of anxiety," *Scientific American* 220:69-75.

Pitts, F. N., Jr.; and McClure, J. N., Jr. 1967. "Lactate metabolism in anxiety neurosis," *New England Journal of Medicine* 277:1329-36.

Polanyi, M. 1964. *Science, Faith, and Society.* Chicago: University of Chicago Press.

Rachman, S. J. 1978. *Fear and Courage.* San Francisco: W. H. Freeman.

Raimy, V. 1975. *Misunderstandings of the Self.* San Francisco: Jossey Bass.

Rank, O. 1932. *Art and Artist: Creative Urge and Personality Development*. Charles Francis Atkinson, trans. New York: Alfred A. Knopf.

Raskin, M.; et al. 1982. "Panic and generalized anxiety disorders: Developmental antecedents and precipitants," *Archives of General Psychiatry* 39:687-89.

Rosen, S. 1982. *My Voice Will Go with You: The Teaching Tales of Milton H. Erickson*. New York: W. W. Norton.

Rush, J.; and Watkins, J. T. 1981. "Cognitive therapy with psychologically naive depressed outpatients," in G. Emery, S. Hollon, and R.C. Bedrosian, eds., *New Directions in Cognitive Therapy*. New York: Guilford Press.

Sarason, I. G. 1972. "Experimental approaches to test anxiety: Attention and the uses of information," in C. Spielberger, ed., *Anxiety: Current Trends in Theory and Research*, vol. II ., pp. 381-403. New York: Academic Press.

Sarason, I. G.; and Stoops, R. 1978. "Test anxiety and the passage of time," *Journal of Consulting and Clinical Psychology* 46:102-9.

Seligman, M. E. P. 1971. "Phobias and preparedness," *Behavior Therapy* 2:307-20.

Sewitch, T. S.; and Kirsch, I. 1984. "The cognitive content of anxiety: Naturalistic evidence for the predominance of threat-related thoughts," *Cognitive Therapy and Research* 8:49-58.

Sheehan, D. V. 1982. "Current concepts in psychiatry: Panic attacks and phobias," *New England Journal of Medicine; Medical Intelligence,*15 July 1982, pp. 156-58.

Shelton, J. L.; and Levey, A. 1981. *Behavioral Assignments and Treatment Compliance*. Champaign, Ill.: Research Press.

Singer, J. 1974. Imagery and *Daydream Methods in Psychotherapy and Behavior Modification*. New York: Academic Press.

Snaith, R. P. 1968. "A clinical investigation of phobias," *British Journal of Psychiatry* 114:673-98.

Standard College Dictionary. 1963. New York: Funk & Wagnalls.

Staniforth, M. 1964. *Marcus Aurelius Meditations*. Middlesex, England: Penguin Books.

Stevenson, I.; and Hain, J. D. 1967. "On the different meanings of apparently similar symptoms, illustrated by varieties of barbershop phobia," *American Journal of Psychiatry* 124:399-403.

Sullivan, H. S. 1953. *Interpersonal Theory of Psychiatry*. New York: W. W. Norton.

Terhune, W. B. 1949. "The phobic syndrome: A study of eighty-six patients with phobic reactions," *Archives of Neurological Psychiatry* 62:162-72.

Thorpe, G. L.; and Burns, L. E. 1983. *The Agoraphobic Syndrome*. New York: John Wiley.

Torgersen, S. 1983. "Genetic factors in anxiety disorders," *Archives of General Psychiatry* 40:1085-89.

Webster's Third International Dictionary. 1981. Springfield, Mass.: G. & C. Merriam.

Weinberg, G. 1978. *Self Creation*. New York: St. Martin's.

Weinberg, H. L. 1973. *Levels of Knowing and Existence*. Lakeville, Conn.: Institute of General Semantics.

Weissman, M. M.; Myers, J. K.; and Harding, P. S. 1978. "Psychiatric disorders in a U.S. urban community," *American Journal of Psychiatry* 135:459-62.

Westphal, C. 1871-72. "Die agoraphobie: Eine neuropathische erscheinung," *Archiv fur Psychiatrie und Nervenkrankheiten* 3:138-61.

Williams, S. L.; and Rappaport, A. 1983. "Cognitive treatment in the natural environment for agoraphobics," *Behavior Therapy* 14:299-313.

Wolpe, J. 1969. *The Practice of Behavior Therapy*. New York: Penguin Press.

Zimbardo, P. G. 1977. *Shyness*. New York: Jove Publications.

鹿鸣心理（心理治疗丛书）书单

书　名	书　号	出版日期	定　价
《生涯咨询》	ISBN:9787562483014	2015年1月	36.00元
《人际关系疗法》	ISBN:9787562482291	2015年1月	29.00元
《情绪聚焦疗法》	ISBN:9787562482369	2015年1月	29.00元
《理性情绪行为疗法》	ISBN:9787562483021	2015年1月	29.00元
《精神分析与精神分析疗法》	ISBN:9787562486862	2015年1月	32.00元
《认知疗法》	ISBN:待定	待定	待定
《现实疗法》	ISBN:待定	待定	待定
《行为疗法》	ISBN:待定	待定	待定
《叙事疗法》	ISBN:待定	待定	待定
《接受与实现疗法》	ISBN:待定	待定	待定

鹿鸣心理（心理咨询师系列）书单

书　名	书　号	出版日期	定　价
《超越奇迹：焦点解决短期治疗》	ISBN:9787562457510	2010年12月	29.00元
《接受与实现疗法：理论与实务》	ISBN:9787562460138	2011年6月	48.00元
《精神分析治愈之道》	ISBN:9787562462316	2011年8月	35.00元
《中小学短期心理咨询》	ISBN:9787562462965	2011年9月	37.00元
《叙事治疗实践地图》	ISBN:9787562462187	2011年9月	32.00元
《阿德勒的治疗：理论与实践》	ISBN:9787562463955	2012年1月	45.00元
《艺术治疗——绘画诠释：从美术进入孩子的心灵世界》	ISBN:9787562476122	2013年8月	46.00元
《游戏治疗》	ISBN:9787562476436	2013年8月	58.00元
《辩证行为疗法》	ISBN:9787562476429	2013年12月	38.00元
《躁郁症治疗手册》	ISBN:9787562478041	2013年12月	46.00元
《以人为中心心理咨询实践》（第4版）	ISBN:9787562486862	2015年1月	56.00元
《焦虑症和恐惧症——一种认知的观点》	ISBN:9787562491927	2015年8月	69.00元

请关注鹿鸣心理新浪微博：http://weibo.com/555wang，及时了解我们的出版动态，@鹿鸣心理。

图书在版编目（CIP）数据

焦虑症和恐惧症——一种认知的观点 /（美）贝克（Beck, A），
（美）埃默里（Emery, G. ）著；张旭东，王爱娟 等译.—重庆：重庆
大学出版社，2015.8(2018.11重印)
（心理咨询师系列）
书名原文：anxiety disorders and phobias: a cognitive perspective
ISBN 978-7-5624-9192-7

Ⅰ.①焦… Ⅱ.①贝…②埃…③张…④王… Ⅲ.①焦虑—研究②
恐惧—精神疗法 Ⅳ.①R749.705②R749.405

中国版本图书馆CIP数据核字（2015）第145960号

焦虑症和恐惧症—— 一种认知的观点

Jiaolüzheng He Kongjuzheng

（美）艾伦·T.贝克/Aaron T. Beck
（美）加里·埃默里/Gary Emery 著
（美）鲁斯·L.格林伯格/Ruth L.Greenberg

张旭东 王爱娟 等译

策划编辑：王 斌 敬 京
责任编辑：敬 京
责任校对：张红梅

重庆大学出版社出版发行
出版人：易树平
社址：（401331）重庆市沙坪坝区大学城西路21号
网址：http://www.cqup.com.cn
重庆共创印务有限公司印刷

开本：720mm×1020mm 1/16 印张：23 字数：342千
2015年8月第1版 2018年11月第3次印刷
ISBN 978-7-5624-9192-7 定价：69.00元

版贸核渝字（2013）第 43 号